助 产 手 册

——早期预防和处理难产

（第3版）

原　著：PENNY SIMKIN，RUTH ANCHETA

主　译：雷慧中　涂　新

副主译：姚凌毅　钟　梅　郭晓燕

SPM
南方出版传媒
广东科技出版社
·广　州·

图书在版编目（CIP）数据

助产手册：早期预防和处理难产 /（美）斯姆金（Simkin, P.），（美）安切塔（Ancheta, R.）原著；雷慧中，涂新主译. —3版. —广州：广东科技出版社，2015. 4（2018. 1重印）
　　ISBN 978-7-5359-6099-3

Ⅰ. ①助…　Ⅱ. ①斯…②安…③雷…④涂…
Ⅲ. ①助产学—手册　Ⅳ. ①R717-62

中国版本图书馆CIP数据核字（2015）第058814号

All Rights Reserved. Authorised translation from the English language edition published by John Wiley & Sons Limited. Responsibility for the accuracy of the translation rests solely with Guangdong Science & Technology Press and is not the responsibility of John wiley & Sons Limited. No part of this book may be reproduced in any form without the written permission of the original copyright holder, John Wiley & Sons Limited.

本书译自Penny Simkin和Ruth Ancheta主编的*The Labor Progress Handbook*（ISBN 978-1-4443-3771-6）.

广东省版权局著作权合同登记
图字：19-2014-116号

（资助：广东省清远市人民医院）

责任编辑：刘　耕　赵雅雅
封面设计：刘文胜
责任校对：陈素华　吴丽霞
责任印制：彭海波
出版发行：广东科技出版社
　　　　　（广州市环市东路水荫路11号　邮政编码：510075)
http://www.gdstp.com.cn
E-mail: gdkjyxb@gdstp.com.cn（营销）
E-mail: gdkjzbb@gdstp.com.cn（编务室）
经　　销：广东新华发行集团股份有限公司
排　　版：广东科电有限公司
印　　刷：佛山市浩文彩色印刷有限公司
　　　　　（南海区狮山科技工业园A区　邮政编码：528225）
规　　格：787mm×1 092mm　1/32　印张13.25　字数280千
版　　次：2015年4月第1版
　　　　　2018年1月第4次印刷
定　　价：45.00元

如发现因印装质量问题影响阅读，请与承印厂联系调换。

目　录

Tanya Baer，Candace Halverson和Molly Kirkpatrick对于本次版本稿件写作的巨大协助。

● 最后，感谢我们的家人。当我们致力于完成这件比预期更艰难的任务时，在各方面给予我们的帮助。

鸣　谢

在编写这本书时，我们得到许多人的帮助，尤其是：

● Sally Avenson，Fredrik Broekhuizen，Roberta Gehrke，Joan Hintz，Lynn Diulio，Mary Mazul，Ann Neal，Jean Sutton，Karen Hillegas，Barbara Kalmen，Karen Kohls，Ann Krigbaum及Karen Lupa所提供的建设性意见。

● John Carroll，Alicia Huntleys，Shauna Leinbach，Jenn Mcallister，Sara Wickham及Lisa Hanson对本文的修改并提出有益的反馈。

● Diony Young的协助和支持。

● Anne Frye，身为助产士及Holistic Midwife（整体助产）的作者，与我们进行了有启发性的谈话和创意上的慷慨分享。

● Shanna dela Cruz，一丝不苟的专业插图画家。

● 几十个为插图提供协助的人们，包括Robin Block，Asela Calnoun，Asela Calhoun，Vic dela Cruz，Helen Vella Dentice，Carissa，Zsolt Farkas，Katie Rohs，Maureen Wahhab，Bob Meidl，Lori Meidl Zahorodney，来自Penny Simkin分娩课程班的学员们以及美国威斯康星州Waukesha纪念医院、Aurora Sinai医院、密尔沃基St. Mary's医院的工作人员。

● Celia Bannenberg，允许模仿他们的DeBy分娩凳画图。

● Jan Dowers，Lesley James，Tracy Sachtjen和Heather Snookal对于早前版本稿件写作的大力支持和协助。感谢

让产妇走动，或休息和等待（目前，在一些医院里，由于常规使用胎心监护，产妇走动也受到了限制，因而她们很少有机会选择活动方式）。这些产妇频繁地遭受医疗干预——静脉点滴催产素、人工破膜、硬膜外镇痛，最后常常是使用产钳或剖宫产结束分娩。

现在，我相信有更多的方法可以预防和处理异常分娩。Penny Simkin和Ruth Ancheta介绍了"心理性难产"和环境压力如何导致分娩并发症，也提供了简单有效的措施来处理这些问题。同时也使我相信，许多难产或产程异常是由于细微的胎头位置异常造成的，而这些异常可以通过简单的体位技巧进行纠正。

真希望当我还是助产士时就有这本书，那该多好！作为一个研究者，我怀着极大的热情去学习这些简单但却有着巨大潜力的分娩支持技术。难产或异常分娩是剖宫产最常见的原因。鉴于北美和英国的高剖宫产率，以及难产的医疗处理方法的局限性和风险性，助产士及护士似乎早该发挥积极的作用来预防和处理这些常见的临床问题。这本书为预防和纠正异常分娩提供了丰富的资料和非常实用的指导意见，所有为产妇提供服务的医护人员和每个助产服务机构的人员都应当认真阅读本书。

Ellen D.Hodnett，*RN*，*PhD*
Professor and Heather M．*Reisman Chair*
Perinatal Nursing Research
University of Toronto

参考文献

［1］Hodnett E．（1998）．Support from caregivers during childbirth（Cochrane Review）．In：The Cochrane Library，Issue 3．Update Software，Oxford.

第1版前言

一本为助产士及护士预防、处理难产提供实践指导的好书终于出版了！Penny Simkin 和Ruth Ancheta做了一件极有意义的工作，她们综合了许多专家丰富的临床智慧和最可靠的研究证据，明确了产程中什么是对产妇有帮助的，什么是无帮助的。

很早以前我就希望这本书能出版。在20世纪70年代初期，当我还是助产初学者和产科护士时，我注意到一个普遍但使人伤脑筋的问题。那时，我们常将产妇安排到使她们不愉快的常规性程序中（谢天谢地，这些糟糕的程序——剃毛、灌肠和肛查自从我们认识到它是无用或有害时，已经从常规操作中删除了）。这些常规性程序还包括对子宫收缩强度与质量的评估。当我询问产妇宫缩情况时，常听到这样的回答："在家时我的宫缩强而频繁，但是自从我来到这里，宫缩好像减弱了许多，好长时间才有一次。"

我通常这样回答："不要担心，这是经常发生的。在我们完成必要的程序和使你安顿下来之后，你的产程将会重新开始。"

为什么我这样说呢？我确信是这样的。我经常观察到或无意中听到同事们以这种方式安慰她的患者。

直觉使我明白，宫缩强度减弱是由于医院的常规性程序给产妇造成的压力所致。因为，在当时几乎没有任何有关应激激素对子宫功能作用的学说，也没有产妇焦虑、环境影响、应激激素、分娩期并发症之间相互作用的学说。随机对照试验证明持续的产程支持措施对分娩是非常有益的，但是在当时也还没有实施[1]。

如果这些产妇的宫缩不能再恢复到她们入院前的状态该怎么办呢？对于此现象，我们能提供的全部处理措施仅限于

第2版前言

加拿大拥有值得我们骄傲的完整的生育护理系统，在这里，产科医生、家庭医生、护士和助产士通力协作。然而，最近的一项全国性研究报道显示，超过3/4的产妇产时接受了一种或多种干预。为什么会如此呢？是不是因为我们忘记了或者不知道怎样在分娩过程中照顾产妇呢？

这本深思熟虑的、注重实践的第2版，对于所有姐妹学科即妇产科、家庭医生、护士、助产士的从业人员和学员将是一份珍贵的礼物。这本书是经典产科教学的精巧融合，它广泛引用了传统的教科书和科学文献，还收集了许多经验丰富的助产士的新信息。

几代医学院学生已经掌握了大量异常分娩的知识，其结果使他们更担心分娩，从而常使用"强有力的武器"干预产程进展，如用催产素和其他各种方法加速产程。学生时期我们曾学习了分娩三要素"3P"，如果考试时我们复习就能顺利通过：

（1）产道（Passage）或骨盆：大小、形状和角度。

（2）产力（Power）或子宫收缩力。

（3）胎儿（Passenger）：主要指胎头大小，也包括胎头位置和胎儿姿势。

尽管在出生及生命中探究是重要的（特别是对于现代产科），但对于产程和分娩来说，这远远不够。针对分娩的既复杂又简单的性质，正如本书中描述的，有些助产专家创造性地应用了"7P"理论，我很高兴地发现本书对此做了详细介绍：

（1）人（Person）——产妇：她的信念、准备、知识，

1

以及应对产程与分娩的能力。

（2）配偶（Partner）：产妇将得到怎样的支持，其配偶对分娩的知识、信念和分娩准备。

（3）人们（People）——陪同人员：与妊娠、产程和分娩相关的人，她（他）们将与产妇一起经历产程。这些陪同人员的信念、准备和产程知识，也会对产妇和其配偶起着积极或消极的影响。

（4）疼痛（Pain）：对疼痛的耐受和体验，包括产妇的社会文化信仰、支持团队和产妇个人的心理素质，所有这些都影响着产妇应对产程和分娩的能力。显然，疼痛诠释和疼痛管理影响着产程进展。

（5）专业人员（Professionals）：产妇保健团队的所有成员在产时相互之间的支持、合作与沟通，与产妇及其配偶和支持团队之间的信息共享，大大影响着产妇的产程和分娩。

（6）情感（Passion）：妊娠、产程和分娩的情感经历对于所有妇女都是独特而特殊的。重要的是让产妇认识和尊重这种情感，就像我们欣赏和维护性行为使得生命延续一样，我们需要控制焦虑，需要达到完美以便产妇能完全经受这种情感，尽管有时分娩是复杂的以及必要时需要我们的帮助。

（7）政策（Politics）：你知道这是真实存在的！

本书致力于这些观点，如果我们给予产妇足够的时间，提供足够的促进自然分娩的信息，将有助于分娩顺利完成。

在孕期检查时得到这么一本书真是令人耳目一新，它会指导我们如何避免麻烦，如何防止产程异常（甚至在产程开始之前）。从本书中将会获得怎样采取有效措施将位置不正的胎儿转为正常的知识，而不是悲观地看着产前位置异常的复习及广泛深入讨论和随机对照临床观察的结论，或助产士的经验贯穿于整本书。助产与分娩的复杂现象类似，但后者常常比前者资料更丰富。一项Cochrane随机回顾试验提示，导乐陪产能减少或避免使用分娩镇痛及手术产。要理解这背后的原因，有人曾被观察"隐私"和"支持"在促进"本能大脑去抑制"中所起的作用，而"本能大脑去抑制"既是正常分娩不可分割的部分，又是避免精神性难产的关键。这些概念既不容易界定也经不起简单的分析，但它们却被有经验的接生者掌握。

当我在学生时代学习有关分娩的课程时，循证医学还未诞生，我有幸找到了良师益友，他已经知道废弃常规灌肠、剃阴毛、会阴切开术，如果没有Cochrane回顾及荟萃分析影响，我们也能学会观察和处理正常产程，因为那时大多数产妇没有采用硬膜外镇痛。如果没有这些新技术存在，第3版《助产手册——早期预防和处理难产》也不会起到如此巨大的帮助。

在目前绝大多数产妇都接受硬膜外镇痛，相关的信息和知识都已经被智慧和艺术所替代的产科环境下，第3版《助产手册——早期预防和处理难产》显得更重要，对于任何一个接生者，以及在校的医学生，包括护士、助产士、医生和导乐都是无价之宝。

Andrew Kotaska，*MD*，*FRCSC*
Clinical Director of Obstetrics
Stanton Territorail Hospital
Yellowknife，*Northwest Territoraies*
Canada

第3版前言

为这本成功的书写第3版前言是一项很艰巨的任务，Ellen Hodnett 及 Michael Klein 如此高度地评价和赞扬本书的前几版，真使我觉得几乎没有什么再好写了。第3版《助产手册——早期预防和处理难产》的核心内容没有变：把分娩作为一个生理过程进行详尽地描述并把它应用于实践。但是，第3版更新并涉及许多新的、重要的、更有实用价值的指导性内容：如详细地叙述了按摩技术，有针对性地全面分析了自发屏气用力的优点。新的章节中，生动地叙述了第三产程、第四产程的过渡时期及第三产程处理的新理念。如延迟断脐，不常规抽吸新生儿呼吸道及积极处理胎盘的比较和合理讨论。此外，还陈述了产程延缓或停滞的中级干预措施——手法技巧及初级干预措施，以达到尽可能避免药物或手术方式解决难产的目的。

分娩是一个充满变数的动态的神经内分泌和极端戏剧性的过程，也是产妇机体、心理、精神转变的过渡时期。分娩被定义为心理、生理现象的复杂的动力学过程：心理学现象如秘密、隐私、抑制；神经内分泌如内菲酞和催产素的脉冲式释放；以及更为人所知的Fetguson's反射的生理和解剖学的变化，如分娩过程中胎头塑形。从科学推理的观点看，直至2011年对这些机制仍缺乏深入了解。科学不能为我们提供更多的预示，我们必须依赖历代有熟练接生技巧的助产士、接生员的丰富经验，深入的洞察力和艺术性的创造力，这就是本书的所在。

作者们表现了他们对循证医学的深入了解，然而不同于绝大多数医学教科书的是，它们不受某些科学限制。最高水平的科学证据、最新的随机对照研究结果、Cochrane的文献为临床助产人员提供一本易读、易用、实用的参考书。目前国内关于助产的书籍较少，并且大部分助产学专著侧重于理论讲授，较少涉及具体操作方面的内容。我们希望通过《助产手册（第3版）》的翻译出版，能够为助产士、护士和产科医生们提供不同于国内教科书的学习资源。

为做好翻译出版工作，协会组织了由广东省知名产科医师和助产士组成的翻译团队。他们热爱助产事业、临床经验丰富，又有国际视野，为本书翻译付出了大量时间和心血。南方医院的付群连、涂炎棱、张军、孟凡良，清远市人民医院的李付广，广东省江门市中心医院的叶青等积极参与本书翻译工作，在此致以崇高敬意和诚挚谢意！清远市人民医院从经费上、南方医院从工作上鼎力支持本书的翻译出版，在此表示诚挚谢意！陈改婷、张宏玉翻译的该书第2版，为我们的翻译工作提供了参考，在此也表示诚挚的谢意！

《助产手册（第3版）》参考文献保留了英文版原有格式是为了方便读者检索。

希望《助产手册（第3版）》对大家有所裨益，不足之处，还请批评斧正。

广东省助产协会会长　涂新

2015.3.25

翻译者的话

面对现代产科的挑战与使命——促进自然分娩、降低剖宫产率，广东省助产协会组织翻译出版第3版的《助产手册——早期预防和处理难产》[以下简称《助产手册（第3版）》]。

《助产手册（第3版）》是一本提倡运用非创伤性措施来早期预防和处理难产的专著。其核心内容与特点：一是深入浅出地阐述了现代助产学新理论——分娩10要素（简称"10P"，包括产道、产力、胎儿、产妇、配偶、陪产人员、疼痛、专业人员、情感、政策），全面体现了"生理—心理—社会"现代医学模式，为综合性预防和处理难产提供了理论基础；二是反复强调一个观点——孕产妇自身具备健康妊娠自然分娩的能力，为人类繁衍回归自然、减少过度医疗对产程干预提供了理论支撑和新思路；三是图文并茂地介绍了预防和处理难产的各种非创伤性的方法（技术），其中包括中医针灸按摩技术在产程中的应用。这些方法（技术）不仅安全有效、简便易行，而且经济价廉，具有很强的实用性。纵览全书，本书介绍的新理论、新观点、新技术精巧融合为一体，令人耳目一新、恍然大悟、受益匪浅，不愧为一本好的助产指南，值得助产士、护士和产科医生一读，也可以成为孕产妇的良师益友。

广东省助产协会是我国第一个以助产士、护士和产科医生为主体的社会团体。自2012年成立以来，一直致力于促进自然分娩、减少剖宫产、保障母婴健康。协会组织翻译出版《助产手册（第3版）》是一次有意义的尝试，力图胎儿在产程中旋转至枕横位或枕后位。初学者将受益于头盆倾势不均的诊断和处理的详细描述，以及诊断胎头俯屈和仰伸的精彩描述。

我曾看到Penny Simkin为孕产妇保健者在专题学习班上讲授这些技术，看到了恍然大悟者的声明："我简直不能等到在下次门诊或接生时再应用这些技术。"现在这些资料以通俗易懂的形式分享给受训者和产妇。为此，本书还补充了医学院学生和培训生曾学习过的传统资料以及分娩场所使用的知识，非常具有实用价值。

硬膜外镇痛是新生事物。谁能提出更好的减痛方法呢？它的花费是多少？产妇是否知道或是否被完全告知硬膜外镇痛的利弊？ Cochrane（协作网）明确指出硬膜外镇痛延长了第一产程和第二产程，增加了阴道手术产和由此所致的过多的会阴损伤。同时，Cochrane还报告了硬膜外镇痛没有增加剖宫产数量，而我们大多数人都知道这是不真实的。早期和经常使用（不是新的大型的Cochrane研究情况[1]）硬膜外镇痛常常需要催产素加强宫缩（通常只允许低剂量给药）。硬膜外镇痛毫无疑问会明显增加剖宫产率。

因此，我印象深刻的是作者讲解了硬膜外镇痛对产程的影响。实际上，硬膜外镇痛的应用非常广泛，以至于我们忘记了真正的产程是怎样的。毫不夸张地讲，在北美和某些地方的助产人员已经不会或者已经忘记如何处理没有麻醉镇痛的产妇了。

遗憾的是，这种可悲的局面使我们有必要说明硬膜外镇痛如何改变产程，什么样的技术能够促进硬膜外镇痛产妇自然分娩。因此，作者阐述了这些新的理念，提出警告和措施，协助医护人员在产妇接受硬膜外镇痛之前尽最大努力使产程有一个良好的开始。

　　这本书可以很方便地放在口袋里，而且还配有实用的在分娩前可清晰辨认胎头位置正常或异常的简图。更重要的是，还提供了纠正措施，以减少胎位异常及由此引发的一系列灾难性的、许多产妇在第一次分娩时经历的众多干扰。这将大大扭转社会对分娩的错误认知——把分娩看成是即将发生的危险事件，以帮助产妇认识到她们自己的权利和能力。同时，作者还提供了一些产程中使用的工具，帮助我们促进正常分娩。这本书有很强的实用性，我非常高兴它有了第2版。

Michael C.Klein，*MD*，*CCFP*

FAAP（Neonatal-Perinatal），FCFP，ABFP

Emeritus Professor of Family Practice and Pediatrics

University of British Columbia

参考文献

［1］Howell C.（2000）．Epidural versus non-epidural analgesia for pain relief in labour．Cochrane Database Syst Rev（3），CD00031．doi：10.1002/14651858.CD000331．

第一章　引言

难产

导致分娩异常的原因很多，分为内在的及外在的因素

美国、英国及加拿大在母婴保健方面的重要差别

本书注译

第3版与前2版的不同点

关于硬膜外镇痛

结论

参考文献

难产

难产是指分娩功能障碍，产程进展失败、产程停滞、下降停滞，所有这些名词都是指产程无进展或进展缓慢，是一个令人最烦恼的、复杂的甚至难以预测的分娩并发症。难产是最常见的初次剖宫产的医学指征，也是重复剖宫产的非直接指征，尤其是在前次剖宫产史，再次妊娠阴道分娩（VBAC）率低的国家；实际上，据美国妇产科学会（The American College of Obstericians and Gynecologists，ACOG）估计，美国60%的剖宫产（初次或重复）指征都是难产[1]，因此，降低因难产所致的过高剖宫产率非常重要。预防难产的发生不但可以降低剖宫产率，也可以降低用其他方式处理难产所带来的风险和费用，更可以使产妇不会因为缺乏对分娩的信心，导

致产程延长及产时并发症。

导致分娩异常的原因很多，分为内在的及外在的因素

内在因素

● 产力（宫缩力）。
● 产道（骨盆大小、形态、关节的可塑性，阴道的弹性）。
● 胎儿（体重、胎头的大小及形态、胎先露、胎方位）。
● 产痛（产妇对疼痛的耐受性）。
● 精神心理（焦虑及产妇的心理状态）。

外在因素

● 环境（产妇机体、心理对分娩环境及周边服务人员的安全感、信任感）。
● 种族及文化背景（了解和尊重产妇的种族、风俗及文化背景）。
● 医疗服务的策略和规章制度（做到人性化、个体化、家庭化以产妇为中心）。
● 精神心理护理。不要首先选择药物，而应该是心理支持。

请参阅Michael Klein第2版前言中的影响分娩进展的因素！

《助产手册——早期预防和处理难产（第3版）》重点阐述异常分娩的预防、诊断和鉴别诊断及早期干预，着重于采用一些简单的方法和措施维持产程的正常进展，以及在严重并发症发生之前及时得到处理和纠正，我们认为

在处理异常分娩的过程中，在没有明确的医学指征的情况下，不首先采用医学（药物）干预的观点应该是世界公认的。包括世界卫生组织，"我们的目的就是对于正常分娩用最少干预措施来保障母婴安全"[2]。

这本书所提出的观点的前提是：

● 产程进展缓慢或停滞有可能由其中任何一种原因引起，也可能发生在产程的任何一个阶段，如临产前、产程早期、活跃期、第二产程或第三产程。

● 在明确发生原因及选择处理措施时，应注重产程延长发生的时间。

● 有时可能是几种原因同时起作用。

● 医护人员在很多情况下可能用简单的非手术的、非药物的身体和心理的支持措施维持产程顺利进展，这些措施的优势是：

○ 与处理难产的大多数干预措施相比，母婴风险小，副作用少。

○ 解决问题的关键是产妇，而不是问题本身。

○ 注意建立产妇和她的支持者们及医护人员之间的相互沟通，配合协作关系。

○ 可以减少和避免复杂干预措施的风险和成本。

○ 增强产妇对分娩的满意度。

● 解决难产的方式方法主要取决于导致难产的原因，如果原因明确，就应该尝试，如果原因不清楚，失误的可能也在所难免，最大的障碍是可能产妇不愿意接受，因而可能耽误时间或不能解决问题。

● 时间是盟友，并不是敌人，很多产程进展中的问题，只要不存在医学、心理学方面的禁忌证，严密观察，耐心等待，风险低或根本无风险的措施很可能是解决某些难产的最恰当的办法。

● 医护人员常用下列方法判断难产的原因：

○ 客观认真地观察：产妇的生命体征、胎心、胎先露高低、胎方位、胎儿大小；宫颈状况、宫缩强度、频率、持续时间、羊膜是否破裂、破水的时间及羊水性状及产程时间。

○ 主观观察：了解产妇的感受，对疼痛的描述、疲劳程度、自我调整心态的能力。

○ 向产妇直接询问，取得知情同意及相互信任和配合，例如提问："子宫收缩的时候你在想什么？""请你评估一下（回顾一下）前一次宫缩的疼痛情况，你感觉宫缩时很痛吗？是否能忍受？""你为什么觉得产程进展慢了呢？""你喜欢用什么方式结束分娩？"

● 一旦找到了分娩异常的原因，得到了产妇的知情同意，应及时启动相应的干预措施并密切观察产程进展情况，也许问题就能迎刃而解。

● 如果初级的方法有医学禁忌或不成功，即启动中级的处理方案，如果仍然失败，应当在医生或助产士的指导和协助下启动三级干预措施（即高水平的产科处理）。

本书在流程图1.1阐述这些处理流程及其他针对各种特殊原因所致难产的处理方法和类似的流程，均会贯穿在本书其他章节中。

第一章

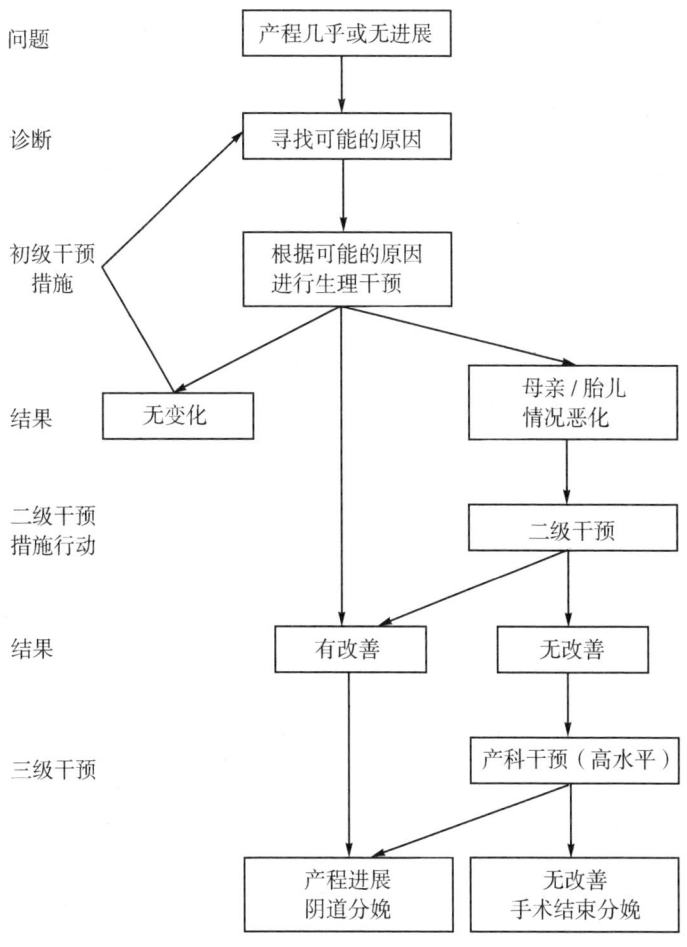

流程图1.1 产程进展缓慢或停滞处理

本书所阐述的许多干预措施均来源于医生、助产士、护士和助产专业教育的文献，还有一些来源于生理学、社会学、人类学的文献，为此，我们列出了参考文献，某些处理意见还来自于护士、助产士、医生和导乐的深入研究结果，很多方面应用了物理治疗的原则，某些项目甚至来源不明，因此如果我们忽略了这些原创者，在此深表歉意。最后，本书提到的许多理念、方法，都是源于作者们处理异常分娩的成功经验的总结。

近年来，循证医学越来越受到重视，很多传统的处理方法已经废除。因为大量的临床对照研究（包括其安全性、有效性）结果及荟萃分析已经证明它们是有害处的或是不必要的[3]，如常规灌肠、剃阴毛、持续胎心电子监护、第二产程采用仰卧位或膀胱截石位、会阴切开、胎儿娩出后立即断脐、常规抽吸胎儿呼吸道等。

在此，我们将尽量提供科学依据及引用相应的参考文献。然而还有很多简单、实用、无风险的处理方法并没有经过科学研究证实，其中一些是基于对分娩的生理和心理过程的认识。另一些是应用了解剖学、运动学及机体的机械力学将骨盆的形态、母体的体位姿势、胎方位、胎先露、子宫收缩力、重心力整合起来，形成相互协调和相互依存的关系。还有一些是基于对每一个产妇的个人信息、文化背景的深入了解。

美国、英国及加拿大在母婴保健方面的重要差别

本书在北美、英联邦同时出版，但两地间在母婴保健及处理方面存在明显差异，这些可能会使读者感到惊奇，更令读者好奇的是有的方法在一个国家认为是安全有效的，而在另一个国家则认为是无效的、过时的，我们希望这本书的直接效果（作用）就是鼓励大家重新实践，然后在自己的实践中重新思考选择放弃（避免）还是坚持（见表1.1）。

表1.1 美国、英国及加拿大母婴保健比较

特点	美国	加拿大	英国
主要医务人员	约87%为产科医生；13%为助产士及家庭医生，医院内主要由产科医生处理难产及接生。两类助产士-有资格的护士-助产士及有资格的专业助产士提供护理，后者只承担院外接生	家庭医生，产科医生及自主执业的助产士数量增加，因此，跟美国一样，医院内护理工作由一种为任命的助产士，一种为有资格的助产士，她们不能在省级范围内服务，只能为少数人或少数民族服务	大部分助产士，全科医生，产科医生为有并发症的产妇服务，没有产科护士。只有助产士提供产程护理和接生，但很少提供家庭接生
自由、独立医务人员	自由执业的医生操作常规间存在很大差异，护士的职责随医院或地区常规而异，保险员和健康促进组织正限制医生的无成本效益的服务，助产士则依赖医生的支持，在很多地方，助产士的工作由于医生的关系而被严格限制、竞争	政府控制某些医疗干预措施的付费，调整医院医生数量，自由执业的医生也被严密限制，产妇，在产妇选择分娩的地方，为产妇提供服务	助产士很少有自主，她们的工作决定于医院的决策，而这些政策由权威的妇幼机构或政府制定

续表

特点	美国	加拿大	英国
育龄妇女参与决策	虽然大多数产妇（除非有坚定信念的自信者）都希望产科医生为她们做出决策，而且大多数医生也愿意这样做，但是必须遵循"知情同意"的原则 很多助产士和家庭医生共同与产妇签订"知情同意书"	与美国相同	"知情同意"和"以产妇为中心"是目前的实施标准，政府和分娩活动者正在积极努力确保产妇了解其自身在决策中的作用
产后1年内持续保健	由决策者制订的不考虑成本效益、可行性和可取性的产后保健工作，除了在院外分娩者外很难实施，虽然很多产妇非常期望。有些自信的产妇企图通过分娩计划书，导乐或说服每一个医护人员以获得产后持续护理服务	家庭医生、助产士小组提供妊娠和产后的持续保健服务比美国更容易，产时保健由护士承担	考虑到"以产妇为中心"的重要性，正制订持续保健服务以取代旧的产前、产时、产后由不同助产士提供保健模式

续表

特点	美国	加拿大	英国
科学证据对产科实践的影响	产科充满着变数，同行的做法、舆论、实践经验，担心医疗纠纷等有着强大的影响。不遵循循证医学可能会增加母婴发病率和死亡率，剖宫产及手术产率	产科，家庭医生、助产士及护士的领导积极参与循证临床实践的科学评估。而国家助产士、家庭医生、产科医生和护士专业协会都竭力推行循证医学	与加拿大相同，但助产士也积极参与一些基础研究。如果可能，人们都会普遍接受科学的母婴保健措施
担心医疗纠纷	医生被起诉的可能性很高，职业保险费其昂贵，促使母婴保健成本升高；此外，保险公司提出如何减少诉讼的提议，这些建议不是基于科学、安全和效果，而是基于被起诉的风险	虽然程度较低，但发展趋势类似于美国。科学调整成本、风俗习惯和其他因素的影响于担心被起诉的影响	与加拿大相同

本书中所提出的一些策略是借助于研究者们自身的随机对照研究，但另一些则不是，希望读者阅读和应用本书后能获得更多的科学研究新思维。

表1.1列举了美国、英国和加拿大在孕产期保健的区别，由于这些不同，因此不同国家的医务人员引用这些新技术的意愿和力度也不同，我们希望读者们更新观念，必要时能马上将这些最简单、最安全的措施应用到实践中。

本书注译

本书主要是针对那些提倡用经济、简便、价廉、安全的措施去支持和提高自然分娩率的助产士、护士和医生所撰写的，同时它对产科专业、助产及护理专业的学生也是有帮助的。这些专业的老师还可以把这些技巧教给孕妇及其伴侣，也可教给那些已经合格甚至熟练掌握了某些技巧的导乐。本书的章节是按照分娩进展的时限编排的。

由于母体的某些特殊体位及运动在分娩过程的各个阶段都是有用的，所以我们在多个章节中都应用了这些体位及运动的插图，这样能使读者在观察处理产程时参考对照。对所有体位、运动及其他方法的完整描述参阅第九章和第十章。

医护人员及接生员这些名称在孕产妇保健专业中应用最广，这些名词是指在分娩过程中提供支持和保健护理的专业人员。

第3版与前2版的不同点

本书除了修订本的内容以外，还补充了一些新的资料、新的解释和新的参考文献，我们还邀请了Marquette大学护理学院Lisa Hanson副教授为助产士和医生撰写了促进产程进展的中级措施的章节，包括徒手扩张坚硬的宫颈和纠正异常胎位、肩难产的处理及脐带绕颈的"翻滚式"的处理方法等。

同时我们还邀请Lisa Hanson与 Penny Simkin合作著了新的第七章"理想的新生儿过渡期及第三、第四产程的处理"，详细地讨论了产后常规处理，明确规定了第三、第四产程立即母婴皮肤接触及母乳喂养。

巴斯帝尔大学（西雅图华盛顿州附近）助产士系主任Suzy Myers最新修订了第三章"产程评估"；由明尼苏达州助产士和艺术家建立的创新概念"腹部绘图（belly mapping）"也载入本章。Gail Tally提供内容及绘制腹部绘图，Lisa Hanson也参与其中。

所有这些由助产士们提供的最新技巧和经验，都是以前在很多医学院校助产和护理学院校没有出现过。

关于硬膜外镇痛

关于广泛应用于产妇的硬膜外镇痛的问题，我们提醒各位长期工作在产妇身边的读者们，由于产妇使用了硬膜外镇痛，本书所提到许多加速产程的措施都受到限制。硬膜外镇痛常出现产程进展缓慢，母体低血压、母体发热，需使用合成催产素、器械助产、会阴切开、剖宫产新生儿预防性使用抗生素，以及其他副作用；产程进展正常的产妇用了硬膜外镇痛后（只能躺在床上，活动受限，大量静脉输液，仰卧位，第二产程屏气时间延长），很可能增加麻醉药物本身的不可预料的副作用，同时也可能导致难产。因此，我们要求读者们在用硬膜外镇痛时应尽可能

第
一
章

（在安全范围之内）与未用麻醉的产妇一样对待。"硬膜外镇痛指南"能协助大家安全使用硬膜外镇痛，纠正副作用及异常胎位，帮助产程进展。

结论

近代产科强调寻找较完美的方法处理难产。本书提供了安全有效、最少侵入性操作（简便）的预防和处理措施，是本书的核心所在。

我们认为，这是第一本适用于不同地域不同接生人员促进分娩进展方法的书，几乎所有的方法均可在医院、家庭或接生中心应用。我们希望这本书能使你的工作更有成效，获得更多的回报，这些最适宜的早期干预的理念可能使很多产妇避免产程延长，使对分娩缺乏信心或精力疲惫的产妇免于干扰措施从而获得安全、满意的分娩结局。也许产妇不一定知道你具体为她们做了什么，但是她们将会永远感激你[4]，永远铭记你在她们分娩过程中用精湛技术、无微不至的关怀和照顾保障了母婴健康[5]。

最后，祝你们工作取得更大的成就。

参 考 文 献①

[1] American College of Obstetricians and Gynecologists（ACOG）.

---

①本书经原出版者John Wiley & Sons, Limited授权出版中文简体版，原书参考文献
采用国际通用的APA著录格式，为方便读者检索，中文简体版参考文献仍保留原
文及原著录格式。

（2003）. Dystocia and augmentation of labor. ACOG Practice Bulletin No. 49. Obstet Gynecol 102：1445–1454.

[2] World Health Organization. （1996）. Care in normal birth：A practical guide . In Safe Motherhood . Geneva , Author .

[3] Hofmeyr GJ, Neilson JP, Alfirevic Z, et al. （2008 ）. Pregnancy and Childbirth：A Cochrane Pocketbook . West Sussex, England , Wiley .

[4] Hodnett E. （2002 ）. Pain and women's satisfaction with the experience of childbirth：A systematic review . Am J Obstet Gynecol 186（5 ）：s160 –s172 .

[5] Simkin P. （1990）Just another day in a woman's life? Women's long term perceptions of their first birth experience. Part I. Birth 18 （4 ）：203–210 .

第二章　异常分娩

什么是正常分娩

正常分娩的时间有长有短，有的痛有的几乎不痛，怀孕过程中有的是高危有的是低危，可能会分娩巨大胎儿或是小样儿，可能在医院内或是医院外分娩。

尽管有这么多的情况，假如符合以下标准，世界卫生组织（WHO）[1]就会将其定义为正常分娩：

- 妊娠满37～42孕周自然临产。
- 从临产至分娩结束始终为低危，并顺利分娩。
- 头先露，自然分娩。
- 产后母婴状况良好。

虽然世界卫生组织（WHO）估计"70%～80%的孕妇临产时为低危"[1]3，但是正常分娩通常是要在产后回顾性评估才能确定，所以导致许多人得出最好将所有分娩过程都视为高危的结论。由于将所有的分娩都按高危处理将消耗巨资、需要强化培训及存在内在的风险，WHO指出"正常分娩过程中如果进行干预必须具有正当理由[1]3"。因为目前还不可能预测低危孕产妇在分娩过程中是否能保持低危，所以强调持续母胎监护[1]2。为此，WHO回答了许多这方面的问题。

北美和欧洲有影响力的组织已经在着手制订正常分娩的定义[2-7]，在表2.1中已经进行了阐述。其他个人和机构也在努力制定改良评估孕产妇保健质量的方法[8-12]。

一个英国的助产士学者Debby Gould提出了一个全面的正常分娩的定义[7]，其中包括WHO的标准，但补充了这些附加的内容：

表2.1 多种定义正常分娩的方法

定义机构和个人	定义	评价
世界卫生组织（WHO）1996[1]	妊娠满37～42周自然临产，从临产至分娩结束始终为低危，头先露自然娩出（无助产），产后母婴健康	为回顾性的定义，正常分娩只能在结束后才能定义
加拿大妇产科医生协会（SOGC），妇女健康协会，加拿大产科及新生儿护理协会（AWHONN），加拿大助产士协会（CAM），加拿大家庭内科医生学院（CFPC），加拿大乡村医师协会（SRPC）[2]	部分同WHO定义，补充： 自然分娩应包括出生后母婴皮肤接触及母乳喂养。 正常分娩有时会有以下并发症：产后出血、会阴撕裂及修复、新生儿重症监护治疗 正常分娩应包括在某些特定环境下对分娩过程进行的有指征的干预及加速产程，例如： ● 加强宫缩、人工破膜（AROM），但这并不是医学引产的一部分 ● 采用药物或非药物手段缓解疼痛（笑气、阿片类药物、硬膜外镇痛等） ● 第三产程管理 ● 间断胎心监护	这是前瞻性的基于过程的定义。根据这个定义，产妇也许会正常分娩，但结果却不一定理想。这些组织主张： 自然分娩 自由活动 持续的产程支持 没有常规的干预 以产妇觉得最舒服的体位自发用力 通过听诊来监测胎心

续表

定义机构和个人	定义	评价
加拿大妇产科医生协会（SOGC），加拿大妇女健康协会，加拿大产科及新生儿护理协会（AWHONN），加拿大助产士协会（CAM），加拿大家庭内科医生学院（CFPC），加拿大乡村医师协会（SRPC）[2]	自然分娩不包括： ● 41孕周之前选择性引产 ● 脊髓或是全身麻醉 ● 器械分娩（助产） ● 剖宫产 ● 常规会阴切开 ● 低危妊娠，持续胎心电子监护	充分告知产妇知情同意，对医护人员进行正常分娩教育
英国母婴保健工作部（MCWP），2007，还包括皇家助产士学院（RCM），皇家妇产科学院（RCOG），国家生育信托（NCT）[3]	正常分娩指的是自然临产，最后顺产的妇女，非药物作用下产程进展顺利，以及不符合下列任何一项排除标准的产妇： ● 增强产力，AROM但又不属于医疗引产的产妇 ● N2O/O2 ● 阿片类药物 ● 胎心电子监护 ● 第三产程管理	类似于SOGC的定义，如上所述。这是另一项前瞻性的基于流程的定义，它并不包括行使了硬膜外镇痛的患者，但却包括了行使心电子监护的产妇

第Ⅱ章

续表

定义机构和个人	定义	评价
英国母婴保健工作部（MCWP），2007，还包括皇家助产士学院（RCM），皇家妇产科学院（RCOG），国家生育信托（NCT）[3]	● 产前、产时和产后并发症（产后出血、会阴撕裂、会阴损伤修复或是符合SCBU或新生儿重症监护（NICU）标准 正常分娩的产妇不包括以下一项或多项情况的产妇： ● 引产术（使用前列腺素、催产素或AROM） ● 硬膜外镇痛或是脊髓和全身麻醉的患者 ● 产钳或负压吸引助产 ● 剖宫产或是外阴切开术 一些MCWP的成员更倾向于信息中心的定义，该定义排除了像强化产力，使用阿片类药物，AROM和第三产程管理等情况。而这还需要靠一些常规的统计数据来支持。一个更加精细严格的定义很可能会导致一个单独的"自然分娩的或是生理的"概念的诞生	这是一项根据传统的基于过程的定义，描述循证实践对正常分娩非常重要，结果并不是定义本身而强调的是过程
Lamaze 国际组织，2007 [4]	六种护理实践支持正常分娩： ● 自然临产 ● 整个分娩过程可以自由活动 ● 持续分娩支持 ● 无常规干预措施	

续表

定义机构和个人	定义	评价
Lamaze 国际组织,2007[4]	● 站立或利用重力优势自发用力 ● 产后母婴同室及母乳喂养	
倾听母亲2:美国调查,2006[5]	人工干预分娩已经成为了常规,例如被调查的母亲曾经历过以下人工干预:引产(41%),胎心电子监护(94%),静脉输液(83%),硬膜外镇痛或脊髓麻醉(76%)。这些措施住在并没有医学指征。这些所谓的常规与我们所说的正常分娩其实并没有什么关系	这份描述性的调查报告为那些统计学的常规操作规范提供了依据
改善产妇服务联盟(CIMS),1996[6]	正常产程: ● 分娩是一个正常、自然、健康的过程 ● 产妇与胎儿有着分娩所必需的天生的智慧 ● 分娩过程中胎儿是有意识而敏感的人类,这点必须得到承认及相应的对待	CIMS提出了一个正常分娩的心理学定义,其提出了"母亲友好型分娩的十个步骤",类似于 Lamaze 支持正常分娩的六个护理措施

续表

定义机构和个人	定义	评价
改善产妇服务联盟（CIMS），1996 [6]	● 母乳喂养是新生儿及婴儿最佳的喂养方式 ● 分娩在医院，生育中心和家里都可以顺利完成 ● 助产保健，其对正常产程的支持和保护，最适合于大多数的孕产妇	
Debbie Gould，2000 [7]	该定义增加了以下内容： ● 分娩是母亲艰苦的体力劳动 ● 包括母亲的运动（寻求舒适和进展） ● 胎儿活动通过产道 ● 运动和重体力活动的概念对助产学中正常分娩的理解至关重要 ● 一个健康的母亲和婴儿都在努力适应新角色 ● 女人的使命感 ● 产妇分娩中主动用力及控制用力的成就感（而不是被动角色）	这个完整的定义指出母亲及婴儿的体力并强调其角色在分娩过程中的共享角色以及产后的角色调整，根据其分娩后定义，正常分娩还包括了母亲的心理健康

- 产妇剧烈的体力劳动。
- 产妇的活动（寻求舒适和进展）。
- 胎儿通过产道的活动。

Debby Gould认为"运动和重体力活动的概念对助产学中正常分娩的理解至关重要"。Debby Gould所定义的正常分娩，包括了社会心理学结局[7]：

- 一个健康的母亲和婴儿准备共同调整他们的新角色，以维系妇女和家庭生命周期。
- 女人的使命感。
- 产妇努力分娩后的成就感以及在分娩过程中扮演着主要（而非被动）角色。

Debby Gould认为，接受正常分娩这个定义，将会改善妇女保健，扭转当今流行的女性被动角色以及医疗化分娩[7]。Debby Gould对正常分娩的定义，使这本书提出的分娩方法更加具体化。

虽然没有任何组织和个人做出正常分娩的明确定义，并在定义中说明分娩过程的速度，但众多作者认为，正常的分娩过程就是典型的正常特性，并把焦点集中在分娩过程的保健以及监测和维持母婴健康。因为正常分娩的定义广泛，因此有许多关于异常分娩的含义以及如何防治、鉴别、纠正这个疑难问题的观点也就不足为奇。

什么是异常分娩

异常分娩是指分娩活跃期宫颈扩张及第二产程胎头下降延缓或停滞。其他如子宫收缩乏力、持续胎位不正、头盆不称、无进展、产程延长等，以及临床医生常说的"不出来"等均指分娩功能障碍。事实上，Friedman汇总了65个词来描述异常分娩。有些助产者因缺乏耐心而过早地将产妇诊断为分娩功能障碍。

对不同分娩功能障碍的诊断和管理取决于管理者不同的理念[14]。例如，如果宫口扩张<1 cm/h并持续2 h[15]，积极分娩管理支持者一经诊断就开始使用高剂量的催产素。发表于20世纪50年代中期至70年代的Friedman产程图分析已经在美国和其他地区的产科领域产生了深远的影响。他所定义的分娩功能障碍是指初产妇的分娩活跃期宫口扩张速度<1.2 cm/h，经产妇的<1.5 cm/h。他所定义的分娩活跃期是指宫颈扩张3~10 cm[13]。虽然更多最新的研究提示宫口扩张速度平均值远远比该值要小，但是其仍然具有深远的影响。

张和他的团队[16]在1 200名现代分娩的女性中，对Friedman产程图进行重复研究发现，和Friedman时期相比，出生婴儿体重更大。同时，她们更频繁地接受催产素和硬膜外镇痛。他们得出的结论是：在决定剖宫产前，需要制定新的更慢的宫口扩张速度标准。他们发现在宫口扩张4~6 cm时，该群产妇的中位扩张速度为1.2 cm/h，而如应用Friedman时期的标准，那么她们都会被诊断为"分娩功能障碍"；而且进一步研究显示，分娩活跃期的平均时间为5.5 h（扩张4~10 cm），与Friedman研究的2.5 h明显不同[13]。

Albers和他的团队[17-18]对3 984例足月健康、未接受过催产素及硬膜外镇痛的产妇的分娩时限分为初产妇和经产妇组进行研究发现，初产妇分娩活跃期平均为7.7 h，经产妇为5.6 h；初产妇最长分娩活跃期达19.4 h，经产妇达13.8 h，分娩结局良好。因此，张和Albers及其团队呼吁有必要修订分娩活跃期的时限[16-18]。

其他研究报道显示，在母婴不存在高危因素的情况下，分娩活跃期宫口扩张延迟4 h才诊断为难产[14, 18-19]，可以降低剖宫产率而不增加母婴的风险。母婴状况良好时不必要急于加速产程。遗憾的是，非临床因素往往影响助产者的决策，这些因素包括人员数量及素质、他们的耐心程度、产妇的要求和期望等。

许多助产士和其他人认为"正常分娩的耐受性存在很大的个体差异"[18]。他们致力于保护产妇的隐私，现场陪伴产妇但不干预，保证产妇营养，给予支持和安慰，使用非药物措施（如池浴、运动等），耐心等待和观察，使分娩按照自身步调进行。

产程减缓及停滞的原因是什么

在多数情况下，难产是由一个或多个因素引起的（详见表2.2）。部分病因可随分娩处理改变或消除。一部分则可通过正确的诊断和适当的治疗来纠正。还有一部分可以随着时间、耐心和反复的尝试而自行纠正。但最后，还是有部分进行了产科干预。

表2.2　异常分娩（难产）的病因和危险因素

病因	类型	注释
宫颈性难产	分娩启动时宫颈后位不成熟，宫颈瘢痕、纤维性宫颈、"坚硬的宫颈内口"或"紧张宫颈"或子宫下段增厚	宫颈不成熟可致潜伏期延长。宫颈瘢痕、疾病、损伤或结构异常可能增加宫颈阻力

第二章

续表

病因	类型	注释
心理性难产	母体焦虑或恐惧、疲劳、严重疼痛	增加儿茶酚胺产量抑制宫缩
胎儿性难产	胎位异常、不均倾位、胎儿巨大或俯曲不良或未衔接	悬垂腹、骨盆的大小和形态可致胎位异常
医源性难产	临产和第二产程误诊、选择性引产（初产妇）、不恰当地应用催产素、孕妇不活动、药物、脱水、干扰（骚扰）、疲劳	误诊、不必要的干预或限制可延缓或干扰产程进展
骨盆性难产	畸形、有别于女性特征的骨盆、骨盆狭窄	孕产妇活动和直立体位可增加骨盆经线
子宫性难产	不协调子宫收缩、宫缩乏力或无效收缩	可能继发于恐惧、饥饿、脱水、仰卧位、头盆不称、子宫肌层乳酸中毒或结构异常

胎儿在调节分娩过程中的作用

虽然科学证据不足，多数孕产妇保健专家在谈论与产程进展延缓相关的问题时，当心缩宫素加强宫缩可能导致胎儿耐受不良（也称为胎儿窘迫伴随不稳定的胎心率监护图）和剖宫产。有人提出疑问，临床医师如果容许产程延长而不加用缩宫素，是否可以避免因催产素导致的胎儿窘迫所进行的剖宫产。但有趣的问题是，胎儿是否可能通过儿茶酚胺的释放或其他途径影响分娩方式，值得进一步研究。

产妇精神心理状态：精神良好还是消极

疼痛还是痛苦

产妇在分娩中的幸福感与众多因素相关，但除母婴的安全外，疼痛是产妇及其医护人员的主要关注内容。究竟是怎样的疼痛会引起如此的关注？区分疼痛和痛苦对理解孕产妇分娩过程的心理状况非常重要。对我们而言，分娩的疼痛可能被定义为一种人人都想避免或减轻的不愉快的身体感觉。然而痛苦是一个令人不安的心理状态，包括无助感、恐惧、焦虑、失控和孤独，可能与疼痛有关或无关。同样的，疼痛可伴有或不伴有痛苦。

我们推测，人们关注的根源不是疼痛本身，而是对于疼痛的无力应对。实际上，在我们与孕产妇的讨论中发现，她们所担忧的不是分娩过程的疼痛，而是疼痛会如何影响着她们的行为举止（如失控、大声尖叫、痛得打滚、示弱或者做出让人羞愧的行为），以及她们是否会处于无助的状态中（不知道疼痛会持续多久，也无法做任何事情以减轻疼痛）。也就是说，她们害怕疼痛。痛苦与创伤的定义类似，可导致情绪困扰（甚至创伤后应激障碍），其有时会在婴儿出生后持续很长的一段时间。

疼痛管理主要有两种方法：①使用药物来改变或消除疼痛的感觉；②使用非药物的方法使疼痛处于可控制范围，其主要目标是防止痛苦发生。

在许多医院，产妇（以及其他所有的住院病人）均要求使用视觉类比量表［VAS量表，0分（无痛苦）到10分

第二章

（极度痛苦）]定期地评估她们的疼痛。此外，还有脸谱法，包括了从微笑到忧郁到痛苦的表情图像（图2.1）。患者由此可以指出疼痛程度，并根据其特定的程度给予相应的止痛治疗。

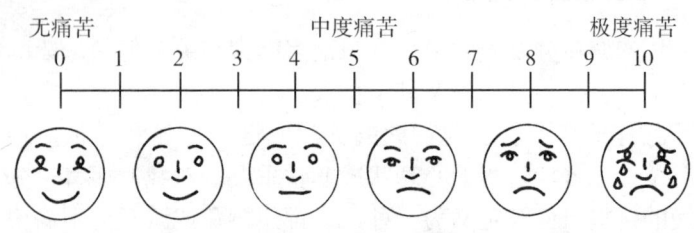

图2.1　疼痛程度量表

　　然而，比评估疼痛程度更重要的是评估孕产妇的应对疼痛的能力（图2.2）。这个视觉类比量表评分范围从10分（无需要应对）到0分（无能力应对）。中间范围表示有能力应对，需要或者不需帮助——通常表现为宫缩和放松之间的某种节奏性仪式的维持（详细可参考第五章中关于应用放松、节奏和仪式（relaxation，rhythm，and ritual）——"3Rs"去应对疼痛的内容）。另一种医护人员评估疼痛的应对能力的好方法是间接地询问产妇，如在宫缩过后问"你能告诉我宫缩时心里的感受吗"。产妇的回答则会提示她对于疼痛是否可以应对，或者处于不安，或者两者皆有。如果产妇能够应对，则她所需要的是耐心和赞许。如果产妇的行为表明她正处于某种程度的不安（大声尖叫、啜泣、挣扎或放弃）或失去节奏，或者产妇的回答反映了情绪困扰（"这比我预想的要困难得多""我不知道还能坚持多久""请不要让我这样做""我不知道，我讨厌这样""就这样了，我完蛋了"），这可能提示或引起了痛苦，这时产妇需要强化情绪和身体支持，以及恢复到她能应对疼痛的状况。若产妇不能对以上强化的护理措施作出回应，那么她可能需要止痛药的治疗。止痛治疗的界限应该是孕产妇无痛苦的持续状态。第九章和第十章（汇总一和汇总二）提供了众多可以提高女性对于不可预测的分娩疼痛的应对能力的措施。

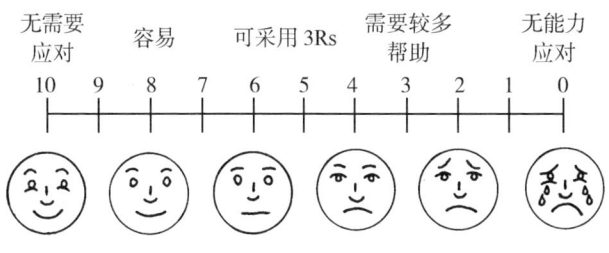

无需要应对　容易　可采用 3Rs　需要较多帮助　无能力应对

10　9　8　7　6　5　4　3　2　1　0

图2.2　疼痛应对量表

产程的进展和难产的防治依赖于各种各样的心理、情感、人际间、躯体和生理因素间的协调的相互作用。正如我们所看到的，当孕产妇感觉到医护人员所给予的安全、尊重和关怀，感觉到她仍保持活跃、可活动和站立的姿势，感觉到她的疼痛得到安全和恰当的处理，产程将会变得顺利。细心关怀的伴侣或亲人，能干、自信和富有同情心的医护和助产士，以及平静舒适、设备齐全的产房，都将会增强产妇的幸福感。但如果缺乏这些条件，产妇将会感觉到羞愧、尴尬、拘谨、无能、孤独、受指责、缺乏安全、受到约束、不受尊重、被忽视和感到渺小[20]。这些情感，可能会引起心理生物反应，干扰有效的产程。

多种激素、产程以及上述提到的因素之间有着复杂的影响与被影响的相互作用，这些激素包括缩宫素。内啡肽、儿茶酚胺和泌乳素，可能有着相互抑制或促进的特定作用。激素之间的平衡决定了产程进展、产妇产褥期精神健康、母婴互动和哺乳启动间的网络效应（详见表 2.3）。

表2.3　分娩的激素以及产程和产后早期的激素功能

以下几个关键激素的介绍摘自数位著名专家发表的著作[21-23]

- 缩宫素。被称为"冷静和联系"或"爱"激素，其促进子宫收缩、用力的欲望、"排胎反射"[24]、母乳的分泌、孕产妇行为、幸福感和爱的情感。儿茶酚胺与其有着相反作用，将在下面叙述

- 内啡肽。吗啡类激素，其分泌量可随疼痛、劳累、压力和恐惧的程度而增加，以抗衡相关的不愉快情绪。产程中内啡肽可引起分娩活跃期特征性的恍惚样状态（沉默寡言、梦幻感和本能行为），在多数未使用药物的产妇产后产生"欣快"的感觉。应激疼痛结束后，产妇仍有着内啡肽残余的欣快效应

- 儿茶酚胺。当一个人惊恐或愤怒，或处于危险之中，就会分泌儿茶酚胺应激激素（肾上腺素、去甲肾上腺素、皮质醇和其他）。这些激素称为"战斗或逃跑"激素，其生理效应使得人身体能够耐受、抵御或逃离危险的境地。儿茶酚胺有中和缩宫素和内啡肽的作用，使第一产程宫缩减弱或停止，胎心率减缓，而产妇将变得紧张、警觉、害怕，对未出生的孩子产生保护性反应。术语"战斗或逃跑"准确描述了所有哺乳动物面对危险的生理反应，以及男性面对危险的行为反应。最近的研究表明，当面临恐惧或危险时，把女性的行为形容为"紧张和友好"会更贴切，也就是说，为了保护后代和寻求支持[25]。在第二产程中，儿茶酚胺的激增是生理性的，有助于调动娩出婴儿所需的力量、精力和警觉性。详细可参考第30页"紧张和友好"

续表

以下几个关键激素的介绍摘自数位著名专家发表的著作[21-23]

● 泌乳素。被称为"筑巢激素"，在孕期和产后为哺乳作准备，促进乳汁的合成分泌和有助于产妇情绪的调节和平静。这似乎在新妈妈的利他行为——婴儿的需要优先发挥着作用

注：值得注意的是，胎儿和新生儿也可以产生上述激素，有助于产程中胎儿的健康、新生儿的适应、哺乳的启动以及其他一些可能的功能。

Michel Odent作为自20世纪60年代正常分娩的观察和研究者，建议孕妇以"哺乳动物的方法（本能地）"分娩，在各种激素间相互平衡的情况下，她们的产程将变得顺利。他假设，当人类大脑"新皮质"（大脑思维、推理的独特部分）被过度刺激，分娩过程将被抑制。因为分娩过程涉及内分泌系统和"旧皮质"（人类与其他哺乳动物所共有的更原始的大脑部位）间的协调活动，Michel Odent主张修改现今的设施和护理工作，以尽量减少对大脑"新皮质"的刺激。他指出，其他哺乳动物在她们即将分娩时，都会寻求一个舒适、温馨、光线昏暗、宁静的隐私空间。在这样的环境中分娩会减少人类大脑"新皮质"的活动，使得中脑和脑干通过前列腺素等激素介导，发动分娩并使产程进展不受干扰。Michel Odent还指出当今的产科设施，分娩环境使得大脑"新皮质"受到明亮的灯光、陌生人、各种提问、不熟悉的情景和声音以及其他干扰的不断刺激，抑制了原始的大脑功能，造成难产[22, 26]。

"战斗或逃跑"与"紧张和友好"对分娩压力和恐惧的反应模式

众所周知，"战斗或逃跑"反应是一种由儿茶酚胺或者其他的应激激素高峰而启动的，能促进处于濒危或惊恐的动物或人类生存的生理过程。危险、恐惧、焦虑或其他形式的不安所触发的"战斗或逃跑"反应可潜在性地减缓产程进展（图2.3）。在大多数的第一产程中，循环中儿茶酚胺类水平过高可导致子宫、胎盘的血液向其他重要器官（如心、肺、脑和骨骼肌等是"战斗或逃跑"的重要器官）分流，使子宫和胎盘血液供应减少而影响子宫的收缩[27]，并降低胎儿氧的供应[28]。

母体产程中的焦虑效应（"紧张和友好"反应）

第一产程中母体儿茶酚胺水平过高

母亲的生理反应：减少子宫的血流量，抑制催产素的作用，降低子宫的收缩，延长第一产程时长，减少胎盘的血液量。

母亲的心理反应：对他人言语和事件的看法显得更加悲观和负面，安慰和扶持的需要增加，对胎儿的保护性变强。

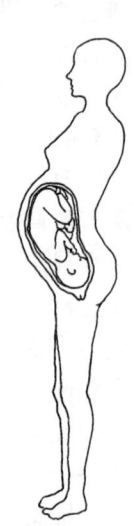

胎儿的心理反应：胎儿的儿茶酚胺产物增加，胎儿节约用氧，胎儿胎心率减速。

第二产程中母体儿茶酚胺水平过高

母亲反应：警觉性、能量和力量恢复。

胎儿反应：与上述罗列的一样，"排胎反射"（快速地排出胎儿）。

图2.3 母亲的焦虑效应

恐惧和焦虑也可导致孕产妇把医护的语言和分娩事件

看得悲观和负面。高水平的儿茶酚胺可阻止产妇进入称为"区域"的本能精神状态，避免或减轻母体心理焦虑，或者加强母亲的幸福感，共同促进分娩的生理进程和使产妇进入本能性的恍惚样状态。

有趣的是，随着产妇临近需要警觉性和更多体力的第二产程，儿茶酚胺的高峰按惯例地出现，并产生称为"排胎反射"的加速分娩的有益效应[29]。但实际上，在胎儿出生前，多数产妇短暂地表现出恐惧、愤怒甚至欣快等典型的儿茶酚胺反应[12, 22]。

虽然男女之间生理性的"战斗或逃跑"反应相类似，但两性之间有着行为上的差异[25]。"战斗或逃跑"是生理反应的主要特征，男性在行为上会遵循着战斗或逃跑模式（为保护自己、家庭、部落或国家与危险的攻击者战斗，或者因胜算太低而逃离险境），而女性的行为则以"紧张和友好"模式为特征，这可以使她们从危险中保护自己的后代并请求帮助，或隶属于他人以减轻她们和子女们的危险。对产程中孕妇的观察及一些研究均认同这种趋向和友好的行为。产程中，孕产妇想要且需要周围人们的支持。而事实上，这类支持的缺乏是分娩后期不满意的主要原因之一[20]，也与分娩创伤后应激障碍相关[30-33]。女性对自己的孩子的保护性是显而易见的，尤其当她所尊敬的医护人员告诉她胎儿正处于危险时，即使一些治疗并不符合她之前的意愿，她也将会很快同意这些治疗意见。但另一方面，如果她不信任该医护人员，她会为保护自己的孩子而尝试拒绝所建议的治疗措施。

以下是一些医护人员可能需要采取的措施或建议，以增强孕产妇的安全感和信任感，并降低其情绪不安的可能性。

分娩环境

大多数医院为母亲和宝宝提供一个安全的分娩环境，在产妇及新生儿出现问题时，有技术熟练的专业人士利用一系列的诊疗设备进行快速诊断和治疗。同时医院也为医护人员提供方便而有效率的工作环境。医院配备一些设施以提高产妇及家属的舒适度和幸福感，这些设施包括浴室、产妇行走的空间、舒适的家具及其他舒适设施，但通常都不受重视，因为大多数人并没有意识到环境对妇女分娩的重要性。然而，良好的分娩环境对产妇克服恐惧和焦虑大有益处。对大多数女性来讲，医院是一个疏远的、程序化的、缺乏隐私的环境，使得她们感到情绪失控[34]。一些关于分娩环境影响的研究指出：产妇更喜欢离开病床分娩，避免常见的产科干预措施，才能使她们感到更满意和舒适[35-36]。

心理调节措施

分娩前，医护人员可以做些什么

在孕期宣教中，或在与助产士、医生的交谈过程中，鼓励每位孕妇想象一下在分娩过程中她和家属可以做哪些令自己舒服的事情，比如喜欢的音乐、气味、图片、喜欢的亲人或照顾婴儿的人、分娩时穿的衣服、芳香疗法、按摩或其他放松的技巧，这些均可营造一个舒适的分娩环境。当然，在家中分娩这些都可轻易实现，在一些先进的医院也可实现。

鼓励准父母写一封信或一份"生育计划"给医护人

员，自我介绍并描述自己的忧虑、恐惧、喜好及选择照料方式[37]。在预约产检时向孕妇询问并讨论生育计划，为他们提供一个平等沟通、消除误解、建立信任的机会。在美国、加拿大、英国的某些地区，护士、助产士、医生在分娩时均不认识产妇，只通过查看她的病历病史、生育计划了解该孕妇。

分娩过程中对护士、助产士（特别是第一次见到产妇的医护人员）的建议

- 向产妇介绍自己姓名，沟通时呼唤产妇名字。问候她和她的家属，适当地满足她们在分娩时的需求。向她们介绍房间、照明、病床、浴室、呼叫按钮、厨房、护士站、休息室，传达医院的友善、好客、安全性及实力。

- 询问产妇的计划和喜好，尽量满足产妇的愿望。询问产妇是否有一个分娩计划或偏好列表。如果她的一些愿望是不切实际的，就以友好的、尊敬的态度与她进行讨论，告知医院所能提供的选择[37]。有时候一个过于详细的或者消极的分娩计划反映了产妇的恐惧心理和对医务人员的不信任，医护人员应尽量安抚产妇，共创和谐氛围。

- 为产妇及家属建立舒适的、亲密的、留有隐私的氛围。
  - 进门前敲门，并及时关门。
  - 检查时避免长时间暴露。
  - 告诉产妇医院设备（冰袋、热水袋、保温毯、分娩球、摇椅、浴室、淋浴、厕所、音乐磁带、果汁、茶等）。

　　○ 鼓励产妇依偎、拥抱、慢舞。

　　○ 尽职责所允许，满足产妇愿望，鼓励、安抚产妇。

● 解释分娩过程，告知每次检查情况，如果产妇生命体征平稳、产程进展顺利、胎心率正常，亦需告知产妇，让产妇放心。

● 告知产妇产程进展情况（参阅第四章六种观测方法）。

● 提供建议及措施帮助产妇处理分娩过程。

● 不仅使用语言交流，更要用赞美、微笑、抚触、拉着手或友好尊敬的手势等方式来安抚产妇。

　　以上这些措施可以创造一种良好氛围，使产妇享受到良好的照料，且耗费时间少，成本低。

机体舒适措施

　　简单的机体舒适措施可以增加产妇的掌控感，减少压力和降低产程延长的风险。

● 创造一个尊重隐私的、没有噪声的、光线稍暗的环境，鼓励产妇自发地按照分娩课程中的措施行动。

　　○ 放松技巧，有节奏地运动。

　　○ 平静地发声（呻吟、叹气）。

　　○ 有节律地呼吸（参阅第十章）。

　　○ 在指导下意念想象。

● 向伴侣提供产妇可以接受的建议：

　　○ 按摩及按压技术（参阅第十章）。

　　○ 记录每次宫缩时间及产妇呼吸频率，帮助产妇了解宫缩时间（高峰或结束）。

○ 鼓励产妇有节奏地活动、呼吸、呻吟，甚至心理也跟随节奏活动。

○ 用冷毛巾擦拭产妇的脸和脖子。

○ 给予产妇表扬和鼓励。

○ 用低音调、有节奏的语言抚慰产妇。

● 鼓励产妇及其伴侣使用提供的设施（参阅第十章），例如：

○ 热水袋或冰袋。

○ 浴室或淋浴。

○ 分娩球。

○ 冷饮或热饮、冰块。

○ 躺椅。

○ 音乐、电视。

结合环境和程序，可以很容易使用这些措施（见前面的章节），产妇更容易不受拘束，她的大脑皮层是平静的，而她的身体的自然力量在起作用。

生理措施

下面的基本措施也旨在避免可能的危险因素、预防难产。

● 鼓励产妇1～2 h排空一次膀胱，充盈的膀胱会增加疼痛、影响胎头下降。宫缩有时可能会降低产妇对排尿的敏感度，所以需旁人提醒。

● 确保产妇摄入足够的液体，但不能过量。在感觉口渴时口服液体是一种安全、简便的方法，可以饮用果汁、茶、水等。大量研究表明：目前没有证据说明产妇在分娩过程中饮水有危害，除非饮水过量

（在8~10 h的分娩过程中饮水超过2.5 L，或每小时多于300 mL）[38]。产妇饮用过量的水或过多的静脉输液可能导致低钠血症或使第二产程延长。没有证据表明，产妇需要静脉输液以防止脱水[39]。不能因害怕全身麻醉吸入胃内容物而限制那些低风险产妇进食和液体摄入[14, 40, 43]。然而，在北美和英国的一些医院，即使对于健康的产妇仍规定要限制饮食及饮水，而给予静脉补液。美国的一份2006年的调查报告显示：80%的产妇在分娩时有过静脉输液[8]。在这些常规改变前，要确保不能因饮水过量或过快静脉输液导致水中毒。如果产妇根据口渴而饮水，则会避免水分摄入过少或过多[38]。

●鼓励产妇尝试不同的运动和体位使自己感觉舒适，这样能促进产程进展[44-45]。

●鼓励产妇放松随意肌如臀部、盆底、大腿、腹部和腰骶部等部位的肌肉。

为什么强调产妇体位

在晚期妊娠，激素水平的变化能够松弛骨盆关节的韧带和软骨，使得骶髂关节和耻骨联合有更大的活动度[46-48]，骨盆的活动度能够使骨盆的形状和大小产生细微的改变，这将促使第一产程胎头以最佳位置入盆以及第二产程胎头的俯屈，胎儿内旋转、下降。

产妇改变体位可对以下方面产生有利的影响：

（1）骨盆关节的调整使骨盆塑形和容量增加[46-48]。

（2）增加宫缩的频率、持续时间、强度[44-45]。

（3）"调整角度"（图2.4），即调整胎轴与骨盆轴间角度有利于胎儿下降[49]。

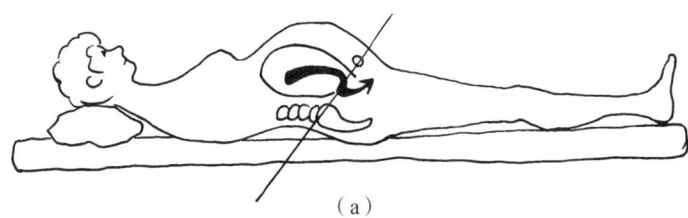

（a）

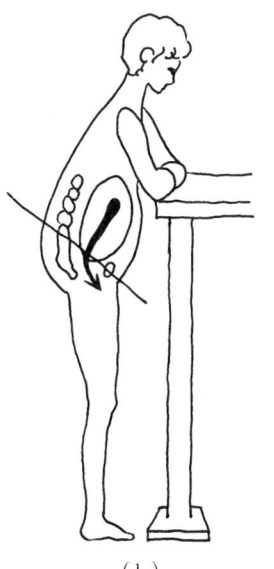

（b）

（a）仰卧；（b）直立（根据芬威克和辛金改编）[49]

图2.4　调整角度

（4）重力作用[44-45]。

（5）胎儿的供氧量[44]。

产程中，频繁的体位变化促使胎儿与产妇骨盆之间相互适应［有助于解决枕后位（OP）、头盆不称、胎位不正］。常有产妇诉说当胎儿与骨盆更好地适应时，疼痛会减轻，这也是另外一个好处。持续运动（骨盆摆动、摇摆、行走）使得骨盆各骨骼之间的位置关系以及骨盆的形状发生持续性的变化，这样将有助于胎儿进入更佳的位置。无论机理是什么，随机实验的荟萃分析发现：随机标记为直立或行走的产妇第一产程时间会略缩短[50]。此外，自由活动与躺着的产妇相比，也并未见造成危害的报道，至少对于这些产妇来说，她们更愿意多活动。

没有一种体位对于任何情况或任何时间都是最合适的。因此，必须鼓励产妇运动，尝试更多的体位，不能在长时间没有明显产程进展的情况下保持一种体位。

这本书包含了能够在特定场合起作用的多种产妇体位和运动的描述。在第九章中的产程处理技术汇总有对每一种体位和运动的详细描述。

怎样监护活动产妇的胎心

产妇活动与持续胎心电子监护（EFM）常相互矛盾，因为EFM要求产妇采取半卧位。有许多方法可解决此矛盾，其一是中止持续EFM，因为事实上EFM对低危产妇及胎儿并没有必要，相反却增加了一定风险[51]。多年来，持续EFM被认为能够改善新生儿预后，但是众多科学实验却无法证实这个结论。事实上，这些实验发现持续EFM有一些弊端，例如增加了剖宫产率及器械助产率，没有改善低危产妇（和未使用催产素的产妇）的新生儿结局[14, 51]。

胎心听诊

20世纪80年代末至90年代初，这些实验的发现促使美国妇产科学会、加拿大妇产科医师协会（Society of Obstetricians and Gynecologists Canada，SOGC）、英国皇家妇产科医师学院（Royal College of Obstetricians and Gynecologists）等由产科医生构成的专业组织支持和推荐对健康妊娠的低危产妇间断听取胎心[52-54]。这些组织提出类似的方案并且制定了使用持续EFM和/或胎儿头皮血采样的严格指征。SOGC确信间断听诊更适用于正常分娩。

需要EFM时如何选择及保持产妇活动

虽然认可间断听诊的建议，即使是针对低危产妇，EFM的使用也覆盖了美国、英国和加拿大的大部分医院。许多受过解读电子监护图训练的医生、护士、助产士依旧对听诊不熟练。大多数时候，护士或助产士会在政策或医生要求持续EFM的机构工作，尽管有知情同意及选择权，产妇也没有发言权。同时，仍然有高危的情况需要进行持续EFM。在这些情况下，依然可以在进行持续EFM的过程中鼓励产妇活动。

持续EFM

持续EFM时，产妇无需维持单一的体位或者卧床，她可以侧卧、坐立、跪着躯体前倾、下床、坐在椅子上摇摆、站着、伏在床上或分娩球上摇摆，甚至在有监护的情况下与搭档"慢舞"（图2.5）、半蹲或坐在浴缸里（第九章描述了许多此类技巧）。

第二章

即使胎心率在固定的体位下很容易监测，但也不需为记录胎心率要求产妇长时间维持某种体位。产妇的监护人或者一件合适的服装都能使探头维持在合适的位置（图2.6），也可将毛巾放在探头和绑带之间（图2.7），这样在产妇采取站立、手膝卧位以及其他姿势的时候，探头都不会移位。内监护头皮电极有在产妇翻滚、跪、坐、蹲下（图2.8）都不会移位的优势。

但是，头皮电极与外监护相比有更大的侵入性，需要穿破羊膜，图2.5　EFM过程中慢舞
且更容易促使HIV的母婴传播。因为现代的超声装置可以准确监测胎心率，内监护已经不常用了。

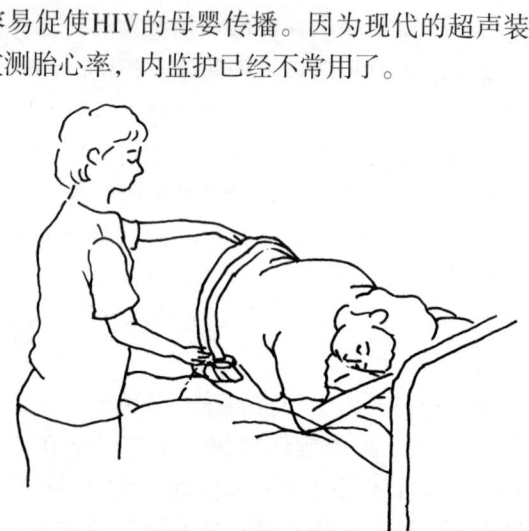

图2.6　伴侣手持探头

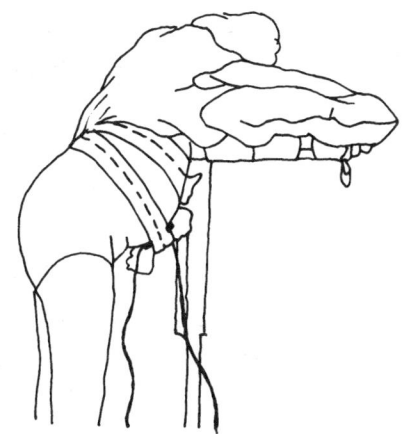

图2.7　垫上毛巾固定探头

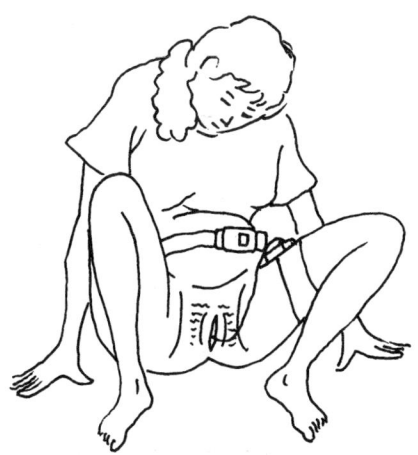

图2.8　放置头皮电极产妇蹲位

当使用宫腔内压力管（IUPC）时，也可以用直立体位进行检测，但是为了压力值的精确性，当产妇变换体位的时候，需要对IUPC进行校准。我们必须知道记录宫腔压力的重要性，当有迫不得已的临床原因时，才能进行宫腔内压力值的监测。

间断性EFM

部分护理人员不信任听诊技术，认为间断性EFM更舒服。间断性EFM只需护士或护理人员在规定的间隙时间将超声探头放在产妇腹部1 min（更多监测技术参阅第三章）。心率曲线打印出来，喜欢实体报告的人更易分析理解，信息的传递也更方便。针对选择在浴缸中度过部分产程的产妇（图2.9），有防水材质的手提式多普勒听诊器可供使用，院外助产的助产士则常用该设备。当医院里没有该设备时，如产妇已进入水中，与EFM相连的超声探头也能用。应与监护仪的制造商及医院工程部确认，确保当传感器电极入水时不会伤及产妇或者损坏监护仪。如果没有防水的多普勒听诊器，产妇则需从水中出来进行间断性监护（图2.10）。

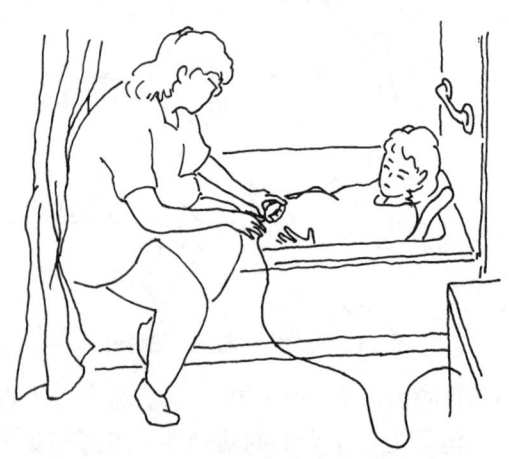

图2.9 利用防水手提式多普勒听诊器监测

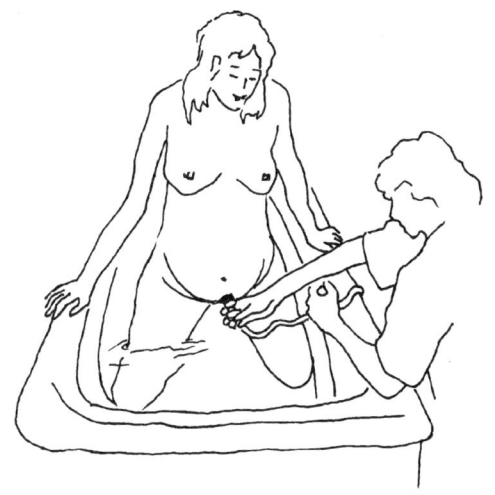

图2.10 在水面外监测

遥控监护EFM

如果产妇必须进行持续监护，且分娩设备中有EFM的遥控装置，产妇则可在室内外行走、躺在浴缸中或淋浴时接受监护（图2.11至图2.14）。在无线遥控装置中，无线超声探头和宫缩压力探头都嵌入传输装置中，可用松紧带固定在产妇躯干上。所有部件都是防水的，可在浴缸或淋浴时安全使用（如图2.12，图2.13）。老式的无线遥控系统同样由绑带和探头组成，它们与系在产妇颈部、别在衣服上或是绑在浴缸上面的便携式无线发射机相连。使用时，请再次确认监护仪的制造商和医院工程部以确保该装置在水中的安全性。

综合考虑行走[50]和水疗[55]在加速产程进展和减轻疼痛的优势，当需要持续EFM时，遥测技术将成为首选（更

第二章

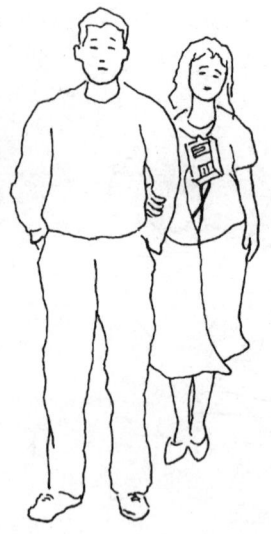

图2.11　步行时遥控监护胎心

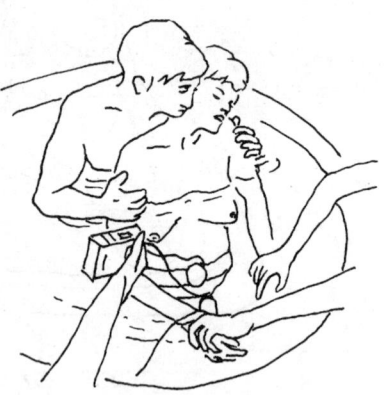

图2.12　盆浴中遥控监护胎心

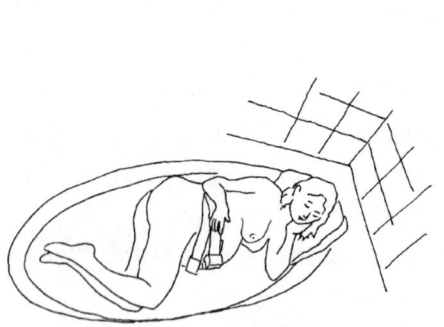

图2.13　浴缸中使用无线遥控监护仪

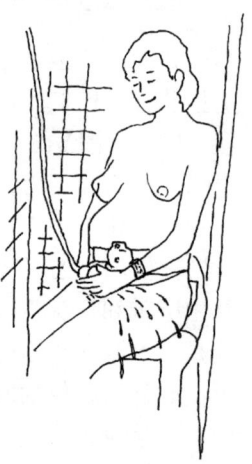

图2.14　淋浴时使用无线
遥控监护仪

多关于运动和步行防止难产的资料请参阅第二章、第五章、第六章、第九章、第十章；更多关于水疗法的资料参阅第十章）。

实行这些方案，是为了避免进行EFM时而要求产妇固定体位或仰卧位所带来的弊端，包括持续性OP、无效宫缩、仰卧位低血压（如果产妇持续仰卧）、过度疼痛[45]。

诱发更强宫缩的技巧

以下技术能诱发更强的或更频繁的宫缩。

● 水合作用。确保产妇不脱水[22]或水中毒[38]（关于水合作用的讨论参阅第二章、第三章、第五章）。

● 运动和体位。如果产程进展慢，让产妇行走30 min，频繁变换体位（约每30 min），避免仰卧位。

● 带有安抚性的接触。例如抚摸、背部按摩、拉着手等，可能促进内源性催产素的生成（图2.15）。

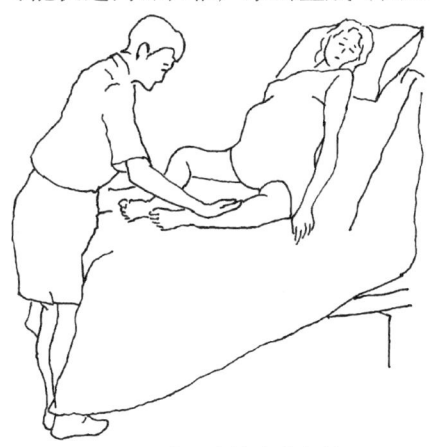

图2.15　陪同者按摩产妇的腿

- 浸入温水中。延缓急产产程时，可让产妇进入放好水的浴缸中，让水漫过产妇的腹部，持续30 ~ 90 min[55]。
- 乳头刺激。产妇本人或陪同者刺激产妇乳头可刺激宫缩，因为刺激乳头能促进催产素的释放[56]。产妇或陪同者应先刺激一侧乳头，看是否能产生预期的效果，如果不能，则需刺激双侧乳头。此时宫缩持续时间显著延长，强度明显增加，因此在宫缩持续时间及强度超过胎儿的最佳耐受时应停止刺激乳头（更多讨论参阅第二章、第五章、第八章）。
- 穴位按压。此法有时能加强宫缩，尽管这需要训练有素的专业人员进行（更多相关信息参阅第十章）。部分助产士曾接受过针灸助产的培训（更多利用针灸加速产程的信息参阅第八章）。
- 毛巾热敷或温水瓶热敷宫底能增强宫缩（更多关于热力的运用参阅第十章）。

结论

此章节阐述了多种预防难产的方法，特别强调降低产妇心理压力，促进生理性措施，维持产程进展，鼓励产妇运动及变换体位。

参 考 文 献

[1] World Health Organization. （1996）. Care in Normal Birth: A Practical Guide. In Safe Motherhood. Geneva, Author, pp 1–7.

[2] Society of Obstetricians & Gynecologists of Canada, Association of Women's Health, Obstetric and Neonatal Nursing of Canada, Canadian Association of Midwives, College of Family Physicians of Canada, Society of Rural Physicians of Canada. (2008). Joint policy statement on normal childbirth. J Obstet Gynaecol Can 30: 1163-1165.

[3] UK Maternity Care Working Party including the Royal College of Midwives, Royal College of Obstetricians & Gynecologists, and National Childbirthtrust. (2007). Making normal birth a reality: Consensus state ment from the Maternity Care Working Party. Accessed May 25, 2009, from htrp: //www, rcmnormalbir th. org. uk.

[4] Amis D, Shilling T, Greene J, et al. (2009). Healthy Birth Practices. Washington, DC, Lamaze Institute for Normal Birth.

[5] Declercq E, Sakala C, Corry MP, et al. (2006). Listening to Mothers, II: Report of the Second National U. S. Survey of Women's Childbearing Experiences. New York, Childbirth Connection.

[6] Coalition for the Improvement of Maternity Services. (2007). Evidence basis for the ten steps of Mother-Friendly Care. J Perinatal Educ 165: 1-96.

[7] Gould D. Normal labour: A concept analysis. (2000). J Adv Nurs 31: 418-427.

[8] Chalmers B, Porter R. (2001). Assessing effective care in normal labor: The Bologna Score. Birth 28: 79-83.

[9] Sandon-Bojo AK, Kvist LG. (2008). Care in labor: A Swedish survey using the Bologna Score. Birth 35: 321-328.

[10] American College of Nurse Midwives, Division of Research, Optimality Index Work Group. (2009). The Optimality Index-US User Guidelinesand Toolkit. http: //www. acnm. org/dor_optimality_index. cfm.

[11] American College of Nurse Midwives, Division of Research, OptimalityIndex Work Group. (2009). Measuring outcomes of midwifery care: The Optimality Index—US. http: //www. acnm. org/dor_optimality_index. cfm.

[12] Kennedy HP. (2006). A concept analysis of optimality in perinatal health. J Obstet Gynecol Neonat Nuts 35: 763-769.

[13] Friedman E. (1978). Labor: Clinical Evaluation and Management, 2nd edition. New York, Appleton-Century-Crofts.

[14] Enkin M, Keirse M, Neilson J, et al. (2000). Monitoring the progress of labour. In A Guide to Effective Care in Pregnancy and Childbirth, 3rd edition. Oxford, UK, Oxford University Press.

[15] O'Driscoll K, Meagher D, Boylan D. (1993). Active Management of Labour, 3rd edition. London, Mosby.

[16] Zhang J, Troendle J, Yancey M. (2002). Reassessing the labor curve in nulliparous women. Am J Obstet Gynecol 187: 824-828.

[17] Albers L, Schiff M, Gorwoda J. (1996). The length of active labor in normal pregnancies. Obstet Gynecol 87: 355-359.

[18] Albers L. (1999). The duration of labor in healthy women. J Perinatol 19: 114-119.

[19] Cunningham F, Leveno K, Bloom S, et al. (editors). (2010). Williams Obstetrics, 23rd edition. New York, McGraw-Hill: 468.

[20] Hodnett E. （2002）. Pain and women's satisfaction with the experience ot childbirth：A systematic review. Am J Obstet Gynecol 186：160-172.

[21] Buckley S. （2008）. Gentle Birth，Gentle Mothering：A Physician's Guide，to Natural Childbirth and Gentle Early Parenting Choices. Berkeley，CA. Celestial Arts.

[22] Odent M. （1999）. The Scientification of Love. London，Free Association Books.

[23] Uvnas-Moberg K. （2003）. The Oxytocin Factor：Tapping the Hormone of Calm，Love and Healing. Cambridge，MA，Da Capo Press.

[24] Odent M. （1987）. The fetus ejection reflex. Birth 14：104-105.

[25] Taylor S. （2002）. The Tending Instinct：Women，Men，and the Biology of Our Relationships. New York，Times Books.

[26] Odent M. （1984）. Birth Reborn：How Childbirth Can Be What Women Want It to Be—and How Mothers and Babies Both Benefit. New York，Pantheon Books.

[27] Lederman RP，Lederman E，Work BA，et al. （1981）. Relationship of psychological factors in pregnancy to progress in labor. Nursing Res 25：94-98.

[28] Lederman E，Lederman RP，Work BA，et al. （1981）. Maternal psychologi-cal and physiologic correlates of fetal-newborn health status. Am J Obstetr Gynecol 139：956-960.

[29] Newton N. （1987）. The fetus ejection reflex revisited. Birth 14（2）：106-108.

[30] Creedy D，Shochet I，Horsfall J. （2000）. Childbirth and the

development of acute trauma symptoms: Incidence and contributing factors. Birth 27: 104–111.

[31] Soet J, Brack G, Dilorio C. (2003). Prevalence and predictors of women's experience of psychological trauma during childbirth. Birth 30: 36–46.

[32] Czarnocka J, Slade P. (2000). Prevalence and predictors of post–traumaticstress symptoms following childbirth. Br J Clin Psychol 39: 35–51.

[33] Beck C. (2004). Post–traumatic stress disorder due to childbirth: The aftermath. Nurs Res 53: 216–224.

[34] Royal College of Midwives (RCM). (2008). Birth environment. In Evidence–Based Guidelines for Midwifery–Led Care in Labour. London, Author, 2.

[35] Hodnett E, Stremler R, Weston J, et al. (2009). Reconceptualizing the hospital labor room: The PLACE (Pregnant and Laboring in an Ambient Clinical Environment) Pilot Trial. Birth 36: 159–166.

[36] Fahey K, Foureur M, Hastis C (editors). (2008). Birth Territory and Midwifery Guardianship: Theory for Practice, Education, and Research. London, Butterworth Heinemann (Elsevier), Books for Midwives, UK.

[37] Simkin P, Whalley J, Keppler A, et al. (2010). Pregnancy, Childbirth, arid the Newborn: The Complete Guide (5th edition). Minnetonka, MN, Mead0wbrook Press.

[38] Moen V, Brudin L, Rundgren M, et al. (2009). Hyponatremia complicating labour—Rare or unrecognised? A prospective observational study. BJOG 116: 552–561.

[39] Singata M, Tranmer J, Gyte GML. (2010). Restricting oral fluid and food intake during labour. Cochrane Database Syst Rev (1) CD003930. doi: 10. 1002/14651858. CD003930. pub2.

[40] Sharp DA. (1997). Restriction of oral intake for women in labour. Br J Midwif 5 (7): 408-412.

[41] The CNM Data Group. (1999). Clinical bulletin: Intrapartum nutrition. J Nurs-Midwif 44 (3): 129-134.

[42] Berry H. (1997). Feast or famine? Oral intake during labour: Current evidence and practice. Br J Midwif 5 (7): 413-417.

[43] Sleutel M, Golden S. (1999). Fasting in labor: relic or requirement. J Obstet Gynecol Neonatal Nursing 28: 507-512.

[44] Roberts J. (1989). Maternal positions during the first stage of labour. In Chalmers I, Enkin M, Keirse M (editors). Effective Care in Pregnancy and Childbirth, vol. 2. Oxford, Oxford University Press.

[45] Simkin P, O'Hara M. (2002). Nonpharmacologic relief of pain during labor: Systematic reviews of five methods. Am J Obstet Gynecol 186: S131-S159.

[46] Russell JGB. (1969). Moulding of the pelvic outlet. J Obstet Gynaecol Br Commonw 76: 817-820.

[47] Michel S, Rake A, Treiber K, et al. (2002). MR obstetric pelvimetry: Effect of birthing position on pelvic bony dimensions. AJR Am J Roentgenol 179: 1063-1067.

[48] Simkin P. (2003). Maternal positions and pelves revisited. Birth 30: 130-132.

[49] Fenwick L, Simkin P. (1987). Maternal positioning to treat dystocia. Clin Obstet Gynecol 30: 83-89.

[50] Lawrence A, Lewis L, Hofmeyr GJ, et al. (2009). Maternal positions and mobility during first stage labour. Cochrane Database Syst Rev (2) CD003934. doi: 10. 1002/14651858. CD003934. pub2.

[51] Thacker S, Stroup D, Chang M. (2001). Continuous electronic heart rate monitoring for fetal assessment during labor (Cochrane Review). In: The Cochrane Library, Issue 3, 2004. Chichester; UK, John Wiley & Sons, Ltd.

[52] American College of Obstetricians and Gynecologists. (2009). Intrapartum fetal heart rate monitoring: Nomenclature, interpretation, and general management principles. Practice Bulletin No. 106. Obstet Gynecol 144 (1): 191–202. 50 The Labor Progress Handbook.

[53] Liston lq., Sawchuck D, Young D, SOGC Fetal Health Surveillance Consensus Committee. (2007). Fetal health surveillance: Antepartum and intrapartum consensus guideline #197. JOGC 29 (9, suppl 4): s29–s39.

[54] Royal College of Obstetricians and Gynaecologists. (2001). The use of electronic fetal monitoring. The use and interpretation of cardiotocography in intrapartum fetal surveillance. Evidence–Based Clinical Guidelines No. 8. London, RCOG Press.

[55] Cluett E, Burns E. (2009). Immersion in water in labour and birth. Cochrane Database Syst Rev (2): CD000111.

[56] Kavanagh J, Kelly AJ, Thomas J. (2005). Breast stimulation for cervical ripening and induction of labour. Cochrane Database Syst Rev (3) CD003392. do; 10. 1002/14651858. CD003392. pub2.

第三章　产程评估

总结
结论
参考文献

第三章

　　有许多重要的方法评估产程进展是否顺利,以帮助我们做出判断和决策。这些评估提供的信息可指导助产士、医生和护士促进产程进展,防止分娩异常以及一旦发生难产时给予及时合理的处理。在接受培训、指导他人和进行临床实践时必须掌握这些评估技巧,为此本章将陈述原理和应用技巧。

　　读者如果没有经历产科护理、助产等医学专业培训,或者是对孕产妇的健康不承担临床责任者(例如导乐、分娩教育家),则不宜使用手册中的评估技术,因为这是超出他们执业范围的。然而,导乐、分娩教育家在理解这些评估的方法和意义后,可能会发现本章有一定的帮助。

　　本章讨论足月单胎纵产式和头先露产程进展的评估(胎轴与母亲的躯干一致,胎头位于骨盆入口)。

产前评估

胎方位异常

　　难产的主要原因是胎位不正[1],枕后位(OP位)是最常见的原因[1]。

　　需要注意的两个问题是:胎方位是否得到准确的评估? 如果是,是否可以在产前采取一些措施加以纠正?

可以在产前准确判断胎位不正吗？

Simkin[2]回顾性研究了是否产前评估能初步判断产程中OP位。结果认为通过产前评估可以了解胎背的位置和方向，从而可推测胎头位于母体骨盆的方位。

这些评估包括：

（1）观察产妇腹部的轮廓。

（2）通过听诊定位胎心最强搏动点（PMI）。

（3）使用四步触诊法进行腹部触诊。

尽管很多有经验的助产士相信她们使用上述方法判断胎方位，但是无论是产妇腹部轮廓还是PMI用来评估产程中的胎方位都是不可靠的。

表3.1展示了胎方位。胎方位是以胎头枕骨（胎头的后部）与母体骨盆的前、后、左或者右的关系来描述的。

腹部轮廓

当胎儿背部朝向母体的前方时，孕妇的腹部呈圆凸形，脐可能也会突出，如同图3.4所示。这时，母亲会说胎动主要在肚脐的上方，胎背的反面。

表3.1 胎方位——腹部观

图3.1 左枕前（LOA）胎儿枕骨朝母体左前方	
	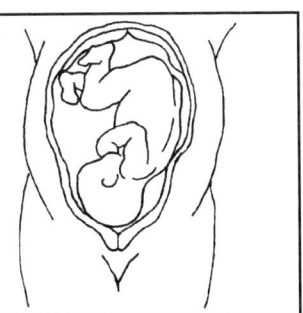

续表

图3.2　右枕后（ROP）胎儿枕骨朝母体右后方	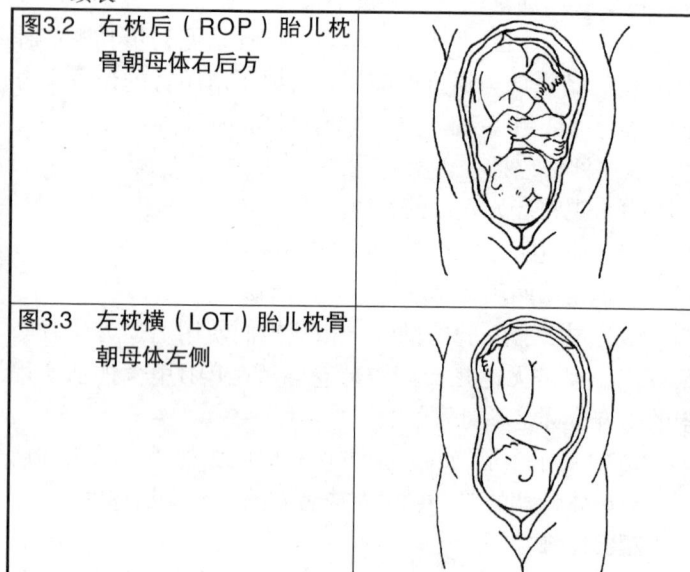
图3.3　左枕横（LOT）胎儿枕骨朝母体左侧	

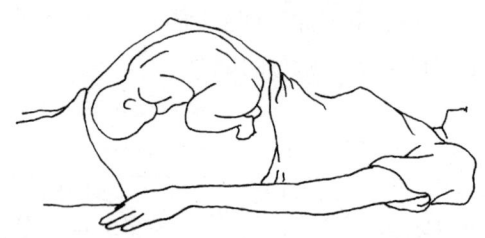

图3.4　胎背朝前、母体腹部外形

当胎背的方向位于更后方（朝向母亲的脊柱），腹部看起来会是凹陷的，特别是按压脐部或脐以下时（图3.5）。孕妇会说她感觉胎动在脐周围或是"任何位置"。这标志着胎儿很可能已经以OP的方位进入孕妇的骨盆（图3.2）。这些表现可能在肥胖的孕妇身上很难看出。

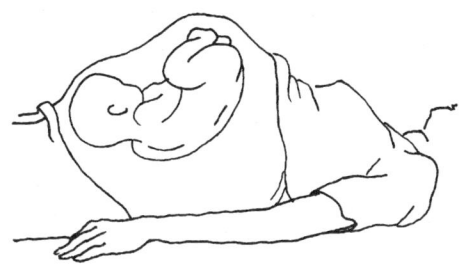

图3.5 胎背朝后

通过听诊定位PMI的位置

大多数近足月的胎儿，最强的胎心音能在胎背听到，接近胎儿肩胛骨或是肩膀的位置。定位PMI有助于判断胎背的方位——胎背是朝前还是朝后。判断胎背位置的最好工具是胎心听诊器（如DeLee–Hillis或Pinard Horn听诊器），可以直接听诊胎心音（图3.6），而多普勒则不能（多普勒是利用超声波处理后的声音，而不是直接心脏瓣膜活动的声音）。

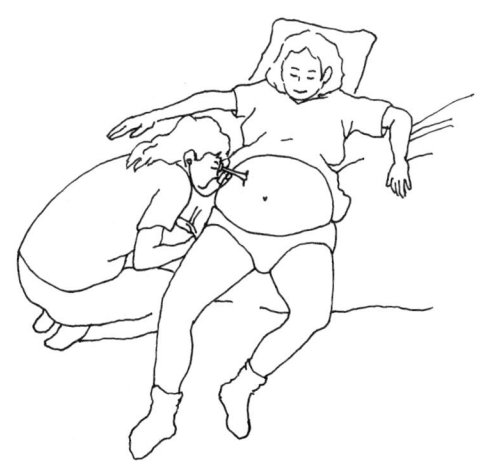

图3.6 用胎心听诊器听诊胎心音

当听诊一个足月头位背部朝向母体前方的胎儿时，在孕妇腹壁（也就是胎背的位置），脐部和中线旁几厘米的范围内最容易听到清晰的胎心音［左枕前（LOA）或右枕前（ROA），图3.7］。当胎背朝向母体的脊柱时，胎心音最强的部位是孕妇腹部的右侧或是左侧［左枕后（LOP）或右枕后（ROP），图3.7］。在

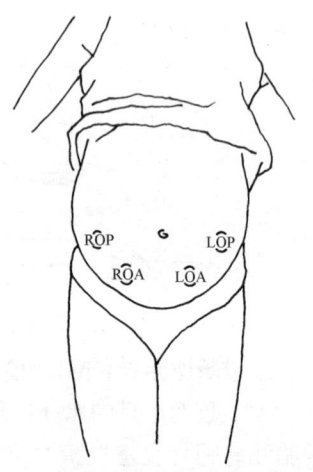

图3.7 胎儿呈ROP、ROA、LOA及LOP位时胎心音的位置

极少数情况下，如果胎背向后仰，头部完全仰伸时（面先露），胎心音可通过胎儿胸部传导，听起来是闷闷的、遥远的，且很难听见[3]。

知道了胎背的位置，就能确定胎头的位置吗？答案是"并不一定"。Peregrine等人[4]发现胎背与母体腹部的位置关系不同于胎头与骨盆的位置。这让我们了解到胎儿可以转动颈部来改变头在骨盆中的位置。

这一发现也支持胎头方向在分娩过程中是可改变的。最新一项在74例产妇产程中的研究[1]，第一产程和第二产程使用超声判断胎儿脊柱与枕骨位置的关系发现：第一产程38例（51.4%）OP位的胎儿中，仅有7例（9.5%）胎儿脊柱是位于后方的；在第二产程23例OP位的胎儿中，16例脊柱位于前方，7例脊柱位于后方。所有这些脊柱位于前方者，分娩时都是以枕前位娩出。只有1例脊柱位于后方者是

以枕前位分娩的，余下的6例是以OP位分娩。有61例胎儿第二产程脊柱和枕骨都位于前方者，都是以枕前位（OA）分娩的。更多的有关研究可能有助于证明已知胎背的位置对于产程中判断胎方位的价值。产程中脊柱的方向比枕骨方向判断胎方位更有意义，值得进一步探讨。

应用Leopold's四步触诊法

四步触诊对于准确判断胎方位的价值还没有得到正式的研究证实[5-6]。一项小型的对照研究发现四步触诊法对于判断胎方位的准确性只有68%[5]，另一项对照研究证明改进的技术可以提高准确性[6]。如果有更进一步的研究证明四步触诊能准确判断胎方位，它将成为产程中改善胎方位的有效指导干预措施，并且可以评估其他干预措施是否正确。与此同时，很多助产士会相信她们的能力并依靠该技术促进产程进展，我们迫切希望读者进一步研究评估四步触诊的实用性。

● 当胎背朝前，位于孕妇腹壁的侧面，（左或右）触诊时会感觉此侧光滑、平坦，而另一边，肢体（小部分）会很容易感觉到凹凸不平。

● 当胎背位于后方时，可能很难触及光滑平坦的背部，但可能在中线附近触及胎肢。

Leopold's的四步触诊是系统的四步触诊方法，通过触摸子宫来确定胎产式、胎先露、胎方位以及衔接程度。其他的信息，如子宫张力以及评估胎儿体重，同样可以在妊娠晚期或分娩期通过仔细的腹部触诊获得[3]。

技巧

孕妇排空膀胱，仰卧在舒适、坚固的硬板床上，暴露腹部。双膝稍屈曲或垫放枕头使腹部放松。检查者温暖双手，向孕妇解释操作步骤，并要求孕妇反馈触诊带来的不舒服感。通常，操作者站在或跪在检查床的一边——习惯用右手的操作者可以站在孕妇的右手边，习惯用左手的操作者可位于孕妇的左手边。

四个步骤

操作顺序并不是很重要。

（1）第一步触诊（图3.8）帮助确定胎儿的哪一部分是位于子宫底部。检查者面向母体的头端，将双手置于"母体"的子宫底部（上腹部），用平稳而柔和的压力，感受子宫底的高度、形状、大小以及是胎儿哪部分。当胎儿是纵产式并且是头先露时，可以在子宫底部触及胎臀，感觉稍硬、较宽与脊柱相连随脊柱而活动，当头部位于宫底时（臀先露）则相反，胎头比胎臀更硬更圆，用冲击法触诊时有飘浮感；当胎儿为横产式时，在子宫底部既触不到胎头又触不到胎臀。

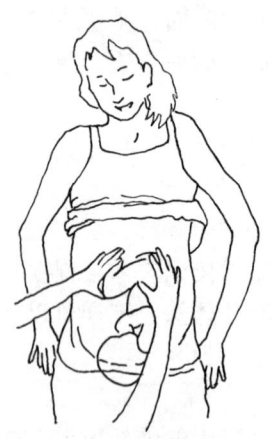

图3.8 四步触诊第一步

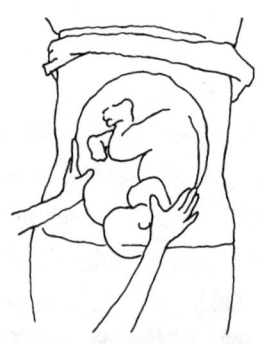

图3.9 四步触诊第二步

（2）第二步触诊（图3.9）有助于明确胎背的位置。检查者仍然面向母体的头端，将手放在母体腹部的两侧。通过双手掌触摸腹部以及变换两手的力度，以判断胎儿背部及四肢在母体腹部的位置。感觉到平坦光滑的为背部，并进一步确定胎背位于母体前方或后方，左侧还是右侧，胎儿小肢体则在母体的另一边（小部件），也可感觉到羊水在胎体旁边流动。当是横产式时，胎头或臀可分别在母体躯干的两侧触及。

四步触诊的最后两步通常用于确认胎先露和胎产式以及评估先露部入盆的程度。

（3）第三步触诊（图3.10）有助于进一步确定胎先露。操作者大拇指和食指分开，一只手触摸或握住子宫底部，另一只手触摸或握住耻骨上方。如果是纵产式，且胎先露是枕骨，检查者可以感觉到大而圆的胎头，如果还未完全衔接则可以推动。如果胎先露是臀，尽管较硬，但比头部要小，且漂浮感不明显。当是横产式时，宫底和子宫下段有空虚感。

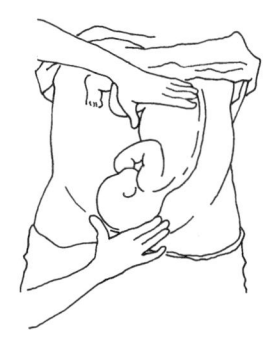

图3.10 四步触诊第三步

（4）第四步触诊（图3.11）进一步确定胎先露是否入盆。检查者面向母体足端，双手分别放置于母体下腹两侧，向骨盆入口及脊柱的方向用力，足月未入盆的胎头浮于骨盆的上方则很容易被触摸到。感

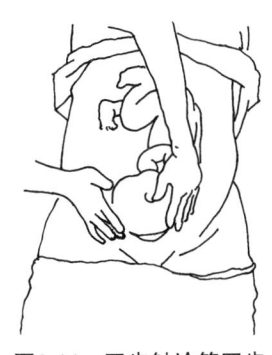

图3.11 四步触诊第四步

第三章

觉是圆圆的、大大的、硬硬的，可以推动的。随着胎头的下降进入骨盆入口，要触及胎头则变得较为困难。当胎头在临产前已完全衔接，外部触诊几乎不可能，需要内诊或是超声确定胎先露。

我们不仅需要通过超声来判断胎方位，还需要通过"低科技"的方法来获得更多的信息。目前，在学者之间存在着较大的分歧，即有经验的医务人员通过视诊、听诊以及触诊是否能帮助确定胎方位。如果这些技巧不被承认，教育、培训和更恰当的应用也就不可能。

尽管准确性还有待提高，但是有个问题值得我们思考，即产前确定的胎方位与产时是否相同？

Simkin发表了两篇关于OP位胎儿能否在产前用手法加以纠正报道，某些小型的研究显示，尽管产前母体改变体位可能将OP位胎儿转成OA位，但没有办法证明这一改变可以维持至整个分娩过程[7-8]。

腹部绘图

腹部绘图是Gail Tully构想的，通过三个步骤结合观察产妇、触诊以及听诊胎心音来判断胎方位。这是一种有效记录胎方位和向产妇解释的方法。助产士、医生以及护士会发现腹部绘图结合四步触诊法非常有益于他们的工作，有利于医生与产妇之间的交流。我们描述了整个步骤，浓缩了Gail Tully的2010版*The Belly Mapping workbook：How kicks and Wiggles Reveal Your Baby's Position.* （《腹部绘图操作手册：如何通过摇晃来显示您宝宝的方位》）的内容。

第一步：画一个圆圈

腹部绘图要假想孕妇腹部有四个象限（"饼图"）并将其画在纸上，如图3.12所示。

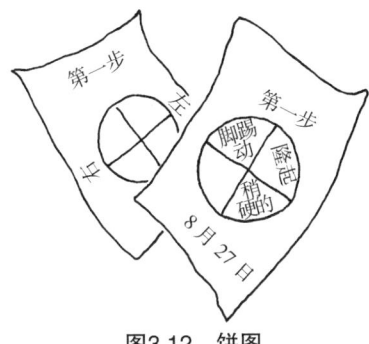

图3.12　饼图

孕妇通常可以提供更多有助于确定胎方位的信息，包括：

● 哪一侧腹部是固定的（如果两边都是）。

● 胎臀或胎头在哪里。

● 感觉哪一边踢得更强烈（胎儿的脚部或是膝部）。

● 感觉哪里有胎儿肢体的活动。

● 觉得哪里有小的移动（上肢、肘部）。

图3.13显示孕妇的经验腹部绘图的表达方式。

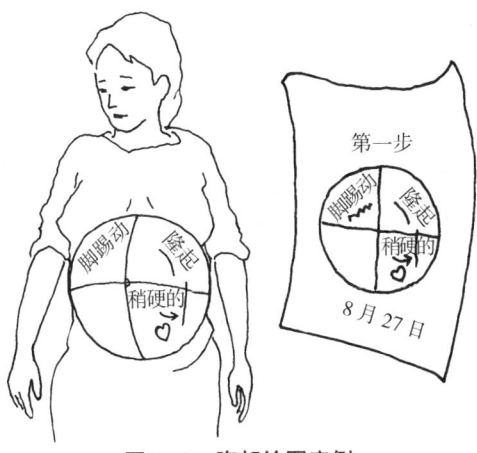

图3.13　腹部绘图实例

助产士、医生、护士使用临床技能（四步触诊法、听诊，并结合超声）来确定或是为孕妇提供有关胎方位的客观信息，并在腹部绘图上详细地标记所有这些信息（"♡"提示听诊器所听到的胎心音位置，因为多普勒超声探查仪可在远离胎心音起源处探查到胎心音，所以不能在此应用）。

第二步：宝宝形象化

将所有的信息集中在一起，操作者可以得到一个很好的胎儿在子宫内的画面。当确定胎方位时，操作者用无毒的笔在母体腹壁上画出胎儿在母体内的大概轮廓，这样孕妇可以间接地想象宝宝的位置。操作者还可以把一个玩具娃娃放在孕妇的腹壁上，更形象地向孕妇演示她的宝宝的方位（图3.14）。

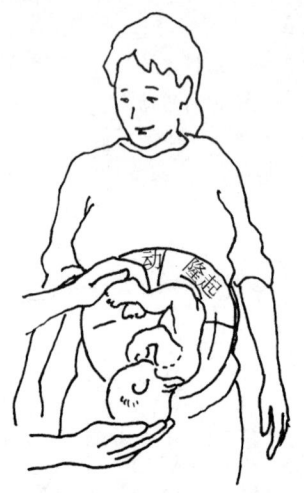

图3.14　使用玩具娃娃解释胎方位

第三步：方位的名称

孕妇和她的护理人员会得到一个清晰的胎儿方位的画面，并且可以讨论它。图3.15和图3.16显示了LOA及ROP腹部绘图、透视图以及胎儿在骨盆的位置及它们之间的相关性。

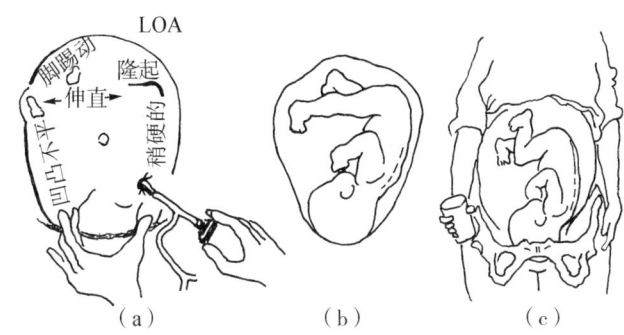

（a）LOA腹部绘图展示产妇的经验及临床工作者的发现；（b）LOA胎儿；（c）已入盆的LOA胎儿

图3.15

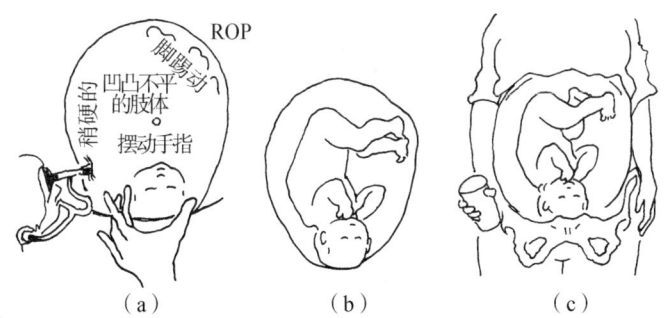

（a）ROP腹部绘图展示产妇的经验及临床工作者的发现；（b）ROP胎儿；（c）已入盆的ROP胎儿

图3.16

　　妊娠晚期发现胎位不正时，孕妇可通过改变体位或运动来纠正胎儿的方位，在妊娠的最后一周、胎头衔接以前进行纠正更容易获得成功。Sutton[9]和Scott[10]设计一种方法，即"最佳胎方位"（OFP），在妊娠晚期和分娩期通过改变母体的体位来促进和维持有利的胎方位，但这种方法的效果还需要进一步的研究。Gail Tully

及Spinning Babies将OFP理念（参阅第四章），再加上其他的如体位、运动和从传统的助产士、物理治疗师、按摩师学到的技巧，以及他们自己的经验应用到产程处理中。参阅第四章了解更多有关重新定位胎儿的信息。

Text and illustrations by Gail Tully, reprinted by permission. Condensed from Tully G. （2010）. *The belly mapping workbook：How kicks and wiggles reveal your baby's position.* Bloomington, MN, Maternity House Publishing. See also www.SpinningBabies. com/baby-positions/belly-mapping.

产前评估的其他方法

估计胎儿体重

尽管大多数孕妇分娩较大胎儿并没有困难[11]，但是巨大儿可能会导致分娩复杂化[12-13]。当胎儿较大时，胎位不正的问题可能更复杂。

足月妊娠预测胎儿体重并不是很准确。宫底高度对于预测胎儿体重并不是很可靠，但可以作为初筛的手段[14]。超声和触诊估计胎儿体重的准确性几乎相同，误差范围±（10%～20%）。触诊的准确性很大程度上是取决于检查者的经验[15-16]，但是巨大儿的预测准确率更低[13]，而且对巨大儿误诊可能会影响对难产的诊断和处理，可能导致剖宫产[17]。完善触诊技能是预测胎儿体重的最好办法。

最好的实践是经常在孕产妇身上练习触诊，估计胎儿体重，并在胎儿出生时验证是否正确。

出生体重预测方程

据Nahum 和Stanislaw[18]阐述的"出生体重方程"可以

预测胎儿体重。根据孕妇的个体特征，预测足月、健康白种人胎儿的体重平均误差 ±8% 以内，优于超声预测。当预测巨大儿时，准确性和超声等同。

总之，因为以下这些问题的存在，预测胎儿体重的价值是值得怀疑的：现有的预测胎儿体重的方法都不可靠；巨大儿的影响是多变的，并且不可能在足月或近足月妊娠时逆转超重儿的体重。尽管如此，当产程进展不顺利时，医护人员在预测胎儿体重的过程中，应当尽可能地把一些可变因素考虑进去，这样将有助于解决难产。

产前宫颈评估

妊娠期间，宫颈是由致密的胶原纤维组成的坚硬的缺乏弹性的管状结构，它有助于保持子宫内容物的安全。分娩过程中宫颈的作用则相反，它必须富有弹性，使其在子宫收缩时能充分扩张并使胎儿娩出。产妇体内的激素变化导致宫颈组织的转变[19]：胶原纤维分解、内口弹性纤维延长、结缔组织的水分增加，使宫颈变软，延伸性更好，富有弹性。这一系列的变化，被称为宫颈成熟，某些分娩异常如早产及妊娠过期，可能是宫颈功能异常即宫颈成熟过早或未完全成熟所致[20-22]，而不是因为子宫功能异常；某些宫颈性难产可能是烧灼、冷冻以及其他手术引起的瘢痕或先天性宫颈异常所致。

1964年，Bishop[23]发表了宫颈成熟度评分法，以评估宫颈的成熟度是否适于引产，包括宫颈扩张度、宫颈管消退程度、硬度、位置以及胎先露高低5个要素，评分6～8分提示宫颈成熟适于引产。近来Bishop评分也广泛应用于临产前宫颈成熟度评分。

医务人员把宫颈评分方法广泛应用于不需要引产的孕

妇的宫颈成熟度评估，他们常在妊娠末期（最后一个月）每周评估一次。这种评估有用吗？足月妊娠孕妇临产前评估宫颈成熟度有助于初步预测产妇潜伏期的长度。许多学者认同[24]，临产前宫颈长（未消退）而坚硬，宫口未开及后位者（尤其初产妇）潜伏期延长发生率高；而宫颈薄而软，部分扩张者分娩活跃期进展快。然而，临产前评估宫颈成熟度预测分娩发动的时间及活跃期异常的价值还未得到证实。

事先告知孕妇她的宫颈薄而软、前位已扩张2 cm很可能明后天会临产，或告诉孕妇宫颈未消、未开可能要下一周才临产，然而由于妊娠晚期宫颈评分预测何时临产及产程进展情况的不准确可能引起产妇不必要的紧张，因此临产前的评估宫颈条件应结合孕妇提供的其他信息和意愿，不一定作为常规。

宫颈成熟度评分在病理妊娠及分娩（如早产、妊娠过期）的病因方面的作用还有待进一步研究。

产程中的评估

整体评估产程的进展是非常重要的，必须结合与分娩相关的多种复杂因素及其相互关系，以及患者的参与度。评估内容如下：

- 胎方位，胎姿势（胎头是否俯屈，颏部是否贴近胸壁），胎先露高低。
- 宫颈随时间变化程度（宫颈条件）。
- 宫缩质量。
- 产妇状态。

● 胎儿状态。

胎方位、胎姿势和胎先露下降程度

产程中主要通过阴道检查进行评估。重复阴道检查可动态观察宫颈变化。

阴道检查：指征和时机

在产程中，每一个产妇的评估都应当个体化，而不是按照预订的间隔时间或方案。阴道检查是为了掌握宫颈、胎先露及产程进展的情况，因为是侵入性操作，检查之前应当向产妇解释，相互沟通，获得同意。

● 产程开始时，通过阴道检查了解产妇及胎儿的基本情况，以更好评估后期产程进展程度。

● 活跃期超过3 h，分娩没有明显进展（宫缩持续时间、频率、强度无变化），或者产妇没有其他产程进展的表现（产妇的反应、自发屏气用力的感觉等），必须通过检查决定是否采取加速产程进展的措施。

● 采取干预措施一定时间后（例如爬楼梯加速胎头旋转或者池浴一段时间后），评估是否达到了预期的效果。

● 产妇在产程中要求对其产程进展进行评估，或对分娩信心不足，或希望药物镇痛。

● 产妇自发屏气用力一段相当长时间，没有胎头下降的迹象。

● 胎心监护描图（胎心变化）不理想或是阴道流血。

● 当需要进行内监护时（胎儿头皮固定电极或宫腔内

压力测量）。

产时阴道检查

准备工作

理想状态下，检查者在进行临床评估的同时，还需要留意产妇的情感需求和其他信息。在产程中进行阴道检查时需要牢记以下几点原则。

首先，尽量和产妇坐在一起，观察她对分娩的态度和反应：

- 宫缩的频率、持续时间、强度。
- 产妇是如何应对的（参阅第二章）？
- 产妇是否在宫缩或宫缩间隙期活动？
- 产妇呈何种体位？

当完成以上基本的观察后，检查者应当询问产妇是否同意进行阴道检查评估产程进展。有一些产妇愿意接受检查，但另一些可能还没有做好充足的准备。向产妇解释阴道检查的必要性非常重要，不应该在没有得到产妇允许时进行该检查。

请产妇在检查前排空膀胱，然后仰卧于坚硬舒适的床上，枕头最好不要超过一个，见图3.17（a）。检查者应支撑产妇的下肢，使之屈曲并分开，产妇的脚掌踏在床上。如果产妇觉得仰卧位不适，可以改为半俯卧位，将一个枕头置于一侧髋部，检查者帮助产妇分开双腿，屈曲上面这条腿的膝及髋关节［图3-17（b）］。一些有经验的检查者可在其他体位对产妇进行阴道检查（俯卧位、立位、坐位、蹲位），评估胎先露高度及宫颈扩张程度。然而这些体位使检查者较难获得其他更详细的信息，如胎先露的方位。当需要更详细的信息时，最好请产妇平躺而不是重复进行阴道检查。

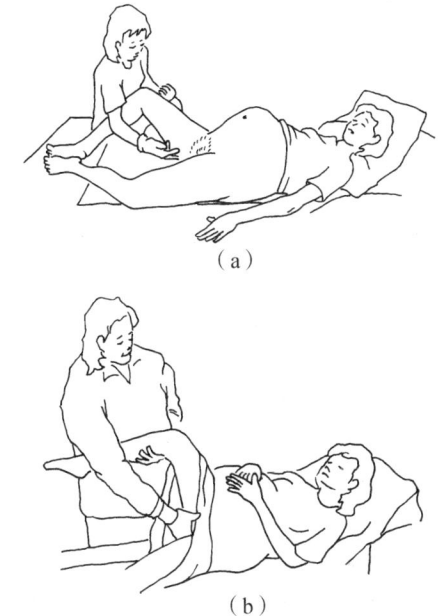

（a）仰卧位行阴道检查；（b）侧卧位行阴道检查

图3.17　阴道检查时母体体位

　　当产妇同意检查后需向产妇解释检查步骤，在产妇要求停止时应适时停止，并询问是否有任何不适。检查者为获得必要信息，让产妇在检查中放松非常重要。当然，检查的质量也很重要，良好的操作是既能让产妇获得满意的情感支持又能获得必要的信息。有的产妇因经历过令人恐怖的阴道检查，可能不能够忍受再次检查，特别是由不熟悉操作或者不考虑她们感受的操作者进行时。通常，既往经历过创伤（如性虐待、性暴力或不适的阴道检查）的产妇为了再次检查，她们需要检查者拥有耐心、细心和对产妇的理解，同时还需要对是否检查、何时检查、由谁检查和怎样检查进行详细的了解[25]。

阴道检查和其他评估步骤

● 检查者清洗并温暖双手，首先轻巧地进行四步触诊。

○ 定位胎心听诊的位置（胎背朝向母体腹壁，靠脊柱，参阅本章产前检查的方法）。

○ 评估胎儿体重（用触诊及参考既往资料）（胎儿娩出后直接称体重是证实评估体重正确与否的最好机会）。

○ 在宫缩或宫缩间隙期用手指轻轻触摸宫底，评估宫缩的协调性（张力）（参阅宫缩质量评估）。

○ 评估胎心率及产妇生命体征，为了使这些评估更准确，可给予产妇较长时间免受干扰。

● 然后在得到产妇允许后进行阴道检查，当然如果产妇不同意则暂停。

● 宫缩间隙期，检查者首先将食指轻轻伸入阴道，然后中指将阴道后壁轻轻向后按压（避免压迫尿道口），同时要求产妇放松阴道壁肌肉，如果产妇不合作，阴道肌肉不放松，检查会不舒服，检查的结果也未必可靠。

● 当手指插入阴道3～4 cm深或触及球海绵体肌时，应告知产妇操作者要将手指旋转使手腕朝上，以便更好地评估宫颈、胎先露、阴道及骨盆。

评估宫颈

● 位置：宫颈位置是前位、中位还是后位？当宫颈为后位时，可能会较难触及，以致不能评估宫口扩张。这时，需要检查者使用温柔持续的压力去触及宫口并将其推至前方。同时，可让产妇将拳头置于臀部下方，以帮助骨盆倾斜，使宫颈达到可以触及的位置。

- 软硬度：宫颈组织及宫口是柔软且具有延展性的，还是坚硬的？随着产程进展，宫颈应当更加柔软和更加具有延展性。若宫颈厚且僵硬，是异常的表现。

- 宫颈管消退：宫颈管的长度是多少？宫颈管至少能容纳一个手指，否则想要客观地测量宫颈管消退程度是非常困难的。因为进入产程前孕妇的宫颈管长度为1~4 cm，宫颈管消退程度最好用宫颈管的长度表示（几厘米或几分之一厘米）[26]，而不是用既往常用的百分数表示。当宫颈管完全消退时宫颈就像纸一样薄。

- 扩张：没有外力影响下宫口扩张程度（用厘米表示）？宫口扩张至6~7 cm都是通过估测的，这需要通过不断地训练，了解手指的大概宽度、手指间的距离和宫口扩张相应的距离。训练需要的工具包括训练专用的模具和一些家用的物品，如瓶口大小不同的瓶子。宫口扩张的最后3 cm（从7 cm至宫口开全）是非常容易评估的，检查者可通过测量宫颈口与宫颈边缘的宽度来估计宫口扩张程度。尽管大家都用"10 cm"来表示宫口开全，但根据胎头的直径，实际测量宫口开全时的宽度为9~12 cm。

- 胎膜：胎膜是否完整？巨大的前羊膜囊可使胎方位的评估非常困难。当没有较大的前羊膜囊时，检查者应学会分辨胎膜已破和未破情况下胎膜与胎头的不同触觉。

罕见的宫颈情况

- 拉链式宫颈：宫颈组织非常薄，宫颈口粘连闭锁。有时，当宫颈管完全消退时，宫缩时可用1~2个手指在宫颈口内来回扩张。当粘连被去除，宫颈口的扩张就像拉链一样，有时可在一次宫缩中扩张1~3 cm，甚至4 cm，但可能会因毛细血管破裂而排出血性分泌物。详细内容参阅第八章。

- 宫颈坚硬：有时宫颈口可能已经扩张一定程度，但宫颈组织仍非常厚且缺乏弹性，没有因宫缩而变化。这可能是由于原发性宫颈机能障碍[20]，也可能因为头盆不称或宫缩时宫颈受压不均衡导致的宫颈水肿。若是前者，宫颈管将不可能变软消失；若是后者，宫颈管可能会在潜伏期和活跃期早期变薄并继续扩张，但在活跃晚期，宫颈管将会继续肿胀。

- 宫颈口不可触及！子宫下段组织变薄，胎头下降情况良好，检查发现宫口似乎开全。有时细心地检查可以发现一个小凹陷，即宫颈口。但作者也曾遇到过一例，虽经多个有经验的检查者检查，仍无法确定宫颈口的位置。

- 前唇持续不消退：这种现象通常出现在宫颈已经回缩到胎头后面（在胎头的两侧和后面都无法触及宫

颈的边缘），但是可以在胎头和耻骨联合之间触及宫颈前唇。通过改变体位、时间和耐心，这个问题一般都能解决。如果宫颈组织延展性好，可能减少人为侵入性的操作，参阅第八章。

胎先露

● 是头位吗？判断胎先露是否为头十分重要，否则可能会漏诊臀先露。当检查者判断先露时没有触及颅缝和囟门，但触及组织软且富有弹性时，容易将平坦的臀位与位置不正的胎头混淆。解决办法就是使用超声技术或无菌窥器检查，如果看到头发即可证实为头位。

● 胎头下降程度？胎头颅骨的最低点和坐骨棘平面的关系（图3.18）？

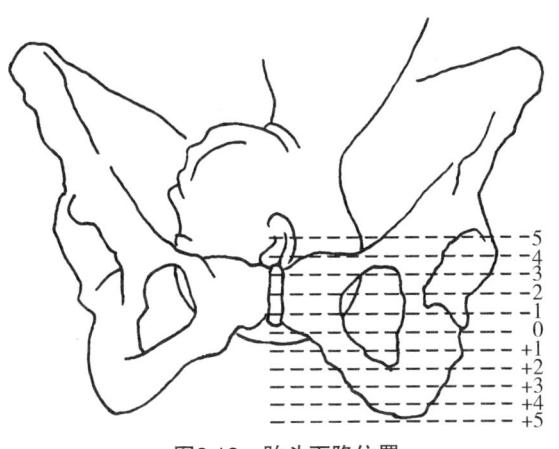

图3.18 胎头下降位置

● 通过阴道检查评估胎头下降程度：

○ 胎头下降程度是以厘米表示，坐骨棘平面是判断胎头下降的标志。胎头颅骨平坐骨棘时，以"0"表述。当胎头未入盆时，临床称之"胎头浮"。

○ 检查者首先确定一侧坐骨棘的大致位置，可用优势手估测孕妇骨盆（习惯用右手的检查者触诊孕妇右侧坐骨棘）。中骨盆正常时，通常坐骨棘较钝，不容易触及，因此要多练习。找到一侧骶棘韧带后用两个手指从中间向骨盆侧壁触及该韧带的起点，即可找到坐骨棘（图3.19）。由于阴部神经分布于该处，在检查时产妇有麻木的感觉。

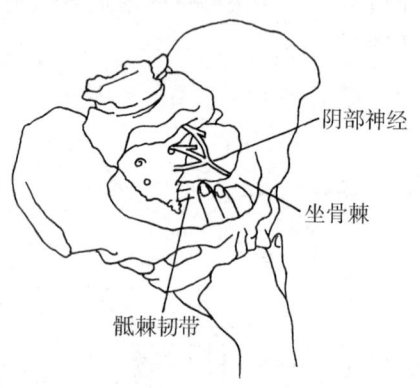

阴部神经

坐骨棘

骶棘韧带

图3.19 寻找骶棘韧带

○ 然后检查者将坐骨棘平面与胎头颅骨最低点比较，检查过程中需要足够的压力感受骨性结构，避免因胎头的软组织过多而使胎头位置估计偏低。

- 通过腹部触诊判断胎头高低：

根据WHO，"产瘤形成较大，胎头明显变形时，腹部触诊评估比阴道检查评估更好"[27]。通过腹部触诊，有经验的检查者可以：

　○ 以侵入性小的方式评估胎头下降程度。

　○ 避免在胎膜已破的情况下，阴道检查所带来的感染风险。

　○ 当需要做出更准确的评估以决定更安全的分娩方式时，如剖宫产、阴道手术助产或继续观察等待，腹部触诊可做出更准确的评估。

- 使用腹部触诊评估胎头下降位置，检查者设想将胎头分成五部分，每一部分的宽度等于一个手指的宽度。

　○ 当胎头完全在耻骨联合上方时［见图3.20（a）］，胎头可以被5个手指同时触到，称为"5/5可触及"，见图3.20（b）（此时胎头是浮动的）。

　○ 如果胎头在耻骨联合上方仅同时被2个手指触及，称为"2/5可触及"，见图3.20（c）。

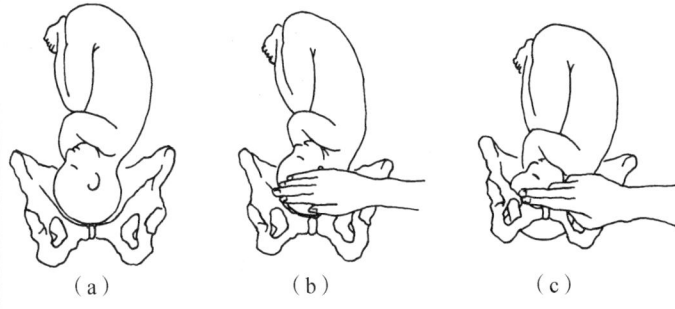

（a）　　　　　　（b）　　　　　　（c）

　（a）胎头在耻骨联合上方；（b）5个手指触及胎头5/5；（c）2个手指触及胎头2/5

图3.20　腹部触诊评估胎头下降情况

　○ 当胎头完全在耻骨联合下方，称为"0/5可触及"。

○ 一个精确性稍差的评估方式是通过估计检查者手指伸入阴道触及胎头的深度，估计胎头下降位置。假设手指长度的平均值：

（1）如果胎头高浮，手指即使完全伸入阴道，也不会触及胎先露［图3.21（a）］。

（2）当胎头在−4～−2的位置，检查者的手完全伸入阴道时，指尖可以触及胎头。

（3）当胎头位置为0时，手指伸入一半时可触及胎头［图3.21（b）］，当胎头更低时，手指将更容易触及胎头［图3.21（c）］。

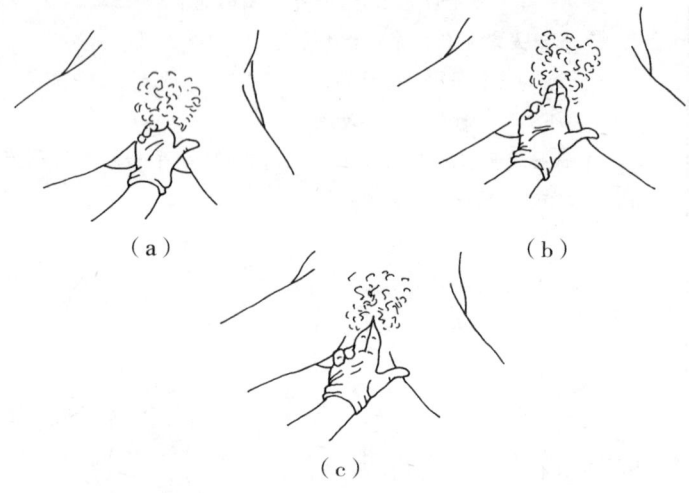

（a）胎头漂浮或位于坐骨棘水平上； （b）胎头平坐骨棘；
（c）胎头在坐骨棘以下

图3.21　经阴道检查评估胎头下降情况

正如其他产程中的内诊，不同的检查者评估胎头位置是不同的，也是不精确的。第二产程进展缓慢通常表现为胎头下降以毫米渐进而不是厘米。当产程进展出现问题，由同一检查者连续进行产程评估是非常重要的。

产妇特别是初产妇活跃期胎头高浮，可能是因为胎位不正或头盆不称（Cephalopelvic Disproportion，CPD）所致。

●评估胎方位：确定胎方位可能是阴道检查最难的一项内容，它通常依靠检查者通过适度扩张的宫口触摸胎头的骨性标志，以确定胎头枕骨与孕妇骨盆的关系。多个研究者比较了B超与指诊胎头颅骨的标志确定胎方位的准确性。其结果为，第一、二产程中指检的准确性低（指检胎方位的准确性定义为与超声检查报告胎方位角度相差<45°）。Simkin[2]在一篇新近综述中总结了发现。

助产士、护士及医生都很难接受指检缺乏明显优势的事实。Simkin建议检查者使用超声技术核实他们的指检结果，并在超声协助下提高他们的指检技术。误判胎方位比不了解胎方位的危险性更大，因为可能导致一系列错误的处理措施。

尽管我们发现阴道指检并不准确，我们仍然把这项技术作为美国助产士学校的教学内容。我们希望那些不接受研究结果的检查者能够在阴道检查时做到耐心和有条不紊，并且对检查结果的正确性保持一种怀疑和开放的心态。他们应该保持对结果的怀疑态度。在他们做出认为正确的处理后，而产程没有进展的时候，能够不断尝试新的方法。

阴道指检评估胎方位的步骤：

○ 首先找到最容易找到的骨性标志——矢状缝。产程早期，胎头在骨盆入口呈不均倾是正常的，但是在大多数正常胎位的情况下，随着产程进展，大约在胎头进入中骨盆时，胎头矢状缝通常均位于骨盆的左斜径或右斜径上（图3.22），也可能在横径上。第二产程内旋转时，它将旋转45°～90°位于骨盆前后径上。如果矢状缝在耻骨弓下方触及，可能说明头盆倾度不均（图3.23）。如果不能触及矢状缝，通常提示明显的头盆倾度不均，通常为后不均倾（后顶骨靠近母体的背部），矢状缝嵌在耻骨联合下方重叠。

○ 然后，沿着矢状缝评估囟门。后囟偏小，呈三角形。它由三条骨缝组成，但并不真的像一个三角形。前囟较大，有四个角呈菱形（像钻石一样）。见表3.2。

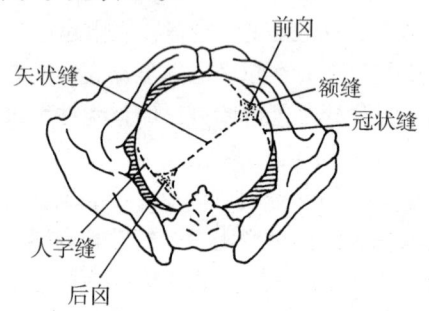

图3.22　OP位胎头骨性标志

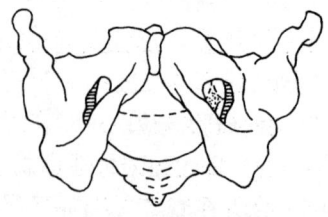

图3.23　枕横位不均倾

表3.2　胎方位的经阴道及骨盆前面观视图

胎方位	经阴道	骨盆前面观

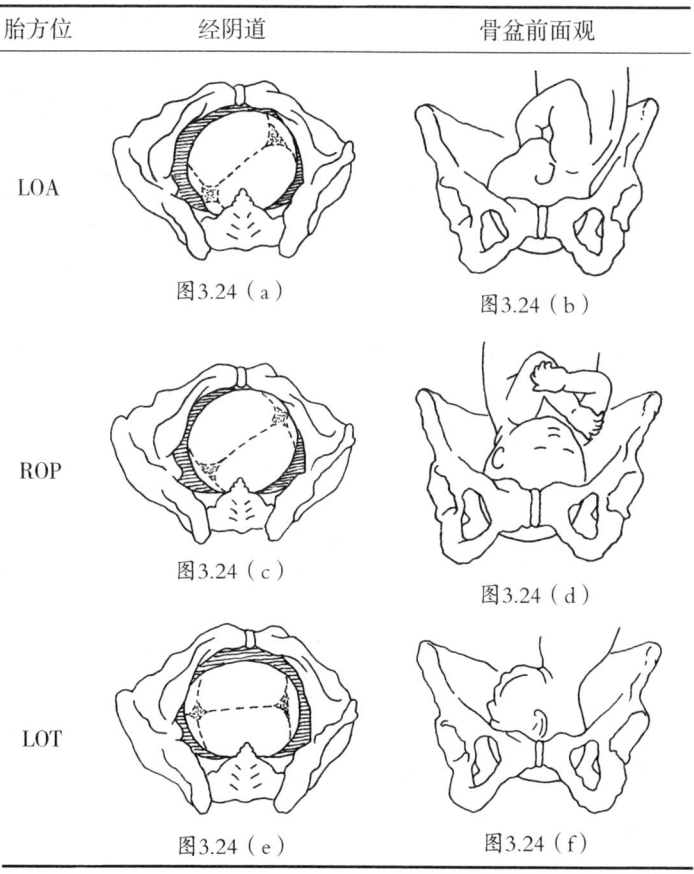

LOA

图3.24（a）

图3.24（b）

ROP

图3.24（c）

图3.24（d）

LOT

图3.24（e）

图3.24（f）

○ 即使囟门不能被精确地定位，检查者仍可以经常
发现胎位不正。注意胎头与骨盆之间的相称程度
非常重要，当胎方位不正时胎头将不会完全与骨
盆相称。检查时可能感觉胎头紧紧地卡在前骨盆

腔，而后骨盆空虚，就像坐在耻骨联合上一样（图3.25）。

产程中阴道指检胎方位的精确性如何呢？Simkin回顾了一些关于对比B超和阴道指检胎方位的研究，认为阴道指检基本不能确定

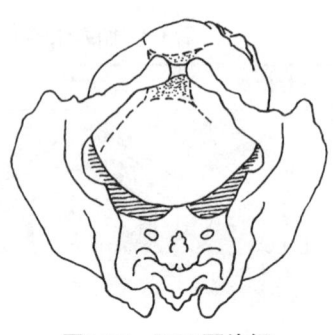

图3.25 ROP不均倾

胎方位，特别是在第一产程[29-31]。在其中的一项研究中发现[29-31]：阴道指检的精确性只有54%。这项研究认为产程中阴道指检在确定胎方位中没有作用[29]，并建议将B超结果作为"金标准"。Liberman[32]等在分娩过程中让有经验的B超医生对产妇进行B超检查，但发现其中10%的检查结果"无法解释"，这就提出了一个新的问题，B超检查是否应该由非B超专家进行更合适？而那些检查者是否应该在阴道指检胎方位方面也是专家呢？如果是的，就能够应用他们的技术进行系统评估，并将这些技术传授给他人，以提高这些廉价的、侵入性低的技术的准确性。最后Liberman认为，尽管B超检查的误诊率为10%，但仍比阴道指检的误诊率低得多。

  ○ 评估胎头俯屈程度：枕前位胎头俯屈良好时，在骨盆左斜径或右倾斜上容易触及后囟但无法触及前囟。当你非常轻松地触到一个巨大的囟门时，胎儿通常是枕后位而且俯屈不良。

胎头变形

胎头变形，是指产程中胎头颅骨重叠，使之更适应于

产道而顺利通过骨盆，胎头变形有利于胎头下降；然而，如果变形过早、过度，可能是难产的征兆[33-34]，评估胎头变形，结合产程进展胎头下降程度，估计胎儿体重及其他可变因素，有助于判断异常分娩，胎头变形可使囟门模糊不清，而颅骨重叠会使颅缝更突出。

评估产瘤

产瘤是指胎儿头皮组织中液体积聚（水肿），是胎头在通过产道的过程中受压所致。通常出现在第二产程胎头下降活跃期，也可能在胎膜已破的第一产程活跃期形成。在胎头位置较高时发现产瘤形成，可能实际是一个漏诊的臀位（软而有弹性）而不是产瘤，当然也可能是枕后位或胎头受压不均。巨大的产瘤使胎方位和胎头下降的评估更加困难，更加不准确。产瘤在骨盆中可能胀大位置低，可实际胎头并未下降。

评估胎头与宫颈的关系

胎头是否很好地贴近宫颈？宫颈感觉像一个"空袖子"？胎头位置异常时可以发现虽然宫颈软且有弹性，但宫缩时胎头的压力并没作用于宫颈，使人感觉胎头衔接不良而不是宫颈"坚硬"。

软产道及骨盆

● 阴道肌肉是软而富有弹性还是紧张且缺乏弹性？

● 是否有明显的骨盆异常（如：骶骨平直，对角结合径短小，坐骨棘突出，耻骨弓狭窄或坚硬，尾骨突出）或者骨盆大致正常（如：没有出现上述异常）？

● 当检查后没有异常情况，会使检查者更加放心。

宫缩质量

● 正常分娩宫缩的特点是间歇性的、不自主的，宫缩的频率、持续时间、强度随产程进展不断增加。如果将一次宫缩表现为一个凸形的曲线，包括三个阶段：上升期，宫缩逐渐增强；峰值期；下降期，宫缩逐渐减弱。

产程中，正常协调的子宫收缩使子宫肌层分为上段和下段，上段变厚肌纤维丰富，下段变薄而富有弹性。子宫的缩复作用使纵行肌纤维变短、宫腔的容积缩小，迫使胎儿下降及娩出。

当产程出现异常时，评估宫缩情况是非常重要的。宫缩差是导致产程异常的主要因素，也可以引起其他的异常，如胎位不正[23]。"子宫拥有思想"描述了这种现象，当胎头未很好衔接时，宫缩会差，这是子宫对这种相对梗阻的反应[35]。

应该评估宫缩的下列特征：

● 频率是指一次宫缩开始到下一次宫缩开始间的时间。检查者通常都是记录两次宫缩开始的时间，如"每隔5 min一次"，但有一些检查者会记录在10 min内宫缩的次数。活跃期中，10 min内的宫缩次数一般为2～5次。当10 min内宫缩的次数超过5次时，视为宫缩过频，应给予更多的关注。因为宫缩过强时，胎盘血流会明显减少，两次宫缩间应至少休息30 s才能保证胎儿充足的氧气。当10 min内的宫缩超过5次时，胎儿可能没有充足的时间恢复。这在自然分娩的过程中非常罕见，但在引产或加强宫缩的产程中要引起注意，特别是运用大剂量米索前列醇时必须考虑到。事实上，只要刺激子宫，都存在这种潜在的风险[36]。

● 持续时间是评估每一次宫缩从开始到结束的时间。在不同的产程时期或者在产程的不同阶段，持续时间都不同。产程早期的宫缩通常只持续20～30 s，但活跃期有60～90 s。

● 间隙时间是通过频率减去持续时间计算得出。例如一个产妇的宫缩每隔3 min一次，每次持续80 s，这说明每次宫缩结束到下一次宫缩开始，都有一段长达100 s的间隙。频率、持续时间、间隙时间都可以通过腹部触诊或者电子监护仪（内监护或外监护仪）检测到。

● 宫缩间隙期的张力是指宫缩间隙期子宫放松程度。一般正常产妇的宫缩间隙期，子宫腔内压力＜15 mmHg。过高的张力是异常的，可能对母胎造成潜在的威胁，导致子宫性难产，胎儿会因胎盘毛细血管灌注不足而导致缺氧及对宫缩的不耐受。请参见下文触诊评估宫缩间隙期子宫张力的方法。

● 强度是指每次宫缩宫腔内压力从静息（间隙）至宫缩峰值张力上升的程度。每次宫缩峰值时，能够使宫口扩张，宫腔内压力高于宫缩间隙期30～50 mmHg。第二产程中宫缩更强，并在第三产程中达到高峰，尽管第三产程的宫缩并不觉得非常痛苦。

尽管触诊即可判断宫缩间隙期的张力和宫缩的强度，但要想精确测量必须使用内监护压力导管。外监护仪监测宫缩间隙期的张力和宫缩的强度是依赖于监护仪探头的位置，所以其准确性还不如有经验的触诊[37]。

当没有使用内监护或外监护仪时，可以使用下列方法评估宫缩：

- 腹部触诊。使用带长秒针的手表，将一只手放在宫底评估宫缩频率、持续时间和间隙时间及宫缩间隙期的张力和宫缩强度。宫缩间隙期，子宫是松软的。宫缩开始时，检查者即可在产妇腹壁触到子宫收缩，足够强的宫缩高峰时，子宫底"硬如木板"。检查者在产妇感到疼痛消失前发现子宫已松弛，这是因为产妇仍然感受到宫颈和子宫下段的神经纤维的刺激。对于经验不足的检查者，可以将触摸宫缩强度的感觉与触摸"鼻子、下颌、额头"的感觉进行对比，如果像"鼻子"说明子宫收缩较弱，像"下颌"说明宫缩中等，像"额头"说明宫缩强。

有时会因产妇腹壁很厚而难以评估宫缩状态，但是在不断的实践中，检查者将掌握在这种情况下评估宫缩的方法。

- 阴道检查。如果检查者怀疑宫缩的强度不足以使宫口扩张，可在宫缩时检查宫口评估宫缩的强度。这种检查比在宫缩间隙进行的宫颈评估更加不适。所以，解释操作并获得产妇的允许是非常重要的。检查者在宫缩前轻轻地将手指伸入产妇阴道，指腹触及宫颈。良好的宫缩开始时，宫颈口扩张延伸，胎头下降，并压迫宫口。如果胎膜未破有前羊膜囊，前羊膜囊会充实饱满并变紧张。如果宫缩不够强，就不可能有上述变化。检查者会因为胎头没有贴近宫颈，而感觉到宫颈像"空袖子"。

● 产妇的感知。因为产妇主观的疼痛感因人而异，运用产妇的主观感觉评估宫缩并不准确。然而，产妇可以告诉检查者宫缩是否随时间在增强，这是活跃期产程的特点。产程异常通常表现为宫缩频率降低，持续时间变短或者强度减弱。

评估产妇状况

经过培训的有经验的临床医生可通过评估产妇分娩时的多项指标，以掌握分娩进展情况，产妇的身体因素及心理因素对产程的影响可以是积极的，也可能是消极的。产程中，产妇的身体因素和心理因素均会影响产程进展。

水分和营养

第二章讨论了分娩过程中脱水的不良反应。产程中需要50～100 kcal/h的能量以维持良好的肌肉收缩功能[38]。既往的研究支持在分娩过程中不限制食物和水分的摄入[39]，有些产妇在分娩过程中自觉摄取足够的热量和营养，但有些仍需要提醒。脱水和热量摄取不足都可能造成产程延长，所以医护人员应重视预防。非酸性的、易于消化的碳水化合物，以及零食和饮料均可食用（肉汤、含电解质的运动饮料、水果、蜂蜜、烤面包等），提供饮料给产妇，并鼓励产妇根据需要来饮用以预防低钠血症（因强迫口服液体导致水分过多可能导致产程延长，见

第五章）和产妇疲惫引起的脱水和热量缺乏。

充足的水分和营养评估包括：

- 尿液：孕妇分娩时应至少每2 h排尿1次，并且颜色澄清；若颜色深黄、浓缩、尿量少均提示液体摄入不足。

- 尿酮：酮体是由于体内在缺乏足够的碳水化合物时，导致储存的脂肪分解代谢引起的酮体积累，通常发生于疲劳状态或禁食的情况下[38]。但分娩时出现酮尿是否表明母体损害仍存在争议[3, 39]。

- 体温：分娩时体温略微上升是正常的，但如果上升超过0.5 ℃（1 ℉）伴产程延长，可能提示脱水的发生。体温显著升高（>38 ℃，100.4 ℉），尤其是存在胎膜早破时，可能提示感染等严重的产时并发症。

- 呕吐：呕吐在分娩时较为常见，然而呕吐时间过长或持续性呕吐可能导致脱水，因此而造成的液体丢失需要口服或静脉输液来补充。

- 排汗引起的脱水：产妇一般在温暖的条件下分娩，尤其是在温暖的水中池浴，需要额外地补充液体。应该提醒产妇饮水以满足需要，每隔1~2次子宫收缩后主动给产妇喝水比询问她们是否要饮水更可取。

- 产妇难受：产妇由于摄入不足可能会感到焦虑、疲惫，严重脱水可加重恶心和呕吐，此时静脉补液是必要的。

生命体征

产程延长时，应在宫缩间隙期定期评估产妇生命体征，在血压升高、脉搏增快、呼吸频率异常时必须予以注意和加以处理。当产妇和胎儿的生命体征正常时，才能做更多的继续观察。

心理状况

关于产程中产妇信心和幸福感的积极作用，以及心理因素导致的分娩异常已有较多报道[40-46]。

分娩时产妇的心理状态和身体状况同样重要，体力不佳导致产程进展异常，心理状态不佳也会导致产程延长或难产。当无明确因素导致产程异常时，应考虑产妇的心理因素。

因此医护人员与产妇的良好沟通能力非常重要。建立互相信任与支持的关系是获得积极良好的沟通的基础，若产前关系已经建立好的，就非常容易沟通，但许多熟练的产时护理人员即使与产妇从未谋面，也能够与产妇迅速建立良好的关系。

减轻分娩时产妇的心理压力是非常重要的，包括创造一个良好的分娩环境，评估产妇的情绪状态，并建立信任关系及良好的沟通。这些内容在本书的第二章和其他地方均有提到。

评估胎儿

大多时候，健康产妇的足月胎儿能够耐受分娩时产程延长及轻度异常分娩。当确保胎儿健康时，医护人员和伴侣可以集中精力应对和解决分娩异常。使用一些幽默的安慰方法（比如"你的宝宝比你更享受这分娩过

第三章

程!"）告诉产妇现在要加油，宝宝现在健康状况良好。

相反，当出现胎心异常的迹象，应注意防止胎儿宫内窘迫。大多数父母都能敏锐地意识到产程中潜在的胎儿异常，尤其当他们特别关注胎儿健康时，都期望从医务人员中得到可靠的信息。

评估胎儿的要素包括胎心率（FHR）、孕周及羊水粪染。

胎心率（FHR）

分娩时的胎儿情况主要表现在胎心率、胎心对宫缩时的反应。因此，临床医生必须依据NICHD（美国国立儿童健康与人类发展研究所）2008年的指南接受培训和继续教育来评估FHR情况[47]。关于使用持续胎心电子监护（CEFM）包括外监护或内监护，间歇性胎心听诊（IA）包括便携多普勒及听诊器，它们的优缺点在第二章进行了总结。

本章概述了CEFM和IA两种方法，这并不是胎儿监护的章节，而是对于那些将使用CEFM和/或一些健康低风险产妇想恢复使用间歇性胎心听诊的一个学习的工具。

家庭或独立的分娩中心一般使用间歇听诊的方法评估胎儿。虽然听诊是检测胎儿健康的一个可靠的方法，但在许多医院，听诊已基本不再使用[14]。然而，如第二章中所述，遥测技术或间断电子胎心监护仪可方便住院分娩妇女的活动。下面详细介绍间歇性胎心听诊技术。

间歇性胎心听诊的适用对象

（1）无内科或产科高危因素的足月妊娠妇女[48]。

（2）未使用催产素和/或硬膜外镇痛等干预措施[48]。

（3）有能熟练掌握间歇听诊方法的医务人员。

怎样进行间歇性胎心听诊

使用手持式多普勒听诊仪或胎心听诊器。多普勒是通过传感器探测到胎儿心脏瓣膜活动后，将其转换成声音间接反映胎心搏动。特殊设计的胎心听诊器是通过听诊者颅骨的骨传导将胎心搏动的微弱声音传输至听诊者耳中，它比多普勒的使用需要更多练习。

多普勒的优点：

（1）适用于各种体位的产妇。

（2）宫缩时也可听到。

（3）家属及其他人均可听到胎心。

（4）不需要向产妇腹部加压而使产妇更舒适。

（5）可以用于水中分娩（需要特殊防水探头）。

（6）一些研究表明与胎心听诊器相比可改善新生儿结局[48]。

胎心听诊器的优点：

（1）反映胎心真实的声音，检测胎心率、心律失常，避免人为的杂音或母体胎盘杂音及血管音的干扰。

（2）无额外的超声波照射。

（3）不需使用电池、无机械零件故障。

（4）可帮助验证胎儿位置。

以下是来自于美国护士–助产士学院[49]、妇女健康协会、产科与新生儿护理协会[50]、加拿大妇产科协会[51]共同出版的指南，这些机构会周期性更新指南[51]。

IA的一般原则

听诊频率：分娩潜伏期。关于听诊频率的论证较少，不过谨慎的做法是潜伏期大约每小时听诊1次[48]。活跃期的第一阶段，应每隔15～30 min听诊1次[49, 51]，活跃晚期及第二产程每隔5 min听诊1次[49, 51]。如果发现胎心异常，应该进行更频繁的听诊。

听诊时间：根据触诊判断宫缩，在两次宫缩的间隙期持续计数60 s[48]。

计数方法：计数满60 s可得到最准确的胎心率[46]。在分娩活跃期听诊30 s较为容易，但并不可靠[48]。还应在医疗记录中定期记录产妇的脉搏，以避免将产妇心率当成胎儿心率。

间歇性胎心听诊的技巧[49]

（1）使用四步触诊法来定位胎儿背部及胎心最响亮的位置，听诊胎心。

（2）触诊子宫收缩。

（3）触诊产妇脉搏。

（4）将听诊器或多普勒置于胎儿背部。

（5）在宫缩间隙期听诊胎心60 s以上，确定胎心基线率。

（6）记录任何加速、减速等结果。

在没有持续胎心电子监护（CEFM）情况下评估胎儿情况

（1）正常胎心基线率。

（2）无胎心减速。

（3）无心律失常。

（4）伴或不伴推动胎头刺激胎儿的胎心加速[50]。

（5）触到胎动或产妇自觉胎动。

（6）羊水清亮。

采用持续胎心电子监护（CEFM）的时机

当使用CEFM时，关键是建立和保持跟踪记录下的胎心，而非母体心率[52]。2008年，NICHD公布的指南（修订版）中提出FHR分类标准和产时管理的具体建议[47]，其中一个重要的改变就是为分娩过程中胎儿状态及干预措施提供更为规范的解释的三级胎心率传译系统[47]。以下是NICHD对FHR各变化给出的定义。

虽然NICHD指南是针对CEFM制定的，其定义仍然适用于IA。

FHR基线定义

- 正常FHR基线率是110～160次/min（bpm）。
- 基线率超过160 bpm为心动过速。
- 基线率<110 bpm为心动过缓。

变异定义

- FHR基线波动振幅及频率均不规则[47]，这只能用CEFM评估，而非IA[48]。
- 变异的类型[47]：
  - 缺失：无基线变异。
  - 最小：<5 bpm。
  - 中度：6～25 bpm。
  - 明显：>25 bpm。

胎心加速定义

- 根据NICHD指南，加速是指FHR可视的明显胎心加速≥15次，持续≥15 s[47]，早产儿中（胎龄<32周），胎心加速≥10次，持续≥10 s[47]。
- 加速是胎儿健康的标志。

- 可以通过连续计数5～15 s来确定FHR是否存在加速，该区间内胎心率增加可以表示存在加速[49]。在IA时应该听取并记录加速。

减速定义

- 减速指FHR低于基线率的周期性变化，包括CEFM记录中减速开始、持续时间和减速的类型。IA不能有效分类减速的类型。

- 早期减速，认为是分娩过程中的正常表现。表现为FHR均匀地缓慢下降，当宫缩开始后30 s达最低点。胎心开始及恢复至基线均早于宫缩的开始及结束[47]，与宫缩图像呈镜面对称。早期减速与胎头受压、刺激迷走神经兴奋有关。因此，早期减速在活跃晚期及第二产程中最常见。

- 变异减速呈形状不规则、出现时间也不定，宫缩开始至胎心减速最低点<30 s。变异减速提示脐带受压，可能造成胎儿损害。改变母体体位常可以改善脐带受压，这是恰当处理的首要措施。变异减速的意义取决于依据三级分类解释系统全部CEFM记录结果[47]。

- 晚期减速表现为缓慢FHR下降，宫缩开始后>30 s达到最低点。其特征是出现时间及恢复至基线的时间均晚于宫缩开始及结束的时间[47]。因此认为晚期减速是胎盘功能降低的潜在迹象（胎儿的供血、供氧不足）。晚期减速的意义取决于依据三级分类解释系统的CEFM全部记录结果。

三级FHR同声传译系统

- 三级FHR同声传译系统见表3.3。

● 使用该系统评估及管理胎儿状态的医护人员需要有一定的技能基础。

表3.3 三级FHR同声传译系统

特征	意义
分类 I	
基线：110~160次/min 基线变异（BLV）：中度 加速：有或无 减速： ● 早期减速：有或无 ● 晚期或变异减速：无	● 正常 ● 提示监测时胎儿酸碱状态正常 ● 无需特殊处理
分类 II 所有不属于分类 I 或 III FHR图象，例如	
基线变异： ● 变异小 ● 不伴复发性减速的基线变异 ● 明显变异 加速： ● 无刺激后胎心反应性加速 周期或偶发减速： ● 轻或中度BLV伴复发性变异减速 ● 延长减速（≥2 min，<10 min） ● 复发晚期减速伴中度BLV ●其他特征的变异减速，如缓慢恢复到基线、下降快、恢复快，或平台期	● 不确定 ● 不能预测胎儿异常酸碱状态 ● 需要评估，持续监护和再评估 ● 综合全部临床情况考虑

续表

特征	意义
分类Ⅲ	
胎心基线变异：无BLV及下述任何一项 ● 减速 　○ 复发性晚期减速 　○ 复发性变异减速 ● 心动过缓 ● 正弦波 　○ FHR基线平直（FHR无周期变化） 　○ 或3~5个周期/min节律性出现，持续≥20 min	● 提示胎儿酸碱平衡异常 ● 需要及时评估 ● 及时采取有效措施纠正异常FHR，包括但不限于宫内复苏 　○ 母体吸氧 　○ 改变母体体位 　○ 停止刺激宫缩 　○ 处理低血压

Base on Macones GA, Hankins GDV, Spong CY, et al. (2008). The 2008 National institute of Child Health and Human Development Workshop Report on Electronic Fetal Monitoring: Update on Definetions, interprelation, and Research Guidelines. J Obstet Gynecol Neonat Nurs 37 (5): 510-515. Reprinted with permission.

下面是关于孕龄、胎粪污染和咨询指征的短篇复习。

● 孕龄：早产（<37周）和过期产（>42周）胎儿对分娩的耐受力均更差。

早产儿：

　○ FHR减速预后更差。

　○ 早产儿的其他风险与早产的病因有关（如感染或胎盘早剥）。

过期产儿：

　○ 羊水过少、胎粪污染，胎粪吸入综合征和脐带受压的风险增加[19]。巨大儿可能增加分娩风险（头盆不称和胎位不正）[13]。

○ 一些研究发现过期妊娠与肩难产存在正相关关系。其他研究除了巨大儿外，尚未确认这种联系[53]。

○ 胎盘功能不全风险增加，导致胎儿生长受限和死产发生率增高。

● 胎粪污染：一过性缺氧导致肛门括约肌松弛时，胎儿可能在子宫内排泄胎粪。在分娩时羊水中的胎粪可能提示胎儿缺氧。然而，在孕龄≥40周和35%~50%过期妊娠中该现象更为常见[19]。

胎粪污染应该作为胎儿缺氧的表现之一，如果：

○ 伴有FHR异常。

○ 伴有母体发热或其他感染征象。

○ 羊水中胎粪稠厚、色深或颗粒状（含块状）。

● 咨询：院外医疗机构（家庭或分娩中心）助产士需将以下情况作为进行产时会诊咨询和/或入院的指征[15-58]：

○不正常型FHR。

○孕龄<37周。

○孕龄>42周。

○羊水中有明显（色暗、稠厚或颗粒）胎粪。

总结

第一产程评估

如在第二章中所述，医生和研究者对正常产程的进展有很多定义。将在第四章讨论临产前期与潜伏期宫缩的区别，临产前期宫缩质量和宫颈均不随时间而改变，潜伏期的特点是宫缩持续，能有效地改变宫颈，尽管这种改变发生缓慢。活跃期宫缩更强和更频繁且宫颈变化加速，因此评估产程进展潜伏期和活跃期标准应该有所不同。

- 正常潜伏期特点：
  - 宫颈逐渐变软及消失。
  - 胎先露的位置可变亦可不变。
  - 宫颈扩张缓慢，可达4~5 cm[59]。
  - 宫缩规律或不规律，频率和持续时间也不规则，通常强度弱或中等。
  - 正常最长的潜伏期可达20~24 h，这是初产妇最长的产程阶段[60]。宫缩时产妇可分散注意力，宫缩间隙期正常活动。
  - 产妇不会疲惫。
- 正常活跃期的特征：
  - 宫颈完全消退，经产妇晚于初产妇。
  - 宫颈扩张率随时间变化，但每小时变化进度并不一致。
  - 宫颈随产程进展开全，但扩张率存在个体差异。
  - 胎头入盆，尤其是初产妇。
  - 胎头进行性下降，尤其是第一产程末期。
  - 产妇行为，宫缩及宫缩间隙均更为谨慎及专注，其应对行为更动人。
  - 如果有腰痛，随着时间推移疼痛部位下移。
  - 快速扩张期常见症状包括：血性分泌物增多、恶心、呕吐、颤抖、易怒或绝望的感觉。

○ 较之经产妇，初产妇这一阶段持续时间更长。

○ 正常持续时间上限各位作者报告不同（见第五章）。

○ 母亲和胎儿都能承受分娩。

第二产程评估

在宫颈充分扩张和胎儿下降足以引起自发屏气用力之前常有一个潜伏期（见第六章）。如果第二产程的活跃阶段包括宫口开全和自发屏气用力过程的话，那么第二产程活跃阶段进展应用胎头直线下降及最终娩出婴儿来进行评估。

● 正常第二产程特点：

○ 母体出现自发屏气用力的动作（除非有麻醉）。

○ 较之第一产程末期，宫缩增强或保持一定强度，尽管可能持续时间缩短或频率降低。

○ 胎头内旋转、塑形并形成产瘤。

○ 所有分娩机制均完成：下降、俯屈、内旋转、胎头娩出、复位外旋转、娩出胎肩和胎体。

○ 正常产程最长时限多变，但初产妇要更长。

○ 产妇屏气用力的动作可使胎儿顺利下降及娩出。

结论

本章涵盖了与难产诊断和处理相关的母体和胎儿评估方法，这些方法能帮助医护人员诊断和处理难产，并且掌握它的特征及了解其病因学。

第三章

参 考 文 献

［1］Blasi ID，D'Amico R，Fenu V，et al.（2010）. Sonographic assessment of fetalspine' and head position during the first and second stages of labor forthe diagnosis of persistent occiput posterior position：A pilot study. Ultrasound Obstet Gynecol 35（2）：210-215.

［2］Simkin P.（2010）. The fetal occiput posterior position：State of the science and a new perspective. Birth 37（1）：61-71.

［3］Varney H.（2003）. Varney's Midwifery, 4th edition. Boston，MA，Jones &Bartlett.

［4］Peregrine E，O'Brien P，Jauniaux E.（2007）. Impact on delivery outcome of ultrasonographic fetal head position prior to induction of labor. Obstet Gynecol 109（3）：618-624.

［5］McFarlin B，Engstrom J.（1985）. Concurrent validity of Leopold's maneu-vers in determining fetal presentation and position. J Nurs-Midwif 30（5）：280-284.

［6］Sharma J.（2009）. Evaluation of Sharma's modified Leopold's maneuvers：A new method for fetal palpation in late pregnancy. Arch Gynecol Obstet 279：481-487.

［7］Andrews C，Andrews E.（1983）. Nursing，maternal postures，and fetal position. Nurs Res 32（6）：336-341.

［8］Karaminia A，Chamberlain ME，Keogh J，Shea A.（2004）. Randomised controlled trial of effect of hands and knees posturing on incidence of occiput posterior position at birth. BMJ 328：490-493.

［9］Sutton J.（2001）. Let Birth Be Born Again：Rediscovering and Reclaiming Our Midwifery Heritage. London，UK，Birth Concepts.

[10] Scott P. （2003）. Sit Up and Take Notice: Positioning Yourself for a Better Birth. Tauranga, New Zealand, Great Scott Publications.

[11] Gregory K, Henry O, Ramacone E, et al. （1998）. Maternal and infant complications in high and normal weight infants by method of delivery. Obstet Gynecol 92（4 pt 1）: 503-513.

[12] American College of Obstetricians and Gynecologists. （2003）. Dystocia and the augmentation of labor. In ACOG Practice Bulletin No. 45. Washington, DC, Author.

[13] American College of Obstetricians and Gynecologists. （2000）. Fetal mac-rosomia. In ACOG Practice Bulletin No. 22. Washington, DC, Author.

[14] Enkin M, Neilson MK, Crowther J, et al. （2000）. A Guide to Effective Care in Pregnancy and Childbirth, 3rd edition. Oxford, Oxford University Press.

[15] Baum J, Gussman D, Wirth J. （2002）. Clinical and patient estimation of fetal weight vs. ultrasound estimation. J Reprod Med 47（3）: 194-198.

[16] Nahum G. （2002）. Predicting fetal weight: Are Leopold's maneuvers still worth teaching medical students and house staff? J Reprod Med 47（4）: 752-760.

[17] Levine A, Lockwood C, Brown B, et al. （1992）. Sonographic diagnosis of the large for gestational age fetus at term: Does it make a difference? Obstet Gynecol 79（1）: 55-58.

[18] Nahum G, Stanislaw H. （2002）. Validation of a birth weight prediction equation based on maternal characteristics. J Reprod Med 47（9）: 752-760.

［19］Gabbe S, Niebyl J, Simpson J. （2002）. Obstetrics: Normal and Abnormal Pregnancies. Edinburgh, Churchill Livingstone.

［20］Olah K, Gee H. （1992）. The prevention of preterm delivery: Can we afford to continue to ignore the cervix? Br J Obstet Gynecol 99（4）: 278–280.

［21］Olah K, Gee H, Brown J. （1993）. Cervical contractions: The response of the cervix to oxytocic stimulation in the latent phase of labour. Br J Obstet Gynaecol 100（7）: 635–640.

［22］Granstrom L, Ekman G, Malmstrom A. （1991）. Insufficient remodeling of the uterine connective tissue in women with protracted labour. Br JObstet Gynecol 98（12）: 1212–1216.

［23］Bishop E. （1964）. Pelvic scoring for elective induction. Obstet Gynecol 24（2）: 266–268.

［24］Peisner D, Rossen M. （1985）, Latent phase of labor in normal patients: A reassessment. Obstet Gynecol 66（5）: 644–648.

［25］Neumann Y. （2004）. Doing a pelvic exam with a woman who has expe–rienced sexual abuse, Chapter 12. In Simkin P, Klaus P, editors. When Survivors Give Birth. Seattle, Classic Day Publishing.

［26］Holcomb W, Smeltzer J. （1991）. Cervical effacement: Variation in belief among clinicians. Obstet, Gynecol 78（1）: 43–45.

［27］Publication Department of Reproductive Health and Research. （2003）. Managing Complications in Pregnancy and Childbirth: A Guide for Midwives and Doctors. Geneva, World Health Organization, p 82.

［28］Flint C. （1986）. Sensitive Midwifery. Oxford, Heinemann

第三章

Nursing.

[29] Akmal S，Kametas N，Tsoi E，et al. （2003）. Comparison of transvaginal digital examination with intrapartum sonography to determine fetal head position before instrumental delivery. Ultrasound Obstet Gynecol 21（5）：437–440.

[30] Sherer D，Miodovnik M，Bradley K，Langer O. （2002）. Intrapartum fetal head position，II：Comparison between transvaginal digital examination and transabdominal ultrasound assessment during the second stage of labor：Ultrasound Obstet Gynecol 19：264–268.

[31] Nizaffct J，Haberman S，Paltieli Y，et al. （2009）. Determination of fetal head station and position during labor：A new technique that combines ultrasound and position–tracking system. Am J Obstet Gynecol 200，404. el–404. e5.

[32] Lieberman E，Davidson K，Lee–Parritz A，Shearer E. （2005）. Changes in fetal position during labor and their association with epidural analgesia. Obstet Gynecol 105（5 pt 1）：974–982.

[33] Oxorn H. （1986）. Human Labor and Birth，5th edition. New York，McGraw–Hill.

[34] BennettV，Brown L，editors. （1999）. Myles Textbook for Midwives，13th edition. London，Churchill Livingstone.

[35] Neilson J，Lavender T，Quenby S，Wray S. （2003）. Obstructed labour. Br Med Bull 67：191–204.

[36] Crane J，Young D，Butt K，et al. （2001）. Excessive uterine activity accom–panying induced labor. Obstet Gynecol 97（6）：926–931.

[37] Whitely N. （1975）. Uterine contractile physiology: Applications in nursing care and patient teaching. J Obstet Gynecol Neonat Nurs 4（5）: 54-58.

[38] Sinclair C. （2004）. A Midwives' Handbook. St. Louis, Saunders.

[39] Ludka L, Roberts C. （1993）. Eating and drinking in labor: A literature review. J Nurs-Midwif 38（4）: 199-207.

[40] Odent M. （1992）. The Nature of Birth and Breastfeeding. Westport, CT, Bergin & Garvey.

[41] Odent M. （1999）. Birth reborn, Chapter 6. In The Scientification of Love. London, Free Association Books.

[42] Lederman R, Lederman E, Work B, McCann D. （1979）. Relationship of psychological factors in pregnancy to progress in labor. Nurs Res 28（2）: 94-97.

[43] Lederman E, Lederman R, Work B, McCann D. （1981）. Maternal psychological and physiologic correlates of fetal-newborn health status. Am J Obstet Gynecol 139（8）: 956-960.

[44] Wuitchik/Vi, Bakal D, Lipshitz J. （1989）. The clinical significance of pain and cognitive activity in latent labor. Obstet Gynecol 73（1）: 35-42.

[45] Simkin P. （2002）. Supportive care during labor: A guide for busy nurses. JOGNN, 31（6）: 721-732.

[46] Simkin P, Klaus P. （2004）. When Survivors Give Birth: Understanding and Healing the Effects of Early Sexual Abuse on Childbearing Women. Seattle, Classic Day Publishing.

[47] Macones GA, Hankins GDV, Spong CY, et al. （2008）. The 2008 National   Institute of Child Health and Human Development

Workshop Report on Electronic Fetal Monitoring: Update on definitions, interpretation, and research guidelines. J Obstet Gynecol Neonat Nurs 37 (5): 510-515.

[48] Liston R, Sawchuck D, Young D, SOGC Fetal Health Surveillance Working Group. (2007). Fetal health surveillance: Anteparmm and intrapartum consensus guideline. J Obstet Gynaecol Can 29 (9): S2-S56.

[49] American College of Nurse-Midwives. (2007). Intermittent auscultatio for intrapartum fetal heart rate surveillance. J Midwif Womens Health 52 (3): 314-319. ACNM Clinical Bulletin No. 9.

[50] Paine L, Johnson T, Turner M, Payton R. (1986). Auscultated fetal heart rate accelerations, Part II. An alternative to the non-stress test. J Nuts Midwif 31 (2): 73-77.

[51] Association of Women's Health, Obstetric and Neonatal Nurses. (2009). Fetal Heart Monitoring Principles and Practices, 4th edition. Dubuque, IA, Kendall/Hunt.

[52] Hanson L. (2010). Risk Management in intrapartum fetal monitoring: Accidental recording of the maternal heart rate. J Perinat Neonat Nurs 24: 7-9.

[53] Lewis D, Edwards M, Asrat T, et al. (1998). Can shoulder dystocia be predicted? J Reprod Med 43 (8): 654-658.

[54] College of Midwives of British Columbia. (1997). Standards of Practice and Indications for Discussion, Consultation and Transfer of Care. Vancouver, BC, College of Midwives of British Columbia.

[55] National Health Insurance Board of the Netherlands. (2000). Final Report of the Obstetric Working Group of the National Health

Insurance Board of the Netherlands. In Obstetric Manual: National Health Insurance Board of the Netherlands. Diemen, the Netherlands.

[56] Midwives Association of Washington State. (2002). Indications for Consultations in an Out-of-Hospital Midwifery Practice. Seattle, Author.

[57] Tennessee Midwives' Association. (2001). Practice Guidelines. Memphis, TN, Author.

[58] Massachusetts Midwives Alliance. (1998). Transfer Criteria. Stoneham, MA, Author.

[59] Zhang J, Troendle J, Yancey M. (2002). Reassessing the labor curve in nulliparous women. Am J Obstet Gynecol 187 (4): 824-828.

[60] Friedman E. (1978). Normal labor. In Labor: Clinical Evaluation and Management, 2nd edition. New York; Appleton-Century-C ~ ofts.

第四章 第一产程先兆临产及潜伏期延长

是难产吗

　　难产的诊断通常都是根据产程进展的速度，而产程进展的速度取决于产程开始的时间。但是，产程准确开始的时间有时不容易确定，而且计算产程开始的标准意见不一。

什么是临产

两位产科专家引领西方产科领域达半个世纪，对产程开始的定义代表着两种截然不同的观点，Emmanad Friedman对临产的定义是：产妇自觉开始有规律子宫收缩就是临产，此定义的缺点是不能区分真临产还是假临产，只有事后才知道（什么时候宫缩停止了，什么时候宫颈扩张进入活跃期）[1]。

此定义沿用至今[2-3]，以爱尔兰Kieran O'Driscoll（及继承者们）为代表的另一种学派（20世纪60年代至70年代）的定义很精确，即每10 min出现一次或一次以上的有痛感的宫缩并伴随下列情况之一时：阴道黏液血性分泌物、自然破膜或宫颈展平[4]。（用这种标准）一个产妇可能要规律宫缩数小时甚至数天才能实现。这两种截然不同的标准导致了产程处理方式的不同，根据Emmanad Friedman的观点，初产妇潜伏期平均为9 h，20 h为潜伏期延长，O'Driscoll则不赞同Emmanad Friedman潜伏期的说法，除非她们具备早先提到的症状体征之一；Emmanad Friedman主张用药物让潜伏期延长产妇休息，而O'Driscoll则主张不论产妇自身的感觉和想法怎样，均不收治任何潜伏期的产妇住院也不承认这些宫缩的临床意义。

本书对临产的定义是根据宫缩效果，有效宫缩的特点是：宫缩的强度持续时间和频率均随时间而增加，即可导致产程进展；而无效宫缩则不具备以上特点，我们界定"临产前"是指规律、无效宫缩的这个时间段，不伴有宫颈扩张，可能也许不可能直接进入潜伏期；我们界定"潜伏期"是指有效宫缩开始伴随宫颈消退至宫颈扩张4~5 cm的时间段[5]；自然临产时，产妇或伴侣会告知他们确定的临产时间，他们应该已经学会用手表、铅笔、纸张或网上宫缩记录系统区别有效及无效宫缩。

应用与Emmanad Friedman的"规律宫缩"相比更具特征的临产的标准来识别假临产或临产前期，能够在宫缩开始时就识别是否真临产，而不是事后才知道，这样就有助于医护人员考虑和选择处理方案。重要的是要了解产妇的想法，必须注意子宫收缩是否会越来越频繁、越来越强及持续时间越来越长，是否伴随见红及破水。一般临产前期可不必太重视，也不要当临产处理。

产前措施能否预防产时枕后位

第三章阐述了产前纠正胎位的方法。如果产前已确诊为枕后位（OP位），怎样才能使它转成枕横位（OT位）或枕前位（OA位）呢？如果转成功了，又怎样才能维持该位置不变呢？其实绝大多数OP位能在分娩过程中自然转成OA位而无需任何干预措施，当然这种自然的旋转常伴随产程延长及痛苦。一组研究发现，87%临产时为OP位的胎儿娩出时已转成OA位，68%娩出时为OP位的胎儿临产时为OA位，即在产程中自然转成了OP位[6]。换句话说，100个临产时为OP位的胎儿中，分娩时只有2个为OP位，其余3个娩出时为OP位者临产时均为OA位。

在分娩过程中，存在很多因素可使OA位变成OP位，如胎头和骨盆的形态大小及产妇体位[7-9]，其他如硬膜外镇痛、产妇屏气用力等将在第五章及第六章讨论。

本章（Optimal fetal position，OFP）"最（理想）胎位"的概念，最早由Sutton和Scott提出，是指母体在妊娠最后几周所采取的能够在临产时使胎儿保持LOA或LOT的体位，也包括分娩过程中既舒服又有利于产程进展的体位（OFP还包括产时促进或维持LOA的技巧，将在第五章讨论）。

Sutton及Scott提倡孕妇妊娠晚期尽量少仰卧或半卧位。因为这些位置可促使胎儿呈OP位，他们推荐孕妇多采用前倾位、直立位和侧卧位（图4.1），因为这些体位能利用重力作用增加骨盆入口、骨盆腔及出口的径线。

他们主张孕妇运动（锻炼），如步行、游泳和瑜伽，不赞成蹲位和长时间坐车出行或旅游，推广应用这些既普通又无风险的普通生活方式，主要是为了消除影响正常产程进展及阴道分娩的障碍。

虽然Sutton和Scott的这些建议已经被广泛采纳，但是对其在临产前转成OA位的效果还缺乏充分的研究，目前只有两组妊娠期采用手膝卧位效果的研究[10, 14]。

一组对100例胎儿呈OP位或OT位的孕妇，采用手膝卧位每次10 min，每日1～2次，伴有或不伴有骨盆摇摆、腹部拍打，与坐位相比较，发现前者比后者胎儿立即转成OA位者更多，但是没有随访胎儿是否仍然保持OA位[10]。另一组是在2 547例未知胎方位的孕妇中进行随机对照研究，比较两组孕妇分娩时OP位的发生率：研究组孕妇自妊娠37周开始手膝卧位加摆臀10 min，对照组每日步行，结果两组间分娩时OP位的发生率无差异[11]。

Lieberman及其他人发现[12]，分娩过程中胎位变化频繁，产程中他们用超声观察胎位3次，胎儿娩出时再核实一次，发现80%宫口开8 cm为OP位的胎儿娩出时转成OA位或OT位，而5.4%为OA位的胎儿娩出时转成OP位。

这些作者没有提到任何旋转OP位胎儿的初级干预措施。

第四章

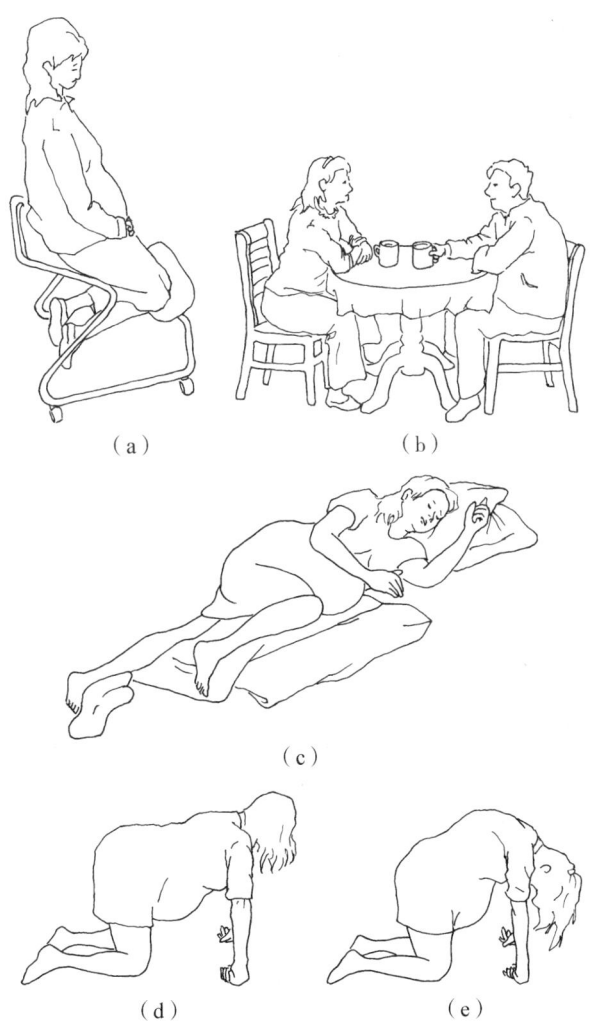

（a）垂直坐位；（b）坐着身体向前倾曲；（c）左侧
俯卧位；（d、e）骨盆摆动（瑜伽里的"猫-牛"式）

图4.1 妊娠晚期的有益体位

Lieberman等[12]及前面提到的那些研究[6, 13-15]发现，临产时的胎方位并不能预测分娩时的胎方位，因此，即使妊娠期采取措施，使胎儿在临产时保持OA位或OT位，也不可能保证胎儿在娩出时为OA位[16]。

我们将在第五章评价产程中企图或维持分娩时为OA位的措施。

宫缩数小时宫口未扩张

有时，有的产妇宫缩达数小时甚至几天宫口才开至4~5 cm，因此，在很大程度上，临产前期（或称"假临产"）或第一产程潜伏期的时限取决于宫缩开始时的宫颈条件，不成熟、不展平（不消退）及后位宫颈较已成熟的宫颈临产前期或潜伏期长。

虽然在界定临产方面存在分歧，但是绝大多数产科、助产士的教材和实习指导的作者都不赞成在缺乏立即终止妊娠的医学指征的情况下，采取任何措施加速临产前期或潜伏期[1, 4, 17-21]。因为大多数开始时产程进展缓慢的产妇最后都正常分娩，在进入活跃期[20]（即初产妇宫颈近完全消退，开大4~5 cm，经产妇宫颈消退70%~80%，扩张4~5 cm）之前不应当确诊为难产或分娩异常，除了第一章提到的措施外，还可以采取更有针对性的措施协助产妇渡过这段宫颈成熟期。流程图4.1阐述了处理临产前期或潜伏期延长的程序，其中有些方法也适用于某些促宫颈成熟或引产的产妇，不过可能要花几天的时间。

为了评估及满足临产前期及潜伏期延长产妇的需要，尤其是对那些比一般产妇宫颈扩张时疼痛更严重的产妇，在这部分我们会提出一些有效措施。

流程图4.1临产前期及活跃期延长处理流程图：

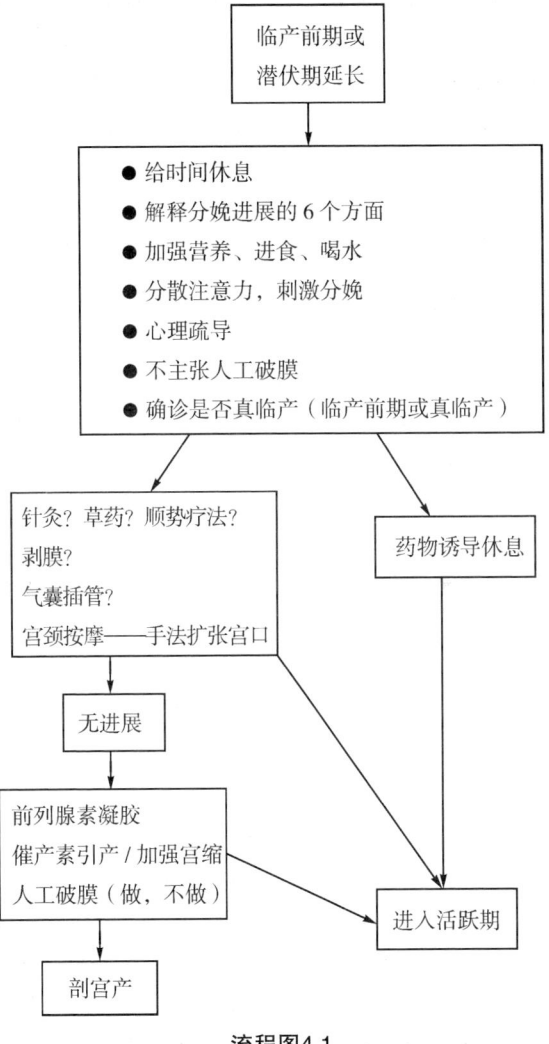

流程图4.1

第四章

促进产程进展的6种方法

无宫颈扩张的宫缩会使产妇认为产程无进展而失望，因而她们必须懂得只有成熟了的宫颈才会较快扩张，医护人员应当向产妇好好解释产程进展的6种情况，虽然医护人员已经了解，但他们常常忽略宫颈成熟必须经历的前3个步骤（成熟变软、消退、位置前移），当初产妇宫颈扩张超过4 cm，而经产妇则更大时，宫颈才会迅速扩张。在医护人员中存在着不重视宫颈成熟前3个步骤的倾向，实际上这3步是产程进展的良好标志，也是宫颈扩张的先兆，如果忽略了，就会把临产前期的产妇误诊为异常分娩。

下列6个步骤必然伴随阴道分娩，很多产妇前3个步骤进展缓慢，临产前数周就已经开始但未引起注意，而少数产妇在经历持续长时间甚至数日的无效临产前的宫缩宫颈才成熟。这些宫缩有时较强，宫缩痛会影响睡眠，使产妇精神疲惫、失望、体力衰竭。

产程进展6个步骤：

（1）宫颈向前移位。

（2）宫颈成熟变软。

（3）宫颈消退（展平）。

（4）宫颈扩张。

（5）胎头旋转，俯屈，变形。

（6）胎儿下降，进一步旋转然后娩出。

如果产妇有宫缩但宫口不扩张，医护人员一定要告知她临产前宫缩是宫颈成熟的重要准备，她的产程正在进展。宫颈开始扩张之前，支持措施应该集中在向产妇指导（教导）产程进展的6个方面，鼓励她参与一些分散注意力的活动，让她知道分娩早期进展缓慢是一种正常现象，注意避免消耗，要积蓄能量、补充营养及减轻痛苦。

胎头内回转，俯屈变形均发生在活跃期，将在第五章和第六章讨论。

产妇在家中度过临产前期及潜伏期的支持措施

很多产妇临产前期及潜伏期仍然呆在家里，有些可能去医院，有些是电话咨询，如果她们事先已经学会应对临产早期的方法或者已经拿到相关资料，在没有医学禁忌证的情况下，下列建议将有助于产程正常进展，树立分娩的信心。

- 夜间仍保持正常活动—休息（甚至不能入睡），白天尽可能做一些愉快的分散精力的活动，但要避免过度疲劳。
- 伴侣、好友、亲戚或导乐陪伴。
- 如果夜间产妇能休息，应当躺下或躺在浴池内放松（注意：产程早期浸泡在水中可以使宫缩暂停，产妇可短暂休息[22-26]。如果产妇需要休息，这样做有利。但如有过期妊娠、破水时间长和需要及时娩出胎儿等情况时，这样做则不利）。
- 如果白天不能休息，建议尝试下列分散注意力的方法：
  - 步行或者坐车兜风。
  - 家人或朋友陪伴串门。

- ○ 看电影、电视或其他娱乐、购物。
- ○ 面对同伴大声朗读。
- ○ 准备产后饮食如烤面包。
- ○ 准备宝宝衣物和被服。
- ○ 制定"计划"——整理照片、写日记、清理房间、画画、涂色。
- ○ 玩游戏或其他。
- ○ 看录像或听音乐。

● 产妇感觉饥饿时要进食。除非将要剖宫产（如有疱疹病毒、复合先露或其他基础疾病），选择容易消化吸收的碳水化合物（如淀粉类、蔬菜、水果），避免油腻和添加很多调味品的食物。

● 口渴应该喝水、汤、果蔬汁、不含咖啡因的茶、电解质平衡饮料，但不要喝太多，定期配送饮料，但不要强迫产妇喝。最近在287例产妇中进行了饮水量与血钠水平的对照研究[27]，饮入2.5 L液体的产妇中，每4个就有1个出现低钠血症；作者的报道指出，分娩期间产妇对水负荷的耐受性较低，不应当喝得太多，第二产程延长、器械助产和剖宫产都是低钠血症的危险因素。

● 当强烈的宫缩一阵接着一阵时，产妇再也不可能用散步、聊天来分散注意力，她必须要集中精力使用应对技巧，如放松、自我镇静、缓慢深呼吸（叹息）。

● 产妇必须要定期数宫缩，每次数4～5阵，注意频率、持续时间、间隙时间以判断宫缩的效果，电脑联网描记图比数学计算来判断宫缩的模式更方便准确。

● 产妇应该知道什么时候该去医院（包括破膜）。

● 有些产妇对临产早期的表现一无所知，表现出"操之过急"，宫缩一开始就全神贯注，甚至过早使用活跃期的应对技巧，以为开了5~6 cm，当被医生检查告知仅开1~2 cm时就会十分沮丧。当更强的宫缩来临时会不知所措，此时医务人员应当帮助她克服这种悲观失望的情绪，鼓励和指导她如何缓解强烈宫缩所带来的痛苦，保持冷静和放松。产妇需要帮助以"使她的状态与宫颈状态保持一致"[28]。

如果产妇过早来到医院，可以劝她回去，这种做法可能会使一部分产妇增强信心，增长知识，愿意回家；但也可能使某些产妇感到羞愧、愤怒，甚至害怕离开医院。如果前面提到的支持措施能够落实，前者会更愿意。但是在送回家之前，要确定产妇已经掌握相应的应对措施，清楚地了解她所在环境及返回医院的指征。本章充分阐述了临产初期的应对技巧。

临产前期及潜伏期延长过度疼痛的原因

某些产妇临产前期、潜伏期剧烈疼痛及延长的原因：

医源性因素

催产素引产的宫缩有时痛而不强，尤其是宫颈未成熟或宫缩每2~3 min一次而宫口仅开1~2 cm时。

有时有些处理常规常常限制产妇起床活动，如胎膜已破（见本章）、持续胎心电子监护（见第二章）、妊娠期高血压（见本章）或医院的习惯等。其实有许多情况是不需要卧床休息，但产妇不得不这样做。

宫颈因素

妊娠足月未成熟的宫颈可能是由于宫颈结缔组织弹性不够，致使宫颈（阻力增加）扩张困难[29-31]，升高了宫腔内压力，或是宫颈内部的肌纤维与子宫肌纤维同时收缩引起疼痛。

宫颈瘢痕，宫颈手术引起宫颈瘢痕狭窄，如宫颈烧灼、冷冻、锥切、电环切（leep）等，影响宫颈消退以及初期的宫颈扩张[17, 33]，宫颈按摩或徒手扩张（参阅第十章）常可获得良好效果，使产程正常进展。

胎儿因素

包括OP位、额先露、面先露或胎头过大，未衔接。

心理因素

产前、产时极度的恐惧、焦虑、孤独、抑郁、烦恼或愤怒可能导致体内儿茶酚胺的分泌量增加，使产程进展延缓[34]（参阅第二章）。产程中缺乏心理支持的产妇或者有过难产、创伤史，如心理、身体创伤、性虐待、滥用药物、反复多次住院或其他经历的产妇，对产程早期的疼痛更难以耐受[35-37]。

临产前期及潜伏期延长可致产妇衰竭、失去信心，由于产程未能随时间而进展，产妇感觉越来越痛苦，她们的乐观情绪和应对能力会逐渐降低。

询问产妇一些有关心理活动状态的问题有时会有帮

第四章

助，她的回答可以帮助医务人员判断她的心理压力，宫缩间隙时可以提一些如"宫缩的时候你在想什么？""现在感觉怎样？""你为什么觉得产程进展慢呢？"等问题。通过这些问题可以了解产妇的困扰和担心，从而使医务人员有针对性地对产妇进行心理疏导。参阅第五章及第十章，学习更多心理疏导的方法。

临产前期和产程早期感觉疼痛而又无进展的产妇，产程可能比她们自己预期的更长。这种强烈的宫缩迫使她们采用其他产妇第一产程末期都未采用的应对措施，这会使她们失去信心和希望。值得注意的是，医务人员绝不能把她们看成脆弱的或无能力应对产程早期痛苦的产妇，确实应当把这看成是临产早期没有得到足够的支持和帮助的结果。医务人员应当做好解释工作，同情和帮助产妇。

下面我们将阐述促进分娩进展，减少分娩早期痛苦的方法。当然，如果胎儿窘迫、巨大胎儿、先露异常、宫缩乏力或伴有其他并发症时，将酌情调整支持措施。

解决临产前期及潜伏期延长过度疼痛的措施

- 遵循第二章所阐述的临产早期的处理方法。
- 某些引产，宫颈不成熟或瘢痕，常伴随疼痛及缺乏信心，这些情况下，分娩早期要恢复产妇的信心更困难，但这并不意味着活跃期将异常[29]。

这样的产妇更需要有效的、特殊的心理和身体支持，使之感到更舒适，尽量不要用一些不适当的语言刺激，引起不必要的怀疑和顾虑。

- 如果产妇因宫颈扩张缓慢或无进展的子宫收缩失去

了信心，必须告诉她宫颈扩张前先要经历位置前移、成熟和消退（失）的过程，其中每一步都是产程进展的标志。每当你检查宫颈的时候，都要告知产程进展情况（参阅本章"促进产程进展的6种方法"）。

● 避免使用"假临产"这样的词语，因为会暗示产妇她的宫缩可能不是真的，宫颈根本没有扩张，宫缩根本没有任何意义。这样的暗示最容易使正经历这些痛苦的产妇气馁，事实上，假如宫颈果真在变化，这些临产前的宫缩就正是为宫颈扩张做准备。

● 鼓励产妇采用更舒服的体位及运动，参阅第二章关于胎心监护时产妇的活动，引产过程中胎儿监护的建议。

● 池浴、沐浴或按摩，可暂时放松及缓解疼痛。

● 经皮电神经刺激（TENS）对缓解临产早期背痛特别有效。在临产早期使用TENS缓解背痛比其他方法更有效，更有利（见第十章）。因胎膜破裂需要产妇卧床（这是许多医院的规定，尽管有时胎头已衔接），其实有时站立位还可以预防脐带脱垂。因为重力的作用使胎头紧贴子宫颈，脐带不会滑出，但应当经常听胎心，注意胎动。

● 许多医护人员，尤其是北美，要求妊娠期高血压的孕产妇妊娠晚期及分娩期卧床，认为左侧卧位可以降低血压。这种方法能否稳定或改善子痫前期的预后尚不清楚[38]，收到的资料太少不能下结论。然而，如果你正在准备用左侧卧位处理一个妊娠期高血压妇女，你会解释为什么要她左侧卧位（虽然承认还缺乏这方面的研究）。当她卧床时，协助她采用更舒服的方式，比如放松、节律性呼吸、聊天、意念想象、形象联想及其他集中精力的方法，按摩她的背及双足可能有帮助。此外，如果可接受有限的步行，她可以来回卫生间走动，池浴、沐浴（都可降低血压），还可选择一些提高她士气的体位。

- 临产早期须评估产妇的心理，如果她心情很不好，应该想办法改善她的心理状态（参阅第十章）。

- 对于衰竭、灰心、失望的产妇，应当采取措施提起她的精神，比如洗脸、梳头、刷牙、散步、放快节奏音乐，这些方法特别有效，就好像渡过了一个产程几乎没有进展的长夜后太阳冉冉升起，新的一天将赋予产妇新的精神面貌。

- 与产妇及其伴侣良好地沟通，鼓励他们表达自己的感受（承认和改变他们的挫折感、沮丧、疲劳甚至怨恨），当他们认为是因为医护人员没有做工作去纠正产程中存在的问题而使他们感到挫折、沮丧、疲劳甚至怨恨时，我们应当承认并加以改正；痛快地哭一场或一场生动的谈话，以及开朗、乐观的亲友及家人的探视也许会对产妇有帮助。

- 如上述方法失败，用酒精类、安眠药、止痛药诱导产妇休息可能是合适的选择，这将在第八章讨论。

缓解临产前期及潜伏期无效宫缩及疼痛的措施

如果临产早期宫缩痛而不规则，宫口不扩张，应该想

第四章

到胎头持续不均倾或其他胎位异常，如OP位（图4.2）。

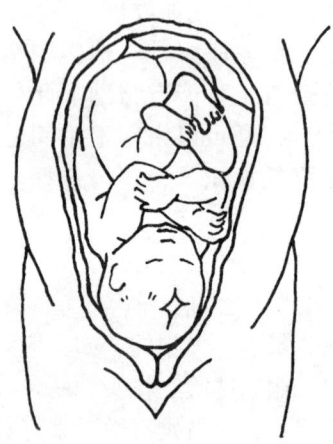

图4.2 腹部观ROP位

均倾及不均倾

临产初期胎头常不均倾（即胎头一侧顶骨与骨盆入口呈角度入盆而不是双顶骨同时入盆，见图4.3），这种方式有利于胎头通过骨盆入口然后转成均倾位（图4.4），使双顶骨作为先露继续下降，但有时不转而形成持续不均倾位，此种位置会妨碍胎头内旋转和下降[33]，使胎头不能紧贴宫颈，导致宫缩不规则甚至无效。在此阶段，很难甚至不可能评估胎头角度及位置（也无重要的临床意义），如果不规则及无效宫缩持续时间长而改变体位，运动也可能可以纠正这种胎方位使宫缩恢复正常。

用前倾位使胎儿重心前移，可促使胎儿转成正常位置（图4.5至图4.7）而增强胎头对宫颈的压迫，促使宫缩规则有效。

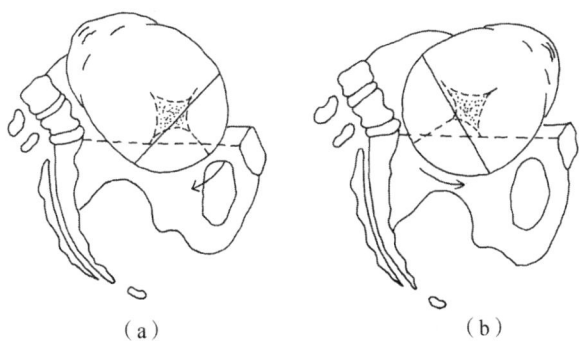

（a）　　　　　　　　　　（b）

（a）后不均倾；（b）前不均倾

图4.3　不均倾

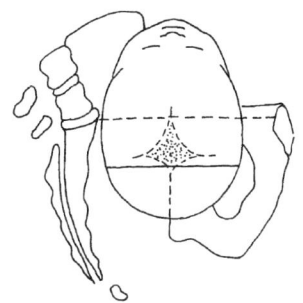

图4.4　均倾位

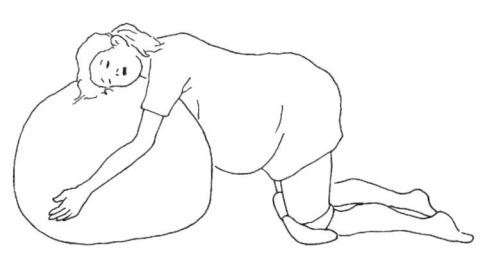

图4.5　跪着趴在分娩球上，带上膝垫

如果产妇是第一胎，腹直肌肌张力好，采用前倾位使胎儿重心前移，可促使胎儿转成正常位置（图4.5至图4.7），从而增加胎头对宫颈的压迫促使宫缩规则、有效。

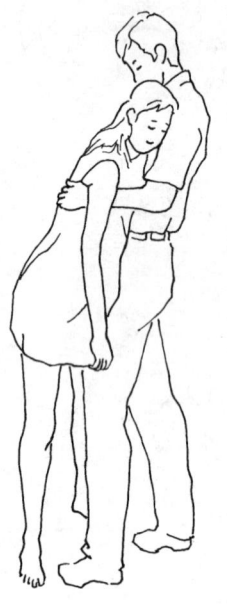

图4.6　站立前倾位

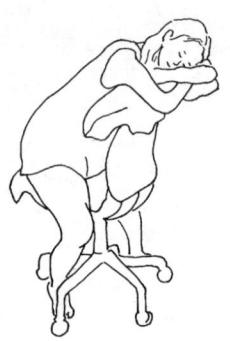

图4.7　骑跨在椅子上

如果产妇腹直肌肌张力差呈悬垂状，胎儿的重心降低且远离骨盆，使胎轴不能与骨盆轴相适应，此时可采用半卧位（图4.8），使胎儿重心向母体后方移至与骨盆轴一致，宫缩时能更好地压迫宫颈，使宫缩更规则和更有效。

King建议宫缩时或产妇腰背痛伴悬垂腹、短腰、腰部创伤史或胎位异常时[39]，用腹带上托腹部，可纠正胎儿躯干与骨盆入口的角度，胎头压迫宫颈，宫缩将会更有效（参

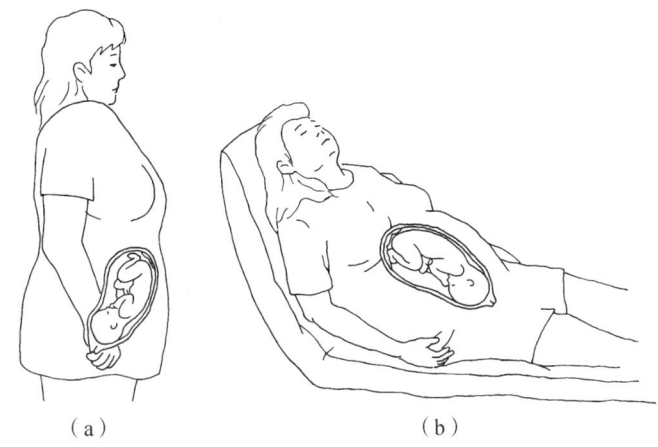

（a）腹直肌肌张力差和悬垂腹的产妇，站立时胎儿的重心远离骨盆入口；（b）腹直肌肌张力差和悬垂腹的产妇，半卧位时胎儿的重心与骨盆入口一致

图4.8　腹直肌肌张力差和悬垂腹

阅第九章的专门陈述）。上托腹部时，应当有护士或助产士定期监测胎心。发现胎心减慢或胎动频繁，应当警惕脐带位于子宫前方，腹带压迫脐带所致，此时应取下腹带（图4.9）。

　　分开式膝胸卧位是临产前期及临产早期纠正胎方位的方法，这种体位主要是利用重力优势使胎头退出骨盆，旋转成正常位后再入盆。

　　El Halta[40]是一位美籍助产士，指导临产早期及潜伏期特别疼痛的产妇采用分开式膝胸卧位。如长时间的频繁不规则、持续时间短的宫缩，产妇会觉严重腰痛，但宫口又不开。El Halta的经验认为这种类型的宫缩常常是OP位的表现，建议产妇采取腹与大腿呈＞90°的分开式膝胸卧位

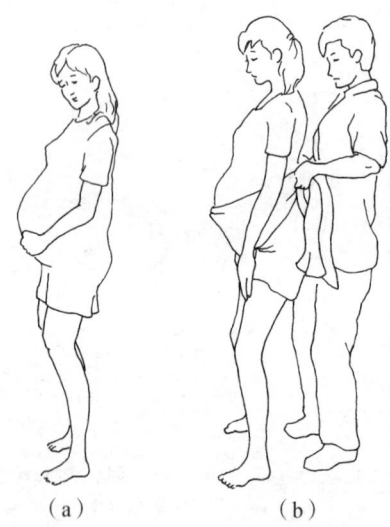

（a）　　　　　　　　（b）

（a）托起腹部；（b）用腹带托起腹部

图4.9　上托腹部

（图4.10）30~45 min，由于此种体位很难维持这么长时间，她指导产妇把肩放在丈夫两腿胫骨之间（垫上小手巾），以支撑产妇的体重，这样产妇感觉会轻松些［图4.10（b）］。这种膝胸卧位能使臀部向前抬高，使骨盆出口高于入口，有利于重力作用使尚未衔接的OP位胎头退出骨盆转成OA位后再重新入盆。相反，一个腹部与大腿靠近的靠拢式膝胸卧位（图4.11）使产妇的髋、膝关节均弯曲，其大腿位于腹下方，骨盆入口高于出口，不利于胎头退出骨盆。

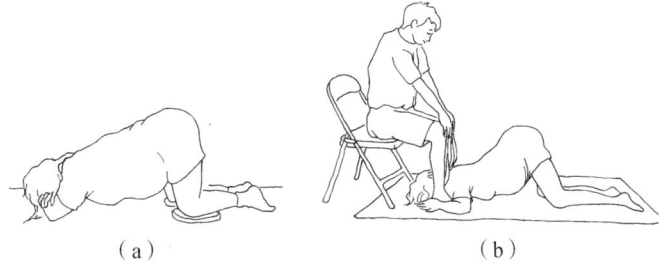

（a）　　　　　　　　　　　　（b）

（a）分开式膝胸卧位；（b）分开式膝胸卧位，双肩放在伴侣的双胫骨间

图4.10　分开式膝胸卧位

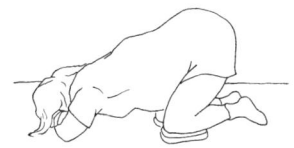

图4.11　靠拢式膝胸卧位（用膝垫），大腿压迫腹部影响胎儿旋转

结论

虽然临产前期和潜伏期延长本身并不一定有并发症，但可使产妇失去对分娩的信心和精疲力竭，因此必须采取有效措施鼓励产妇以及采取前面提到的纠正异常胎位的方法。这些方法简单易行，容易耐受；如果产妇觉得这些方法痛苦或不舒服，要鼓励她选择自己认为最有帮助的方法。

参 考 文 献

[1] Friedman EA. （1993）. Dysfunctional labor. In Cohen WR, Friedman EA, editors. Management of Labor. Baltimore, University Park Press, p. 17.

[2] Greulich B, Tarrant B. （2007）. The latent phase of labor: Diagnosis and management. J Midwif Womens 52: 190–198.

[3] MacKenzie S. （2004）. Obstetrics: Labor. In University of Iowa Family Practice Handbook, 4th edition, Chapter 14. Iowa City, University of Iowa.

[4] O' Driscoll K, Meagher D, Boylan P. （1993）. Active Management of Labour, 3rd edition. London, Bailliere Tindall.

[5] Zhang J, Troendle J, Yancey M. （2002）. Reassessing the labor curve in nulliparous women. Am J Obstet Gynecol 187: 824–828.

[6] Gardberg M, Laakkonen E, Salevaara M. （1998）. Intrapartum sonography and persistent occiput posterior position: A study of 408 deliveries. Obstet Gynecol 91 （5 pt 1）: 746–749.

[7] Sutton J, Scott P. （1996）. Understanding and Teaching Optimal Foetal Positioning. Tauranga, New Zealand, Birth Concepts.

[8] Sutton J. （2001）. Let Birth Be Born Again: Rediscovering and Reclaiming Our Midwifery Heritage. Bedfont, UK, Birth Concepts UK.

[9] Scott P. （2003）. Sit Up and Take Notice! Positioning Yourself for a Better Birth. Tauranga, New Zealand, Great Scott Publications.

[10] Andrews C, Andrews E. （1983）. Nursing, maternal pos-

tures, and fetal position. Nurs Res 32: 336–341.

[11] Kariminia A, Chamberlain M, Keogh J, Shea A. (2004). Randomised controlled trial of effect of hands and knees posturing on incidence of occiput posterior position at birth. BMJ. doi: 10.1136/bmj. 37942. 594456. 44: 1–5.

[12] Lieberman E, Davidson K, Lee-Parritz A, Shearer E. (2005). Changes in fetal position during labor and their association with epidural analgesia. Obstet Gynecol 105 (5 pt 1): 974–982.

[13] Sizer A, Nirmal D. (2000). Occiput posterior position: Associated factors and obstetric outcomes in nulliparas. Obstet Gynecol 96 (5 pt 1): 749–752.

[14] Sherer D, Miodovnik M, Bradley K, Langer O. (2002). Intrapartum fetal head position, I: Comparison between transvaginal digital examination and transabdominal ultrasound assessment during the active stage of labor. Ultrasound Obstet Gynecol 19 (3): 258–263.

[15] Cheng Y, Shaffer B, Caughey A. (2006). The association between persistent occiput posterior position and neonatal outcomes. Obstet Gynecol 107 (4): 837–844.

[16] Simkin P. (2010). The fetal occiput posterior position: The state of the science and call for a new perspective. Birth 37 (1): 61–71.

[17] Davis E. (2004). Heart and Hands: A Midwife's Guide to Pregnancy and Birth, 4th edition. Berkeley, CA, Celestial Arts.

[18] Varney H, Kriebs J, Gegor C. (2004). Varney's Midwifery, 4th edition. Boston, Jones and Bartlett.

[19] Cunningham F, Leveno K, Bloom S, Hauth J, Rouse D, Spong C, editors. (2010). Williams Obstetrics, 23rd edition. New York, McGraw-Hill.

[20] Oppenheimer L, Holmes P, Yang Q, Yang T, Walker M, Wen S. (2007). Adherence to guidelines on the management of dystocia and cesarean section rates. Am J Perinatol 24: 271-275.

[21] Fraser W, Krauss I, Boulvain M, Oppenheimer L, Milne K, Liston R, et al. (1995). Dystocia. Society of Obstetricians and Gynecologists of Canada (SOGC) Clinical Guidelines, 40: 1-16.

[22] Eriksson M, Mattsson LA, Ladfors L. (1997). Early or late bath during thefirst stage of labor: A randomized study of 200 women. Midwifery 13 (3): 146-148.

[23] Odent M. (1997). Can water immersion stop labor? J Nurs Midwif 42: 414-416.

[24] Simkin P, O' Hara M. (2002). Nonpharmacologic relief of pain during labor: Systematic reviews offive methods. Am J Obstet Gynecol 186: 139-159.

[25] Simkin P, Klein M. (2009). Nonpharmacological approaches to management of labor pain, parts 1 and 2. Up To Date 17 (3): 1-11.

[26] Cluett E, Burns E. (2009). Immersion in water in labour and birth. Cochrane Database Syst Rev (2) CD000111. doi: 000110. 001002/ 14651858. CD14000111. pub14651853.

[27] Moen V, Brudin L, Rundgren M, Irestedt L. (2009). Hyponatremia complicating labour-Rare or unrecognised? A prospective observational study. Br J Obstet Gynecol 116: 552-561.

［28］Wilf R.（1980）. Personal communication.

［29］Olah K.（1991）. Measurement of the cervical response to uterine activity in labour and observations on the mechanism of cervical effacement. J Perinat Med 19（suppl 2）：245.

［30］Olah K，Gee H，Brown J.（1993）. Cervical contractions：The response of the cervix to oxytocic stimulation in the latent phase of labour. Br J Obstet Gynaecol 100：635–640.

［31］Ulmsten U.（1994）. The forces of labor，resistance of the cervix and the contractions of the myometrium. Eur J Obstet Gynecol Reprod Biol 55（1）：7.

［32］Olah K，Neilson J.（1994）. Failure to progress in the management of labour. Br J Obstet Gynaecol 101：1–3.

［33］Oxorn H.（1986）. Oxorn–Foote Human Labor and Birth，5th edition. New York，McGraw–Hill.

［34］Alehagen S，Wijma B，Lundberg U，Wijma K.（2005）. Fear，pain，and stress hormones during childbirth. J Psychosomat Obstet Gynaecol 26：153–165.

［35］Waldenstrom U，Hildinsson I，Ryding E.（2006）. Antenatal fear of childbirth and its association with subsequent caesarean section and experience of childbirth. Br J Obstet Gynaecol 113：638–646.

［36］Alehagen S，Wijma B，Wijma K，Rhydhstrom H.（2006）. Fear of childbirth before，during and after childbirth. Acta Obstet Gynecol Scand 85（1）：56–62.

［37］Nieminen K，Stephansson O，Ryding E.（2009）. Women's fear of childbirth and preference for caesarean section–A cross-sectional study at various stages of pregnancy in Sweden. Acta

Obstet Gynecol Scand 88: 807–813.

[38] Enkin M, Keirse M, Neilson J, Crowther C, Duley L, Hodnett E, et al. (2000). Hypertension in pregnancy. In A Guide to Effective Care in Pregnancy and Childbirth, 3rd edition, Chapter 15. Oxford, Oxford University Press.

[39] King J. (1993). Back Labor No More! What Every Woman Should Know before Labor. Dallas, TX, Plenary Systems.

[40] El Halta V. (1995). Posterior labor: A pain in the back. Midwif Today 36: 19–21.

第五章　活跃期延长

什么是活跃期延长
活跃期延长的特征
活跃期延长的可能原因
　　胎儿和头盆因素
　　胎方位异常怎样导致产程延长
　　诊断产程中胎方位存在的问题
　　胎头位置异常时人工破膜
　　解决及纠正头盆关系异常——胎头位置异常、头盆不称和巨大胎儿的特殊措施
怀疑胎位异常、头盆不称或巨大胎儿时母体的体位及运动
　　前倾位
　　侧卧位
　　弓箭步位及运动
　　腹部托起
　　无法控制的过早屏气用力
宫缩乏力
　　长时间不活动
　　药物
　　脱水
　　疲劳
　　子宫酸中毒
　　宫缩乏力的原因不明

什么是活跃期延长

活跃期（或分娩活跃期）是指宫口已扩张>3~5 cm，同时伴有效宫缩——持续时间越来越长，宫缩越来越强及越频繁的时段，有关活跃期何时开始的不同意见请参阅第二章的讨论。

有时，确实不清楚什么时候进入活跃期，例如有些经产妇宫口已扩张3~4 cm甚至5 cm，而宫缩仍稀稀拉拉或者宫缩欠规则。如果医务人员未察觉产妇宫口扩张4~5 cm已经几天了，没有查阅宫缩描记图，很可能误认为该产妇已临产，然后收入院，当发现宫缩乏力产程无进展时，就可能会误诊为产程异常。其实，这位产妇根本就没有临产，由此说明，判断产程进展必须具备有效宫缩及宫颈扩张两个重要条件。"活跃期延长"是指进入活跃期后宫颈的扩张率不足，但是判断宫颈扩张速度的标准也未统一，有以下不同观点：进入活跃期后宫颈扩张速度平均<1 cm/h至少持续2 h[1]；初产妇宫颈扩张速度<1.2 cm/h，经产妇<1.5 cm/h[2-3]，或从4 cm至开全>12 h（即0.5 cm/h）[4-5]。

"活跃期停滞"是指宫颈扩张≥4 cm以后停止扩张>2 h。良好的宫缩是指活跃期宫缩时宫腔压力达到200蒙特维亚单位[6]，蒙特维亚单位的计算方法是宫缩的次数乘以宫缩基线上的压力（由宫腔内放置宫缩压力导管测定），每次测10 min。Zhang及其同事[5]和Albers及同事研究发现[7]，目前用于诊断初产妇活跃期延长的标准（主要来源于Friedman的研究结果）[1]太严格，即阴道顺产的产妇宫口扩张3～7 cm时，其扩张速度<0.5 cm/h，7～10 cm时<1 cm/h[5, 7]。

活跃期延长的特征

- 宫缩停止或变弱、持续时间缩短或变稀。
- 或者宫缩好，产程无进展。
- 产妇继续用相同的方式应对数小时或发现分娩比之前更易应对。
- 阴道检查发现宫颈无变化。

活跃期延长的处理方式主要取决于医务人员的态度以及产妇的意愿，例如：

- 最普遍的方法是，一旦确诊活跃期延长，即行人工破膜（如果胎膜未破），以剂量递增的方式开始静脉滴注催产素，如果失败则行剖宫产[8]。

- 在都柏林国立妇产院及某些地方施行的积极处理方案中[1, 9]，一旦确诊临产就行人工破膜；无论产程的任何时期，只要宫口扩张率<1 cm/h，就开始应用催产素，逐步增加剂量使宫口扩张率达到或超过1 cm/h。

- 较保守的处理模式是，以监测宫口扩张的速度作为评估活跃期进展的指标，而不是医学干预的依据，但助产士及其他初级医护人员则喜欢更多地考虑宫颈扩张过程中的个体差异及产妇和胎儿对产程进展延缓的耐受性，以及评估产程进展的其他表现，而不单纯是宫颈扩张。如胎头内旋转，这正是评估产程进展的重要指标（参阅第四章"促进产程进展的6种方法"）；这些处理方式有赖于预防措施、时间、耐心、支持及本书所提到的初级和中级干预措施，其目的是帮助产妇渡过活跃期延长这一阶段以及促进产程进展[3, 10]，催产素及人工破膜（AROM）应当保留至必要时才使用。

活跃期延长的可能原因

活跃期宫颈扩张延缓或停滞常常是可以用简单、经济、几乎没有任何风险的措施加以预防或矫正，如果不成功，再采取较复杂的措施（参阅第八章），如果还不成功，还可以采用复杂的强有力的产科干预措施，当然这些高级的措施常常会有危险及花费昂贵；流程图5.1阐述了活跃期延长的处理流程。

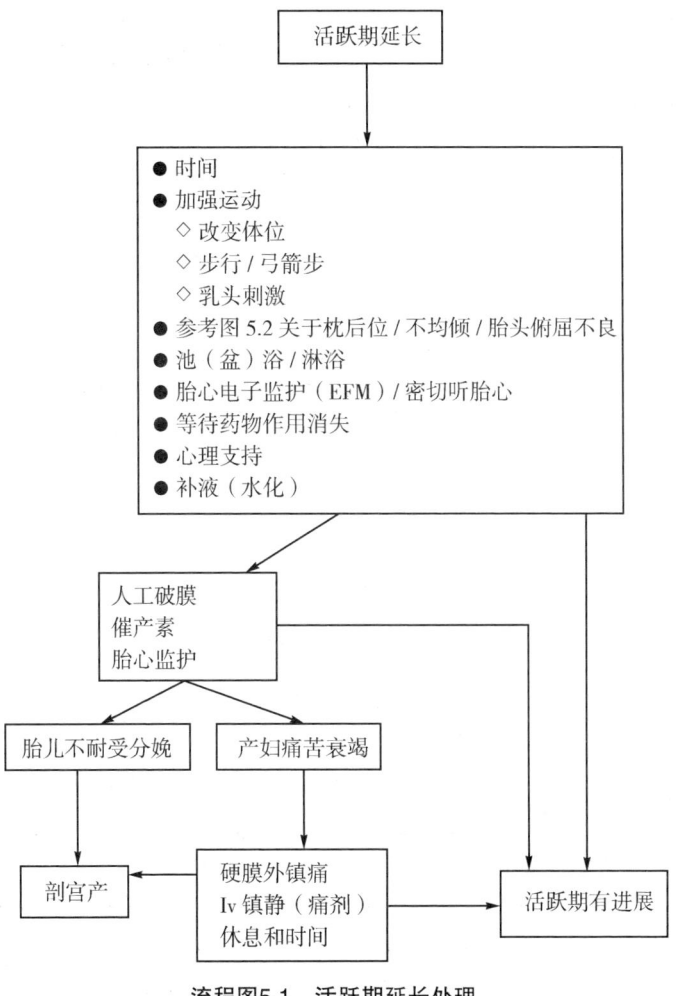

流程图5.1 活跃期延长处理

第五章

干扰措施的选择取决于发生的原因，如下所列：

（1）胎儿和头盆因素：头盆不称（CPD），即胎头与母体骨盆不相适应，可能是胎头相对较大或位置不正。胎头位置不正（即OP位、OT位或不均倾）、顶先露枕前位胎头俯屈不良，常以较大径线通过骨盆。CPD也可能发生于胎头形态与母体骨盆形态和径线不相适应的情况[11]。宫缩良好而胎头迟迟不入盆时提示头盆不称而不一定是胎头过大。

（2）子宫因素：宫缩乏力。

（3）宫颈因素：宫颈前唇不消退（消失或展平），宫颈坚韧。

（4）心理因素：恐惧、焦虑、紧张或愤怒（参阅第二章）。

（5）医源性因素：失水、限制活动、镇痛剂、硬膜外镇痛、催产素使用不当。

（6）母体因素：衰竭、短腰、脊柱前凸、腰椎活动受限、悬垂腹[12]。

（7）综合或未知因素：有时活跃期延长可由上述综合因素引起。例如，持续性胎位异常常伴随胎儿大，产妇惧怕或衰竭、宫缩乏力。有时原因不明，表现为有时宫缩看来是好的，胎位正常，胎儿大小适中，母体应对状况良好，但宫口扩张缓慢，此时耐心地尝试本章提到的方法可起到良好的效果。但是最终没有任何人找到真正的原因，例如轻微的难以发现的胎位不正或其他问题，随着时间的推移、产妇活动及采取某些更舒适的方式可能被纠正。

胎儿和头盆因素

胎位异常、巨大胎儿、头盆不称

根据最近的一些研究发现，常用诊断胎方位的方法——观察产妇腹形、四步触诊、胎心音位置、产妇的症状、宫缩情况、内诊胎头颅缝等都是不可靠的[13]。有时甚至超声检查都难以确诊（虽然超声是当今最常用的诊断技术）[14]，由于胎位异常诊断困难，医务人员在观察产程过程中发现活跃期延缓时，应提高警惕，虽然有时不能完全确诊或与其他原因鉴别，例如巨大胎儿、CPD、复合先露或其他。甚至诊断不确切，但这些问题基本的处理措施几乎都是相同的，可以反复试用。本章将分类介绍进一步诊断和鉴别诊断方面的细节。

持续不均倾

刚临产时，大多数胎儿都取不均倾位及OT位或OA位入盆，即胎头是呈角度入盆，致使一侧顶骨先入盆，一侧顶骨后入盆，胎头双顶径与骨盆入口不在同一平面上（图5.1，图5.2）。

随着子宫收缩，胎头转成均倾位，双顶径与骨盆入口平面一致并快速下降（图5.3），只有在持续不均倾、胎头位置低时产程进展才会延缓。

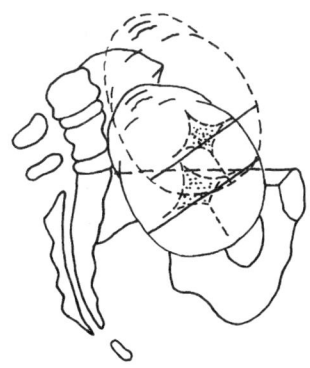

图5.1　后不均倾及持续性后不均倾

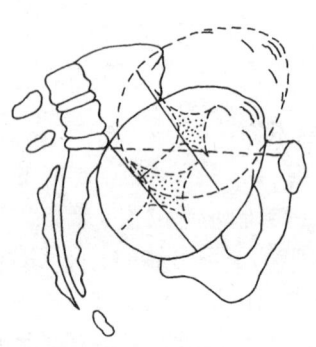
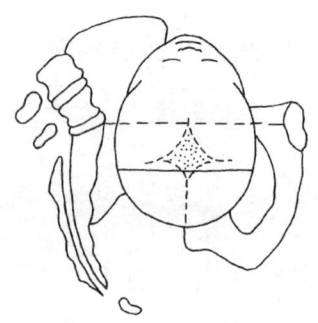

图5.2　前不均倾及持续性前不均倾　　　　图5.3　均倾

OP位

产程刚开始时，预计OP位的发生率为10%～20%，初产妇OP位更常见[15]（参阅第三章关于临产前识别OP位的技巧的内容）。很多临产时为OA位的胎儿产程中转变成OP位，绝大多数临产时为OP位的胎儿在第一产程末期自然转成OA位自然分娩，后者在人猿型骨盆的产妇中更常见[15]。最终，约5%的胎儿为持续性OP分娩[14-17]。宫缩、重力作用、盆底肌肉的弹性、骨盆形态、产妇的体位及活动、胎儿的力量及其他因素的相互协同作用导致了胎头内旋转。

如果OP位（图5.4）、OT位（图5.5）及不均倾位持续不变，很可能会导致难产，增加手术分娩的机会，假如产妇骨盆正常，耐心等待和支持，产妇与医务人员共同努力且采取有效措施，产程可能顺利进展。只要产妇和胎儿能耐受，为了解决问题，采取这些措施都是必要的。但是，如果问题没有解决，活跃期延缓或停滞的诊断就可以确立，此时应当采取二级或三级（产科）干预措施。

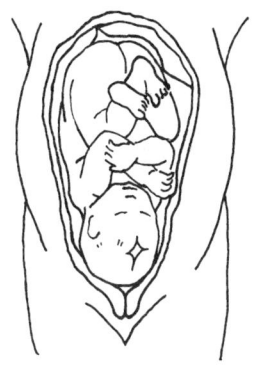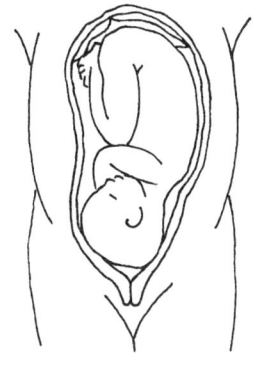

图5.4　ROP位、腹部观　　　　图5.5　LOT位、腹部观

胎方位异常怎样导致产程延长

当胎头需要内旋转及调整角度时，产程会比正常胎位时更长，由于胎头或前羊水对宫颈的压力降低或不均匀，宫颈扩张的时间会推迟或延长，因而先露下降也会延迟，直到胎头完成内旋转、俯屈、调整角度与骨盆平面一致时，产程才会进展。

如果下述情况中有1～2种出现时，一定要怀疑胎方位不正、不均倾、CPD或巨大胎儿。

● 足月胎膜早破[18]。

● 宫缩不规则（强度、持续时间不定）。

● 成对或成组宫缩（接连2～3次宫缩后间歇较长时间）。

● 活跃期宫缩停顿或减弱。

● 宫缩间隙期产妇仍觉腰背痛。

● 活跃期宫颈扩张曲线平直。

● 宫口开全前很长时间产妇就被迫屏气用力。

诊断产程中胎方位存在的问题

产程中诊断胎方位异常的方法和挑战已在第三章讨论。当诊断胎方位异常时，有几个症状可考虑作为诊断线索，如活跃期宫颈扩张延缓、腰背疼痛、成对宫缩、结合指检囟门和矢状缝的位置，可以作出诊断。然而，一组研究发现OA位及OT位腰背疼痛与OP位同样常见[14]。

最准确的评估方法（超声检查）还没有广泛应用于产程中，复习文献[13]发现超声确实是测定产时胎方位的唯一可靠的方法（虽然需要有经验的操作者）。

此外，4组关于第一产程胎方位的手法与超声评估的对照研究发现，其平均公认的百分位数（45°以内）为42%（31%～49%）[19-22]。6组第二产程类似研究发现，其平均公认的百分位数为60%（27%～80%）[21, 23-27]，胎儿位于OP位时误诊率高于其他方位[13]。

当活跃期进展延缓时，胎方位的正确诊断十分重要，尤其是要根据延缓的病因来进行处理时，胎方位的诊断则显得更重要。假如OP位被误诊，就会散失采取非侵入性纠正胎方位的机会，如果不论病因如何，措施都一样（如破膜滴催产素），胎方位的诊断也就不十分重要。纠正方位的方法见本章后面所述。

常见表现：胎方位误诊的后果（结局）

产程进展停滞。

产妇不觉腰背痛。

指诊为OA位。

因而不采用纠正胎方位的方法如体位、运动。

人工破膜及催产素静脉滴注无效。

阴道助产（器械分娩）或剖宫产发现为OP位或不均倾感到非常惊奇。

由上说明胎方位误诊比胎位不清的问题更多，因为原因不明，可能会失去尝试各种纠正胎方位的简便措施促进产程进展的机会。

许多超声的追随者则主张，一旦产程延长，应首先采用便携式能清晰显示胎儿的超声检查，根据检查所获得的信息采取纠正胎方位措施更有效。

而且超声也可作为改进临床检查技巧的教学设备，指检后（leopold's胎心位置或其他诊断方法）马上进行简略的超声检查就可以（验证）肯定或否定临床检查的正确性，当然，首先应得到产妇知情同意。

胎头位置异常时人工破膜

活跃期延长时，医护人员常规采取人工破膜和催产素加速产程，但是在胎头位置不正时进行人工破膜是否合适仍值得关注。Cochrane回顾分析37 792例产妇（分为12组，其中10组常规早期人工破膜加催产素者为预防产程延长组，2组已经存在产程延长者为治疗组）的随机对照研究发现，预防组与治疗组间产妇或新生儿的满意度无显著差异，预防组平均产程缩短了1.1 h，剖宫产率降低了1.5%[28]。

人工破膜加催产素效果差，风险大，还得专人护理，因此我们建议最好首先采用临床实践中已证实有加速产程降低剖宫产率而且比人工破膜加催产素更安全的初级措施（如持续分娩支持、运动、体位和池浴），Cochrane的回顾引用中[29]仅找到两项人工破膜加催产素应用于治疗产程已经延长的产妇的随机对照研究，结果证实，人工破膜和催产素对改善产程和降低剖宫产率均没有意义。Barcia及其同事许多年以前提出过人工破膜的问题[29]，其他作者也提出破膜后胎头内旋转更困难[11, 30]，其可能的解释是：胎头位置不正时，如果胎膜未破前羊膜囊可保护胎头，对旋转有帮助，前羊水流出后，位置不正的胎头可能受到骨盆不均匀的压迫而过度变形，形成产瘤，手术分娩的概率增加，在已知OP位及不均倾位的产妇中，探索羊膜囊完整或破裂时胎头自行转正的可能性非常必要。如果没有充分有利的证据，其潜在风险应当受到关注（如脐带脱垂、感染）。令人惊奇的是，目前几乎所有用于加速产程进展的人工破膜都没有进行过充分的研究[30-32]。

解决及纠正头盆关系异常——胎头位置异常、头盆不称和巨大胎儿的特殊措施

除了本章的叙述外，请参阅第一章促进分娩进展的一般措施。大约有30%的胎头位置不正的产妇出现严重的腰骶部疼痛，因此帮助产妇缓解腰背痛，除要产妇尝试本章讨论的内容外，还可以采用如池（盆）浴、淋浴、腰骶部按压及按摩、膝部按压或趴在分娩球上摇摆、经皮电神经刺激、冷敷或热敷（见第十章）及皮内或皮下注射无菌水（见第八章）。

流程图5.2陈述了OP位或不均倾的处理。

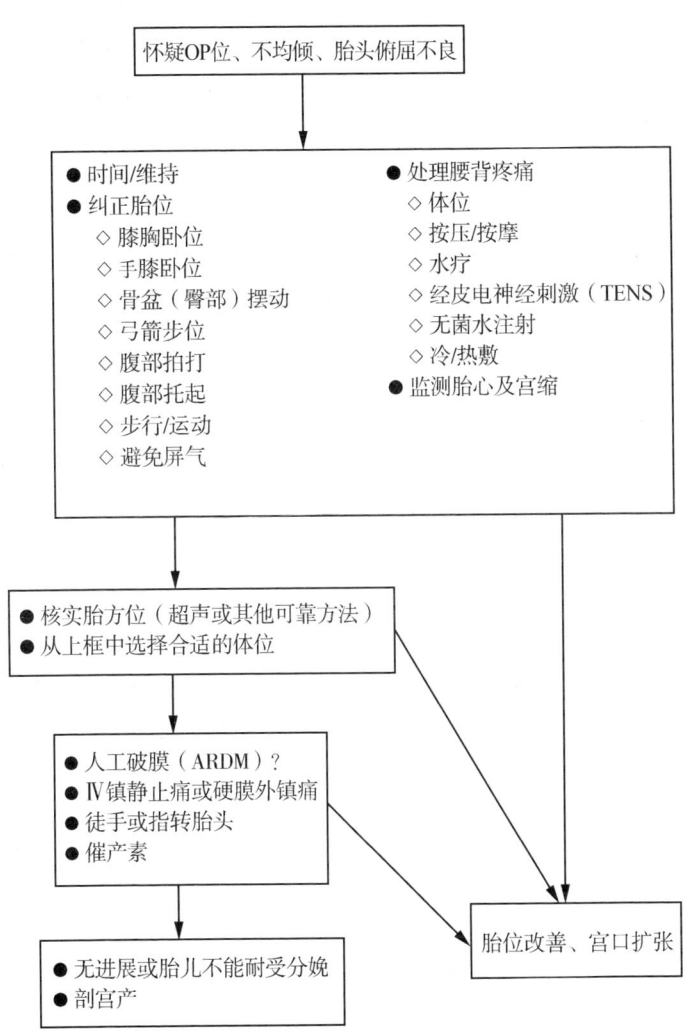

流程图5.2　活跃期怀疑胎头位置异常处理

怀疑胎位异常、头盆不称或巨大胎儿时母体的体位及运动

产妇的体位、运动改变了重力作用及骨盆的径线[33-34]，同时也改变了子宫腔内及骨盆关节的压力，胎头的位置也随之改变（见第九章的详细介绍）。

前倾位

前倾位（图5.6）有助于产程中胎头位置的改变[35]。Sutton[11]，Scolt[36]，Tully[37]和其他学者非常强调体位的作用，因为前倾位促使胎头在分娩过程中转成有利于分娩的最佳位置（参阅第九章体位在纠正头盆关系不正的解说）。

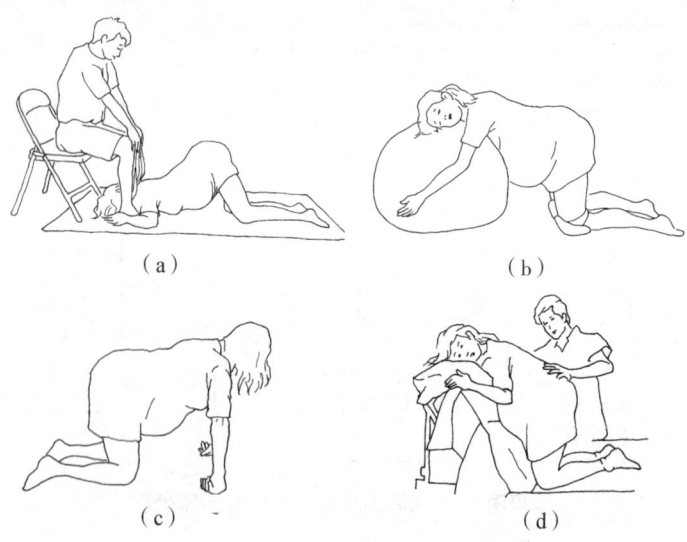

（a）　　　　　　　　　　　（b）

（c）　　　　　　　　　　　（d）

第五章

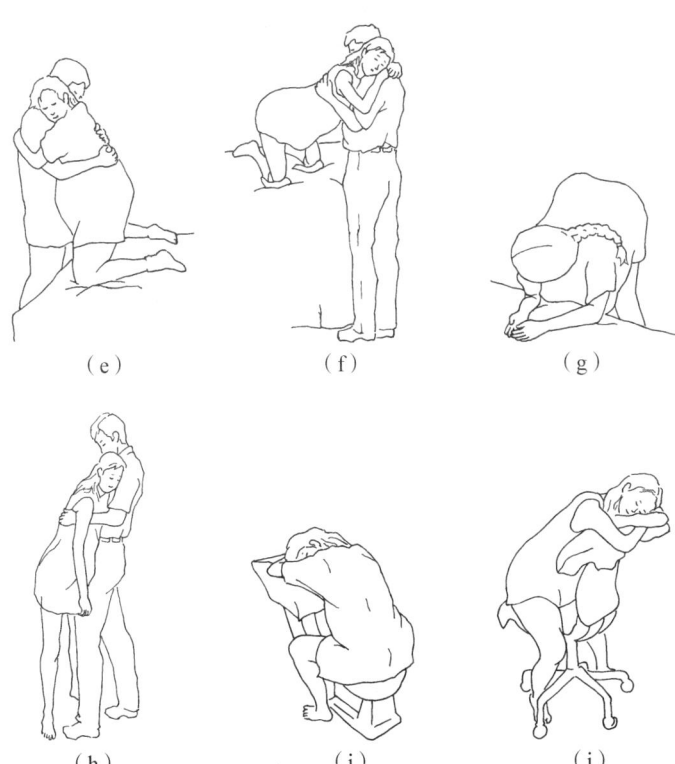

（e） （f） （g）

（h） （i） （j）

（a）分开式膝胸卧位，肩放在伴侣双胫骨间；（b）跪位，趴在分娩球上，带上膝垫；（c）手膝位；（d）跪位趴在床头上；（e）伴侣支撑跪位，带上膝垫；（f）伴侣支撑跪在床上配备膝垫；（g）站立、趴在床上；（h）靠着伴侣站立；（i）骑跨在坐厕上，面朝后；（j）骑跨在椅子上

图5.6 前倾位

侧卧位

产妇采取侧卧位或侧俯卧位，作用于胎儿的重力显著

不同。当胎儿为OP位（临床或超声诊断）时：

● 产妇侧卧位的方向应该朝向胎儿枕骨，胎背"朝向床"（图5.7，图5.8）可以促使OP位朝向OT位。

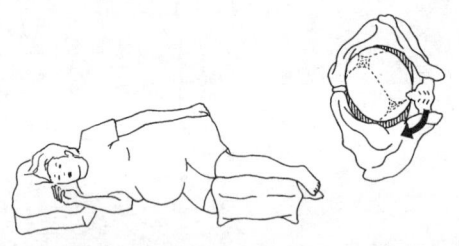

图5.7 已知或高度怀疑胎儿为OP位的产妇正确的侧卧位，胎背"朝向床"，如果胎儿为ROP位，产妇应该右侧卧位，重力将胎儿枕骨和躯干拉向ROT位

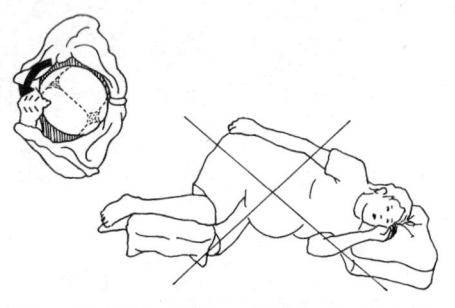

图5.8 胎儿为ROP位，产妇左侧卧位不对，胎背"朝向天花板"，重力作用将胎儿枕骨及躯干拉向正枕后位（OP位）

● 产妇取侧俯卧位，应当朝向枕骨的对侧，胎背"朝向天花板"[38]（图5.9）。

侧卧弓箭步位（图5.10），产妇侧俯卧，在上方腿的足板上轻轻加压使之向头端弯曲，这样可增宽骨盆的径线，增加胎头内回转的机会。当硬膜外镇痛下，产妇不能自身维持上述体位时，可以给予她帮助，但注意用力适度，因为产妇感觉不到髋关节是否弯曲过度。

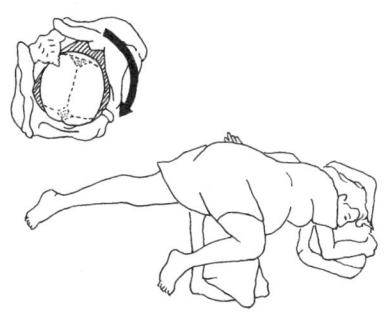

图5.9 胎儿为枕后位产妇采用侧俯卧位的正确位置是胎背"朝向天花板"。如果胎儿为ROP位，产妇应当采用左侧俯位，重力将胎儿枕骨和躯干拉向ROT位，然后是ROA位

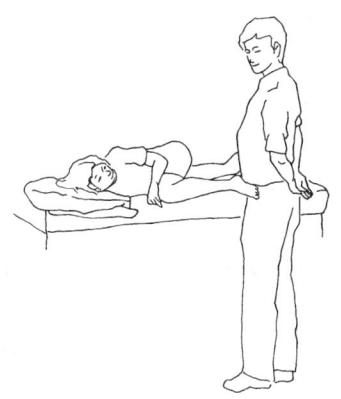

图5.10 侧卧弓箭步位

弓箭步位及运动

弓箭步位（如图5.11）原理是抬起一侧腿时能改变骨盆内腔的形态，增大该侧骨盆的径线，为胎头旋转提供更大空间，用这种体位还可以判断胎儿是OA位或OP位以及枕骨的朝向，以便产妇抬起正确的一侧腿。如胎方位不确定，产妇可以交替抬腿各两次宫缩，当明显感觉到抬起一侧比抬起另一侧舒服时，就应当抬起舒适一侧腿持续更多几次宫缩，其原理就是当胎头有更大空间时，母体就会感觉到舒服。如果没有感觉到两腿间的区别，再继续轮换抬腿各两次宫缩持续30 min至1 h。弓箭步（图5.12）采用承受体重及稍牵拉臀部外展肌的杠杆作用增宽一侧骨盆，指导产妇运动之前要掌握此技巧，参阅第九章，其原理同前。如果已知胎方位，产妇应当抬起胎儿枕骨这一侧，如果未知胎方位，两腿应交替（图5.12）。

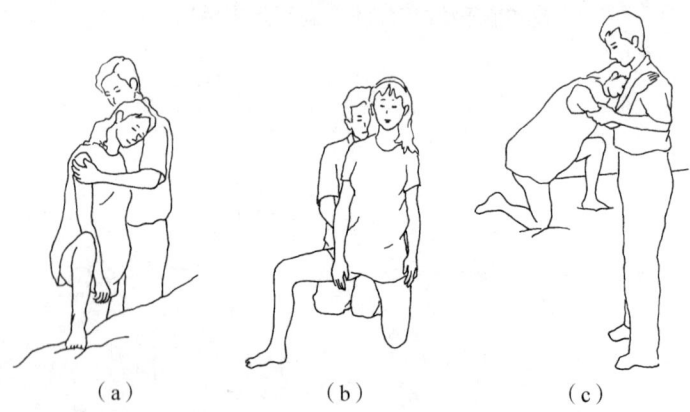

（a）　　　　　　　（b）　　　　　　　（c）

（a）站立、抬高一只腿；（b）跪式弓箭步位；（c）陪人支撑下弓箭步位

图5.11　弓箭步位

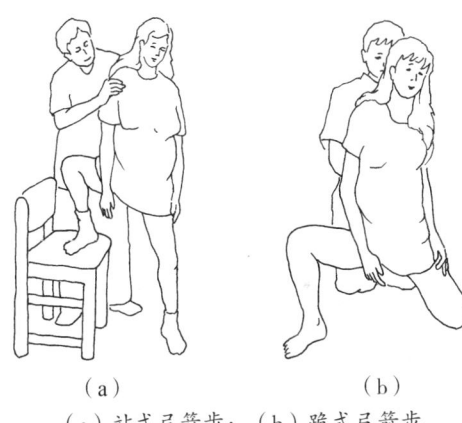

（a）　　　　　　　　　（b）

（a）站式弓箭步；（b）跪式弓箭步

图5.12　弓箭步

枕后位时产妇仰卧和半卧位

当产妇仰卧或半卧位时，重力作用使胎儿躯干压在产妇的脊柱上，压迫下腔静脉导致仰卧低血压，降低胎头转向OA位的倾向。这些位置也增加了胎儿枕骨对母体骶骨的压力，从而加剧了腰骶部的疼痛［图5.13（a）］。当产妇坐直或前倾位时［图5.13（b）］，胎头枕骨向前旋转的概率明显增加，腰骶部疼痛缓解，产妇直立位时，子宫向前倾促进胎头俯屈及入盆［图5.13（c）］，或胎头直接入盆［图5.13（d）］。

注意：悬垂腹的产妇可能需要向后仰，使胎头轴线与骨盆入口一致，参阅第四章。

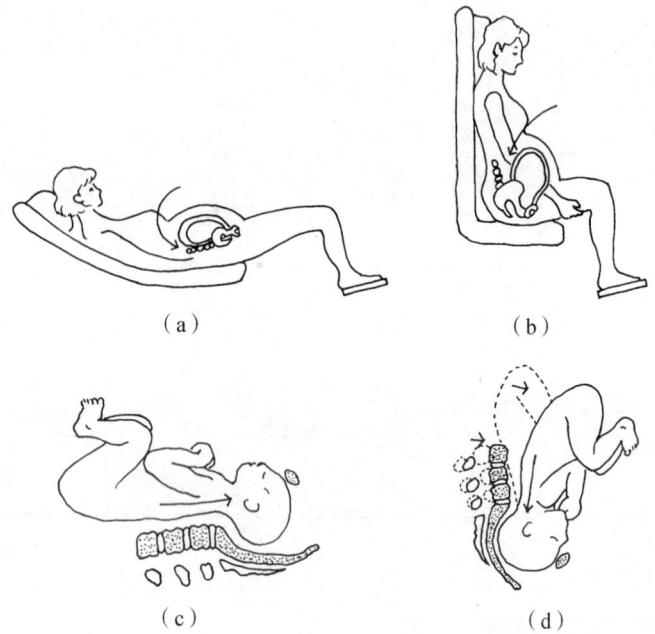

（a）产妇斜卧、子宫重量压迫脊柱；（b）产妇坐立，胎头直接进入骨盆腔；（c）产妇仰卧、枕后位，胎头额骨位于耻骨弓后方；（d）产妇直立位，胎头正枕后位入盆

图5.13　产妇斜卧、坐立、仰卧、直立时胎儿位置

[Adapted from Fenwick L，Simkin P.（1987）. Maternal position to prevent or alleviate dystocia in labor. Clin Obstet Gynecol 30（1）：83–89.]（摘自参考文献［38］）

腹部托起

　　为了使宫缩时胎轴与骨盆轴（产轴）保持一致，产妇屈膝使骨盆上提，双手放在下腹托起腹部[12]（图

5.14），用浴巾或布（大约宽45 cm，折叠成宽15 cm，长150～180 cm）协助托起腹部。注意：罕见情况，脐带正位于母腹前下方，布带或浴巾上托腹部时可能压迫脐带，因此护士及助产士在做此操作时需定期监测胎心音，如果发现胎心减缓或胎动过度活跃，应当停止操作，参阅第九章关于腹部托起的完整说明。

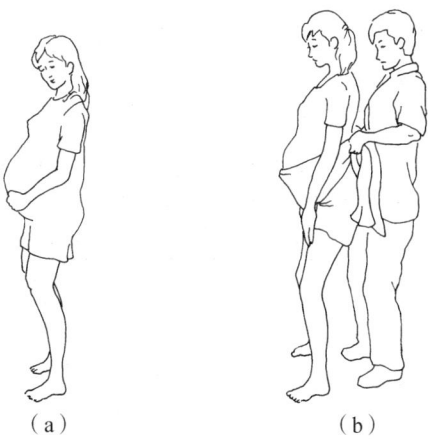

（a）　　　　　　　　（b）

（a）双手托起腹部；（b）用布带托起腹部

图5.14　腹部托起

无法控制的过早屏气用力

很多产妇在宫口近开全时会轻度或中度屏气用力，这可以通过改变体位或呻吟来控制，然而这种活跃期不能控制的强烈的屏气感常合并枕后位。尤其是胎头入盆后，此时医务人员常面临是否让产妇用力的问题（流程图5.3）。一方面，活跃期延长及OP位时，这种用力可能导致宫颈水肿甚至撕裂，而产程无进展；另一方面这种感觉不能控制。

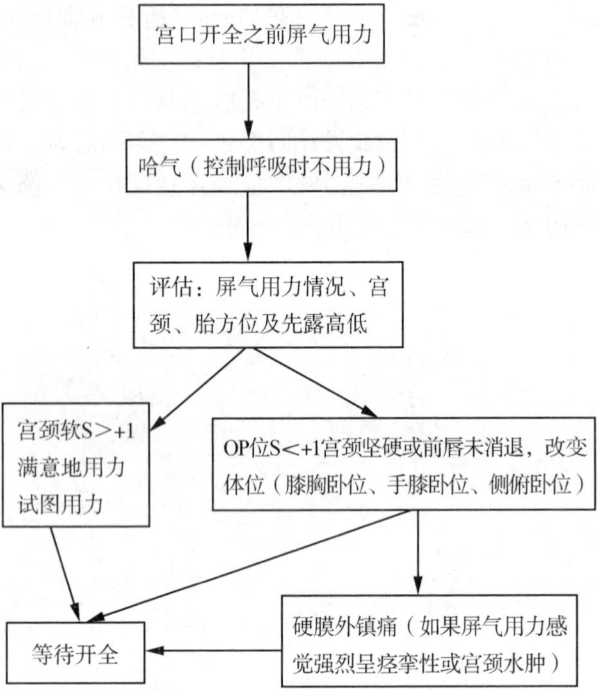

```
┌─────────────────────────┐
│  宫口开全之前屏气用力     │
└─────────────────────────┘
            ↓
┌─────────────────────────┐
│ 哈气（控制呼吸时不用力） │
└─────────────────────────┘
            ↓
┌─────────────────────────┐
│ 评估：屏气用力情况、宫   │
│ 颈、胎方位及先露高低     │
└─────────────────────────┘
```

┌──────────────────┐   ┌──────────────────────────────────┐
│ 宫颈软S＞+1   │   │ OP位S＜+1宫颈坚硬或前唇未消退，改变 │
│ 满意地用力   │   │ 体位（膝胸卧位、手膝卧位、侧俯卧位） │
│ 试图用力   │   │   │
└──────────────────┘   └──────────────────────────────────┘

┌──────────────────────────────────┐
│ 硬膜外镇痛（如果屏气用力感   │
│ 觉强烈呈痉挛性或宫颈水肿）   │
└──────────────────────────────────┘

┌──────────────┐
│ 等待开全   │
└──────────────┘

流程图5.3　过早屏气用力处理

改变产妇体位如手膝卧位（图5.15）、侧俯卧位（图

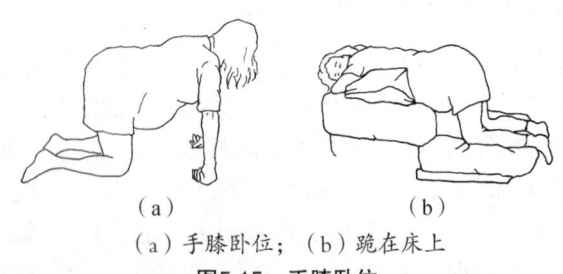

（a）　　　　　　　　（b）

（a）手膝卧位；（b）跪在床上

图5.15　手膝卧位

5.16）和分开式膝胸卧位（图5.17）可通过重力作用将胎头作用于宫颈的压力解除，同时也解除了作用于阴道后壁的压力（这些可能是过早屏气用力的原因）。手转胎头（参阅第八章）也许有帮助。

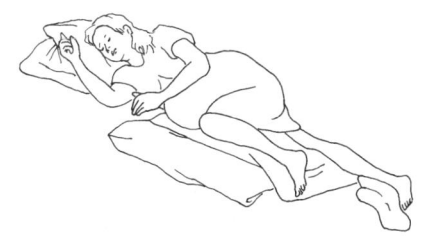

图5.16　侧俯卧位（夸张式Sim's体位）

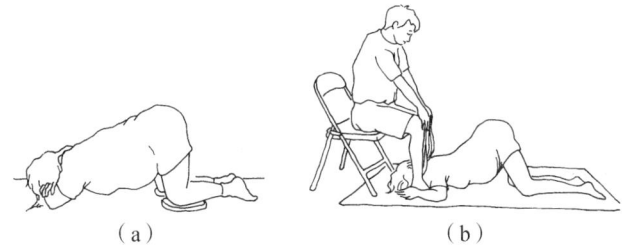

（a）　　　　　　　　　（b）

（a）分开式膝胸卧位；（b）分开式膝胸卧位，肩放在伴侣双胫骨间

图5.17　分开式膝胸卧位

宫缩乏力

如果出现宫缩乏力，应考虑下列因素：长时间不活动、药物、脱水或精神心理因素。

长时间不活动

产妇是否保持一种体位30 min以上不动呢？改变产妇体位可以诱发较强的宫缩，其原因可能是由于胎儿体位的移动或是子宫血液循环的改善；直立位和运动，如步行可以增强宫缩，相反与其他体位相比仰卧位与宫缩减弱相关[39-40]，仰卧位还可致仰卧低血压（母体血压下降致胎盘血流减少）。

限制卧床的产妇（如妊娠期高血压、镇痛和麻醉、胎心反应不稳定或习惯）也可用变换体位来加速产程。如果产妇感觉腰背痛或存在胎位异常的其他象征时，参阅第九章侧卧位关于产妇应当侧向哪一侧的建议。

如果没有胎位异常的表现，或者难以确定胎背位于哪一侧，可以尝试"翻滚法"，翻滚时（见图5.18）产妇轮流采取下列体位，每种体位20～30 min，即半坐位、左侧卧位、左侧俯卧位、手膝卧位、右侧俯卧位、右侧卧位，再回到半坐位。但要避免产妇或者胎儿不能耐受的那些位置（参阅第九章）。

遗憾的是，几乎没有人对步行和改变体位改善难产的作用进行过研究。最近Cochrane分析发现步行和直立可以平均缩短正常分娩的第一产程约1 h，而没有发现对产妇和胎儿的副作用[41]，因此应当鼓励产妇采用自己喜欢的体位，更有趣的是步行缩短产程的作用与人工破膜加催产素相同[28]（参阅第九章关于步行、爬楼梯改善产程的解释）。当然也可能存在心理因素的作用，当产妇躺在床上，一大堆人站着围观她时，她会觉得自己无助或无能，而当她站起来或坐着时，会觉得自己更有力和情绪更开朗乐观。

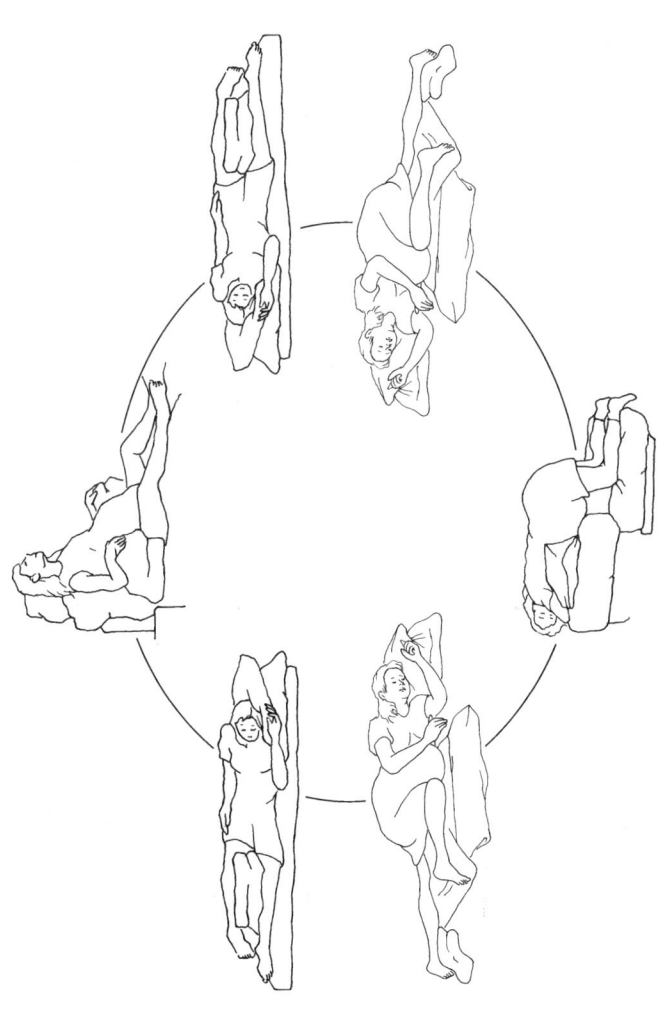

图5.18 未知胎方位时，产妇变换体位的顺序

药物

临产早期接受分娩镇痛的产妇可能出现短暂宫缩减弱，药物作用过后宫缩会增强，当然产妇不一定耐受。

硬膜外镇痛会干扰产程进展吗？虽然硬膜外联合椎管内麻醉分娩镇痛的效果最好，对产妇心理影响最小，但有两篇文章比较了硬膜外镇痛与非硬膜外镇痛，前者出现产程延长，阴道自然分娩率降低，器械分娩（阴道助产）和其他与分娩进展无关的副作用增加[42-43]，在要求使用硬膜外镇痛者中似乎胎位异常的出生率受到影响。一项大型的对1 562位初产妇（其中1 437例92％硬膜外镇痛，125例非硬膜外镇痛）的前瞻性对照研究结果显示[14]，在接受硬膜外镇痛之前她们之间的腰骶部疼痛及胎位异常均无明显差异。但是在娩出时，前者的OP位比后者高4倍（12.9％：3.3％），而OT位则相似（8.1％：7.3％）；手术分娩率（包括器械助产和剖宫产）在胎头位置异常组明显升高——OP位82％，OT位86.5％，而OA位仅23.8％。研究提示硬膜外镇痛，由于增加了枕后位的发生率，从而间接升高了剖宫产及阴道助产率。

最近在美国、加拿大、英国的一些调查发现，硬膜外镇痛率分别为76％、57％和37％（英国包括椎管内腰麻和全麻）[44,46]，由于硬膜外镇痛的使用方案不同，很难也不可能确定镇痛时间与副作用之间相互关系（除产时发热的例数随镇痛的时间增加外）[42]，一些主张采用初级干预措施的医务人员和病人主张首先采用各种非药物镇痛的措施，以避免或推迟使用硬膜外镇痛，其目的是尽可能减少其副作用。

脱水

很多产妇都愿意分娩时喝水解渴或湿润口腔，如果允许她们喝水或经常供给足够的饮料，她们就不会缺水。一般很少要求正常产程的健康产妇"禁食"，但是要求产妇限制水分摄入的现象仍然相当普遍（例如只允许喝一小口水或嚼一小块冰）[44, 47-48]，特别有些医务人员经常把产妇当作将要剖宫产手术的对象，她们情愿给产妇静脉输液，虽然这样对产妇存在潜在危险和弊端（新生儿低血糖、母体及新生儿低钠血症、产妇心情紧张、液体过量、产后水肿及乳房肿胀）[47]。防止脱水最简单的方法就是让产妇渴了就喝水或电解质平衡液、肉汤、果汁，但要注意记录她们的出入量。

脱水的高风险出现于整个产程频繁呕吐的产妇。这种情况下限制喝水虽然可能会减少一点呕吐的量，但并不会减少呕吐的次数。其实，喝一点水或果汁会使产妇更舒适，虽然她仍然会呕吐，最好是静脉输液补充足够的水分。

液体过量

为了解渴喝水超量——类似静脉输入过多低渗液体超负荷，导致水中毒、低钠血症，其后果是第二产程延长[49]（参阅第二章及第五章详细解释）。

产程中的饮食

从20世纪40年代、50年代直至80年代，北美及英国限制产程中产妇进食及饮水相当普遍，这种规定主要是考虑全麻的产妇可能吸入呕吐物（食物碎片、胃酸），其实空腹并不能解决此问题。空腹时胃分泌物酸度更强，如果吸入，比非空腹的损害性更大。安全的麻醉技术是避免吸入的可靠保证，而且现在全麻已几乎全部被腰麻、硬膜外镇痛取代。

对于低危但产程延长的产妇限制营养（低钾血症、低血糖、产妇饥饿和口渴）的危险可能大于全身麻醉，活跃期产妇消化功能可能减退，食欲下降，但她们仍然想喝水，因此"禁食"这种制度至少在临产早期要放开（甚至对某些硬膜外镇痛的产妇）。有些更加开放的医务人员允许产妇整个产程都进食。

警告：饮水过量（水中毒），强迫产妇饮水超过身体负荷的水分可能引起水中毒及低钠血症，当产妇需要时，应当定期提供饮料，但是喝不喝或喝多少应该由产妇自己决定。

疲劳

产妇疲劳、担心和害怕是产程延长的主要原因时，按摩、音乐、暗光、芳香治疗、意念想象、池（盆）浴、淋浴或其他任何使产妇安心、放松和有促使产程进展的方法都可以使用。耐心和善于诱导产妇情绪转移的医务人员或导乐对她们的抚慰可以减轻产妇的顾虑，对于疲劳的产妇而言，改变体位（图5.19）比其他方法更能让产妇安静休息和受欢迎。

子宫酸中毒

最近研究发现某些产妇宫缩时子宫肌层血管闭塞，组织缺氧使子宫肌层内乳酸潴留。这种局部乳酸堆积（使子宫肌层毛细血管pH值降低）和低氧饱和度能使子宫的收缩

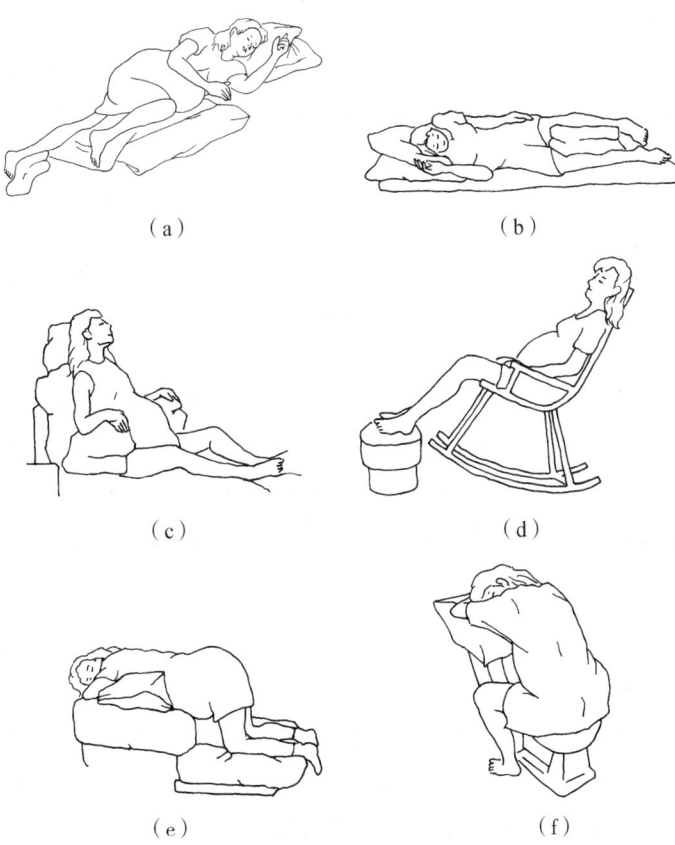

（a）侧俯位；（b）侧卧位；（c）半坐位；（d）坐在摇椅上；（e）跪在床上；（f）跨坐在坐厕上

图5.19　疲劳产妇的体位

力及频率下降[50]，这种情况下用催产素可能加重乳酸血症，让子宫（和产妇）休息可能更合适。暂时延长子宫收缩的间隙期可能加速乳酸的清除，使子宫收缩恢复正常。

第五章

有必要对子宫中毒的病理生理、预防和处理进行进一步研究，以阐明它们对产程的影响，掌握异常分娩过程中酸中毒产妇潜在的机制，开发一些矫正这些情况的方法也值得探索。

宫缩乏力的原因不明

除了在第二章陈述的技巧（诱发较强宫缩）外，下列方法也可加强宫缩：

乳房刺激

第五章

乳房刺激用于启动分娩或加速产程已经几个世纪，助产士和其他主张初级干预的医护人员，尤其是医院外的接生场所常常使用乳房刺激技术，她们要产妇或伴侣轻轻地按摩一侧或双侧乳头或乳房以促进体内催产素的释放，从而增强子宫收缩，甚至还有使用吸奶泵的方法[51]。刺激乳头时，必须密切监护胎儿及预防宫缩过强，目前只有一小项乳房刺激与催产素加速产程的对照研究[52]。

由于存在方法学的问题，无法得出有关效果的可靠结论，其他都是一些刺激乳房引产和宫缩应激试验的研究[53]。有乳头刺激用于高危孕妇宫缩应激试验引起强烈宫缩的个案报道，Cochrane回顾分析了应用和不用乳房刺激引产的结果发现，如果开始时宫颈条件很好，乳房刺激组3天内发动分娩的概率较非刺激组高[53]，而比较乳房刺激与催产素，两者发动分娩的成功率相同，回顾分析中低危孕妇未发生宫缩过强，虽然乳房刺激似乎在产程进展缓慢的产妇中可以作为一种有用的方法，但用于加速产程（与引产相反）还缺乏充分的研究[51]。

步行和改变体位

步行和体位变换包括直立位，在不加任何干扰的情况下，能改善宫缩效果平均缩短第一产程1 h，对母体和胎儿均无副作用，自由活动增加产妇对分娩的满意度[39-41]。虽然自由活动的好处是有限的，对于加速产程的效果也没有完全肯定，但是至少能使产妇控制情绪，感觉更舒服。

指压或针灸

这些传统的东方疗法可以用于刺激宫缩频率，指压法对分娩镇痛和加速分娩的效果已经进行过研究，指压与轻微皮肤拍打或聊天的对照组比较，疼痛的程度降低[54-55]，两项研究报道如果使用恰当无任何副作用，第一产程明显缩短[55-56]（参阅第十章）。

产程中使用针灸需要经过特殊训练的有合格针灸师证的助产士或医师（参阅第八章有关针灸的内容）。

水疗（池浴或淋浴，图5.20）

浮力、水压、温热、皮肤刺激及其他因素使身体放松，可暂时缓解疼痛及减少儿茶酚胺的释放[57-58]，加速活跃期进展，可能的机制是由于解除了产妇的压力、紧张、焦虑或痛苦，参阅第十章关于水疗的指南。

一项针对难产产妇的随机对照研究，一组用常规方法加速难产产程（破膜及催产素），另一组用水浴法加速产程，水浴4 h后，再评估产程进展情况。如果无进展，则改用常规方法。结果发现水浴组中29%不需要加速产程，而常规组中96%需要进一步加速产程[59]，由此说明水浴组需要加速产程者明显低于常规组。

池浴的时间很重要，在第四章已陈述，临产早期池浴可能使宫缩延迟及减弱，而活跃期池浴可加速宫颈扩张[57]。

第五章

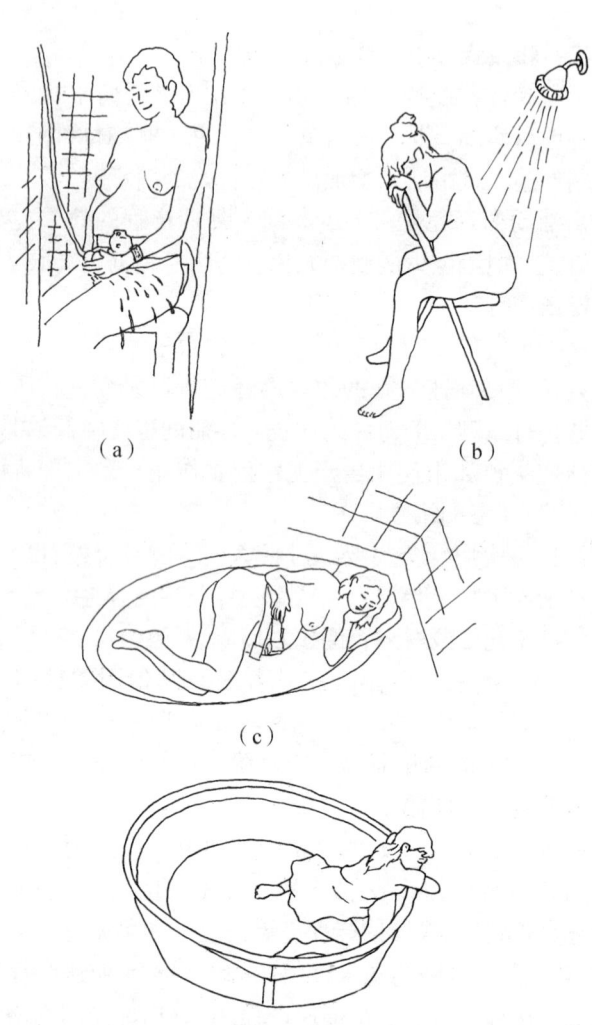

（a）淋浴产妇腹部；（b）淋浴产妇背部；（c）浴
缸中待产；（d）浴池中待产

图5.20　水疗加速产程

最近一项Cochrane文献复习报告指出，第一产程池浴能显著降低硬膜外/脊髓内镇痛的应用，而产程中池浴的其他好处由于资料不足尚未能确定，但是没发现对胎儿/新生儿或产妇由于在水中待产或分娩副作用增加的证据[60]。

总之，限制产妇活动、限制饮食、引起产妇焦虑和过多或过早使用药物都可使宫缩延迟及减弱，改变这些旧的处理方法非常必要。因为用生理学的干预措施来纠正这些旧方法所造成的不良影响是非常困难的，只有首先使用低风险的、无痛苦的、促进分娩进展的措施来维持产程正常，当这些措施无效时，再行人工破膜或静脉滴注催产素以及其他必要的产科干预。

宫颈水肿及前唇持续不消退

变换体位常用于解除宫颈前唇不消退（除前唇外宫颈已全部开全）或缓解宫颈水肿（如果不处理水肿会加重），宫颈持续不消退及水肿的原因是由于胎先露作用于宫颈的压力不均匀或宫颈被嵌顿在胎头与耻骨弓之间。下列方法可纠正这种情况。

促进宫颈前唇退缩及缓解水肿的体位

通常产妇都知道她们该做什么，当产妇自由选择更舒适体位的时候，她们很可能就选择了缓解宫颈前唇不消退及宫颈水肿的体位。如果不成功，则改变体位以缩短胎头或耻骨弓压迫宫颈的时间可能是最好的方法，重力或抗重力的位置如手膝卧位、趴在分娩球上的位置或分开式膝胸卧位（膝关节与腹部的角度较大）（图5.21）可以使胎头离开宫颈而解除部分压力，侧卧位、侧俯卧位或站立位（图5.22）可以重新调整作用于宫颈的压力，使宫颈前唇回复。

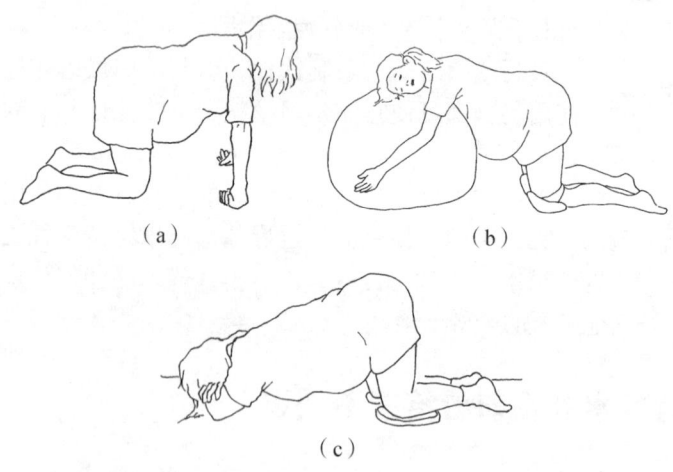

（a）手膝卧位；（b）趴在分娩球上；（c）分开式膝胸卧位

图5.21　促进宫颈前唇退缩及缓解水肿的体位

其他方法

浸泡在深水池中，浮力及"失重"可以减轻重力作用，从而解除胎头对宫颈的压力。

我们正准备把宫颈冰敷、樱草花油和/或山金花油直接涂抹宫颈缓解宫颈水肿的辅助方法编入助产士教材，虽然目前还缺乏相关报道，但值得学科评价。

徒手上推宫颈前唇

有时上述方法都不成功，不得不采用徒手上推宫颈前唇的手法。很多助产士、护士及医生都采用过此方法，将

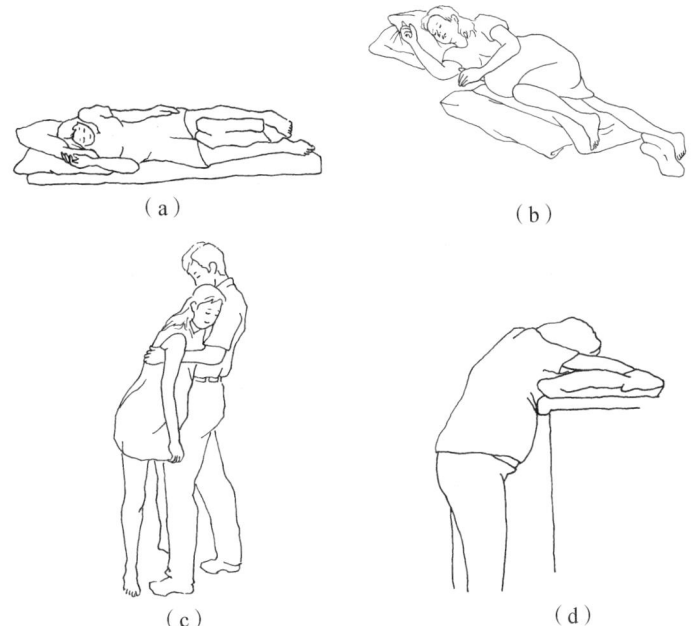

（a）侧卧位；（b）侧俯卧位，下面那只手放在前面；（c）靠着伴侣站立；（d）站着趴在台面上

图5.22

在第八章讨论。

怀疑心理性难产

"心理性难产"是指由心理压力和由此所致的儿茶酚胺分泌过多引起的内分泌功能紊乱，高水平的儿茶酚胺能降低产时子宫胎盘循环导致宫缩乏力、胎儿缺氧。此外，根据Michel Oden观察到[62-63]，持续的干扰如繁华忙碌、生疏的环境，包括声音、灯光、与产妇大声谈话、向产妇提问

都会使产妇身心不可能或很难放松，这些干扰过度刺激大脑皮层，阻碍产妇把精力集中于分娩。如果大脑皮层放松就会有更多初级神经反射作用于产程在第二章已解释，也解释了心理性难产的心理生物学基础。

评估产妇的应对能力

应对分娩的西方文化背景（态度）

分娩教育项目是20世纪40年代首次推出。当时，对产妇应对分娩的本能和多感官的应对方式了解甚少。从那时起我们学了很多东西，但是陈旧的思想观念已经在西方文化中打下了深刻烙印，很多人认为宫缩时产妇保持安静和不活动就是"应对良好"，看护者、伴侣和产妇自己都相信产妇活动或发出声音是应对不良的表现，因而常常想方设法要产妇平静下来。现在我们才认识到动觉和听觉的应对方式常常对缓解产痛和紧张情绪非常有效，也就是说，她们运动和发出声音比以前安静不动有效得多。

第一产程的应对要素

当我们密切观察那些积极发出声音的产妇时，发现其中一部分是有节奏的。而另一些是无节奏地乱喊乱叫，那些按节奏活动的产妇应对良好，虽然她们有时是大声的、活跃的。

第一产程，节奏是应对的基本要素，就像身体的耐受力、某些类型的冥想、瑜伽、自我平静技巧是分娩成功的关键。有节奏地呼吸、发声、摇摆、轻拍、自我敲打乃至节律性心理活动，例如宫缩时数呼吸、背诵诗词、高声或低声唱歌，这些都是产妇使用的节律性应对技术。通常，在进入活跃期后，她们再也不使用妊娠期教育课堂上所学的技巧，虽然这些在产程早期使用有效。活跃期运动是唯一的没有事先计划的，当产妇没有担惊受怕，未受到干扰和行为限制时它们就会自然地表现出来。当产妇开始启动这些自发的节律性行为时，大脑认知部分的活动减少，她们的行为部分变得更加本能化。在产后，产妇对自己产程中有节奏的行为及其奇特的效果常表示惊讶。

其他在宫缩或宫缩间隙时产妇表现出来的不自主行为，如放松和某些习惯动作，这些习惯动作是指相同节奏在许多次宫缩中重复并连成一串的行为，常常会有其他人参加（如伴侣、导乐或其他人）；产妇更希望在每次宫缩时都做让她感觉舒服的动作，如拥抱、轻抚或摇摆，伴着产妇的呻吟或节奏和她说话。如果节奏被打破了，应帮助她恢复，这三个应对机制——放松（Relaxation）、节奏（Rhythm）和习惯动作（Ritual）称为3Rs，它们构成了第一产程的应对要素。

医护人员在产程中评估产妇状况时，应当观察她的应对动作。不管产妇在做什么，只要是有节奏的就说明她在应对，如果丧失了节奏，就应当帮助她恢复。如果无法确定产妇焦虑的原因，更应该评估产妇的心理状况，参阅本章"产妇焦虑的原因不明"。

总之，产程中产妇应对良好常包括她本能的发声、运动和自我安慰行为，第一产程放松、节奏和习惯动作（3Rs）是应对良好的表现。

活跃期心理性难产的特征

心理性难产的产妇有以下表现

● 表现恐惧、焦虑或衰竭。

- 对子宫收缩缺乏节奏性和习惯动作反应。
- 提问多或对周围保持高度警觉。
- 表现出非常"无助"。
- 表现极端羞怯、谨慎。
- 对微弱宫缩或检查反应强烈。
- 肌张力升高。
- 对医务人员要求过分，不信任、发怒或不满意。
- 严重失眠、高度戒备、"神经质"或易受惊吓。
- 对医务人员的行为表示强烈的控制欲。
- 产程好像"失去控制"极端痛苦、翻滚、恐慌、尖叫，对建议和提问置之不理，坚持需要帮助。
- 担心宫缩加强时自己会失控。

或者，产妇可能未表现出任何引起人们怀疑的心理性难产的行为（参阅第四章和第十章有关恐惧和焦虑是否引起难产的方法）。

心理性难产的潜在因素

- 既往难产史。
- 创伤住院史。
- 儿童期身体、性或情感虐待（见本章性虐待对产妇的影响）。
- 源于家庭的问题（心理疾病、药物滥用、父母不和及其他家庭问题）。
- 担心目前自己或宝宝的健康。
- 家庭暴力（现在和过去）。
- 文化因素。包括信仰造成的极度羞耻感，如裸体时被人看见，分娩时被男性看见或工作人员的行为方式与其期望相反。

- 语言、听力障碍及其对周围发生的事情不理解。
- 滥用药物。
- 母亲逝世（特别是分娩时或年幼时）。
- 对分娩的认知不足（如兄弟姐妹残疾或者本人出生时母亲的可怕经历）。

帮助产妇表达恐惧，稳定情绪

当然，妇幼人员不能进行心理治疗，但是在宫缩间隙期向产妇提一些敏感性问题有助于她表达自己对分娩的畏惧。围绕这些问题为产妇提供更有效的关心帮助，如问她"刚才宫缩时你在想什么？""现在你感觉如何？""你知道你的产程为什么慢下来吗？"可能会暗示下列常见的困扰或其他因素：

- 精疲力竭。
- 担心痛苦会加剧。
- 担心身体受到伤害，如牵拉、会阴剪开、撕裂、缝针或剖宫产，甚至说"以后再也不生孩子了"。
- 如果有过剖宫产史会担心子宫破裂。
- 担心阴道分娩会损伤宝宝（认为剖宫产安全、容易）。
- 担心失控，失去尊严，或"像个傻瓜一样"，或"丢脸"。
- 担心侵入性操作，如阴道检查、注射、验血或其他。
- 害怕陌生人，担心医务人员对自己发号施令，控制自己的行为。

● 担心不会照顾孩子成为一个"糟糕的母亲"。

● 害怕被宝宝的父亲、医务人员或他人抛弃。

● 害怕死亡〔注意，在第一产程末期，由于儿茶酚胺的分泌达到高峰及"排胎反射"（参阅第二章），有些产妇有短暂的濒死感是常见的，这与难产无关[63]。这里指的是一种贯穿在整个妊娠和分娩期的持续长久的恐惧感〕。

了解大多数产妇对临产、分娩及新生命将出现在她们的生活中会产生惧怕和焦虑非常重要，但这并不意味着这些产妇都会难产，然而有些产妇的心理障碍足以影响她们的产程。但是，如果能事先了解并得到帮助，这些心理问题的负面影响就可降低，在任何情况下，她们都会深深感受到医务人员对自己的关注和照顾。

如何帮助产妇解除紧张情绪

当发现（或怀疑）产妇惧怕、担心之后，应当采取下列部分或全部措施：

● 如果需要，可提供语言翻译，安排文化素质较高的医护人员为之服务。

● 重复产妇说过的话，以核实你对产妇意思的理解（"你的声音好像在担心你的孩子是吗？"）如果真的如此，然后：

● 承认产妇的担忧，而不是否定，如"是呀，其他产妇告诉我，她们也有这种担忧"或"那一定会担心，我们也非常关心你的宝宝，我们正在密切观察宝宝的胎心呢"。

- 提供可信的信息（不是空承诺），如"当我听胎心时，胎心非常好，你想知道分娩过程中，宝宝是怎样适应宫缩吗？他们确实具备惊人的适应能力"。

- 观察宫缩时，了解产妇的情感和行为及进一步的需求。

- 宫缩间隙时，告知产妇胎儿娩出后，有许多支持资源。例如：产妇担心自己不能胜任做母亲，告诉她有双亲课程和支持组织，24 h热线电话，随时可提供帮助；使她认识，分娩不是解决她能否胜任父母角色的时间，同时还要告诉她，她所关心的问题也是大家所关心的，她不是孤立的，这些安慰和帮助足以使她安心，产程重新开始。也许，消除产妇的恐惧感会使她更放松，大脑皮层的"初级"部分将主导和推动产程进展。

- 提出一些对产妇有用的能改变现状的建议（非决断性的），比如躺着没有帮助，可鼓励她站立或活动。

- 形象联想或思维重构是帮助产妇克服焦虑的有效方法，如果她表现出对孩子的关心说"可怜的宝宝——小小的脑袋被迫通过狭小的骨盆"，可帮助她想象"孩子的头是紧贴柔软宽敞的产道滑行而下"（向她描述成熟的宫颈和阴道是柔软富有弹性的，就像她的舌舔自己的嘴唇一样）。

- 如果产妇不能应对太多的身体不适，按摩、水疗或药物可能会有帮助。

流程图5.4总结了心理压力导致难产的处理。

第五章

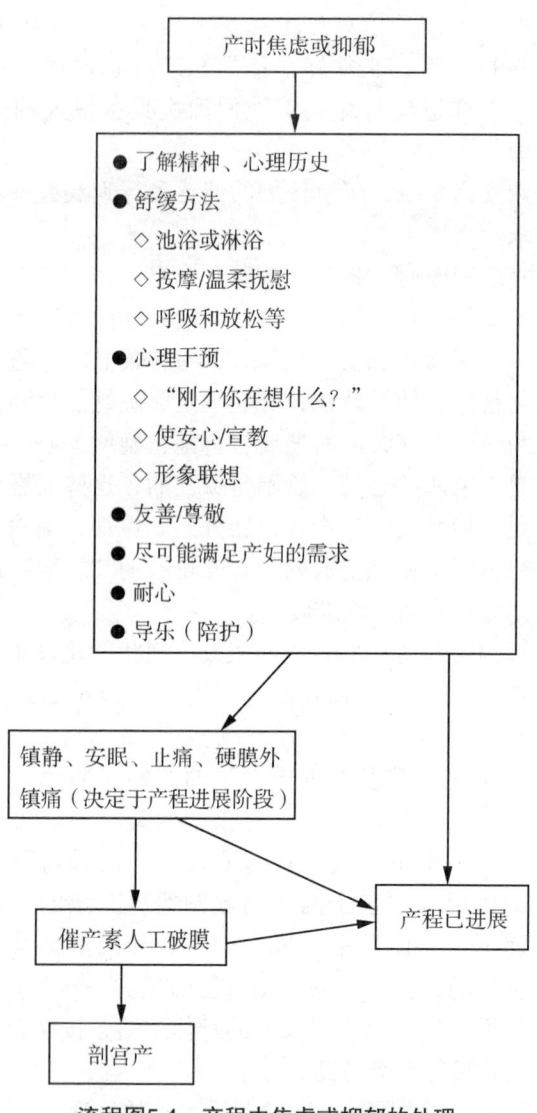

流程图5.4 产程中焦虑或抑郁的处理

儿童期遭受性侵犯者的特殊需求 [64]

儿童期受过身体或性侵犯的产妇，产程中往往会有严重的焦虑，特别是以下情况时：

- 侵入性操作会唤起她童年时的不幸经历，如阴道检查、器械或手放入阴道、抽血或静脉输液。
- 童年时，由于失控或脆弱受到伤害，从此学会了绝不失控。
- 尊严、裸体和暴露。
- 有权威的人士（助产士、护士、医生），比产妇懂得更多，她们的行为使产妇痛苦，童年时曾是这些权威的受害者。
- 被要求"放松、听话或宫缩时加油"的同时承诺不会受到太多的伤害，这些在遭受性侵犯时也听过的话。
- 用力从阴道娩出孩子，这种疼痛和伤害可能会唤起儿童时受性侵犯的记忆。

有时，性侵犯的受害者对上述情况表现强烈的抵触或愤怒情绪，医务人员不要引起她们的不良反应，要记住产妇对这事物的反应是有正当理由的，而医务人员不是理由。如果发现产妇有上述某些行为，应当怀疑她有性或其他侵犯史，甚至有时她很难缠或不讲理时，也要尽力做到耐心、友善倾听她的心声，满足她的特殊要求。如果她得到了安全感，产程进展就会更顺利，同时她心情也会更好。

与工作人员关系紧张或不融洽

如果发现产妇与任何工作人员关系紧张，工作人员或相关领导应该就这些具体问题和不同意见进行讨论。所有产妇都需要我们去倾听、尊重和认真对待，她们才会相信我们。也许工作人员在某些制度上要做一些让步以满足她们的需求，但又不能影响工作及产妇的安全。有时发现所安排的助产士、护士与产妇关系不融洽时，最简单的处理方法是更换其他工作人员，以营造良好气氛，不要责备任何人，只要知道彼此不融洽，处理完就行了（注意，在英国的某些地方，有"不更换医护人员"的制度，这也不是什么问题）。

如临产前（入院前）遇到这些问题，就可事先安排一个善于言辞、善解人意的助产士或护士，或允许产妇带着导乐（专业分娩支持者）陪伴分娩，导乐可给产妇提供额外的心理支持，减轻医护人员的负担。

产妇焦虑的原因不明

有时医护人员不明白为什么产程进展不顺利，未发现身体有什么异常，产妇也未表现出任何心理方面的问题。此时，可等待产妇宫缩过后问她一些问题，如"你可以告诉我刚才那阵宫缩时在想什么吗"等。产妇的回答可能反映出部分心理状态，例如"我刚才正在做孕妇学校学到的呼吸及放松动作"，这就说明她正在应对宫缩，更应该鼓励她继续做下去，如果她说感到害怕或没有信心，或者非常痛苦，甚至不能再坚持，就说明她已经很困苦，需要心理支持。

医护人员应当用适当的方式（与文化背景相匹配的方式）帮助产妇，承认她的痛苦并且安慰她，握着她的手抚慰她，解除她的恐惧心理；还应指导家人及产妇采取一些自我安抚的措施。一项值得注意的研究发现，临产早期就表现出忧郁的产妇，产程延长、胎儿窘迫及人工干预分娩的概率增加[65]。如果心理压力能及时发现，及时采取一些额外的支持、安慰、鼓励和帮助的措施，由心理压力所带来的不良影响就可避免。

总之，人们对精神心理因素在分娩中的影响比对生理因素了解少得多。其实，两者都同样重要，因此应对产程中产妇的心理状态高度关注，心理变化对产妇的影响可能远远超出你的想象。

第五章

结论

活跃期延长可能有许多原因。我们阐述了发现这些原因的方法，当产妇和胎儿情况良好时，针对这些原因的措施和行动可集中于存在的问题，有时一个问题不止是由一个原因引起，必须针对不同的原因采取不同的措施。

参 考 文 献

[1] O'Driscoll K, Meagher D, Boylan P. (1993). Active Management of Labour (Vol. 2). London, Mosby-Year Book Europe.

[2] Friedman E. (1995). Dystocia and "failure to progress" in labor. In Flamm BL, Quilligan EJ, editors. Cesarean Section: Guidelines for Appropriate Utilization. New York, Springer-

Verlag.

[3] Sweet B, Tiran D, editors. （2009）. Mayes' Midwifery: A Textbook for Midwives, 13th edition. London, Bailliere Tindall.

[4] Enkin M, Keirse M, Neilsen J, Crowther C, Dulet L, Hodnett E, et al. （2000）. Monitoring the progress of labour. In A Guide to Effective Care in Pregnancy and Childbirth, 3rd edition. New York, Oxford University Press.

[5] Zhang J, Troendle J, Yancey M. （2002）. Reassessing the labor curve in nulliparous women. Am J Obstet Gynecol 187（4）: 824-828.

[6] Satin A. （2009）. Abnormal labor protraction and arrest disorders. In Basow D, editor. Waltham, MA, Up To Date.

[7] Albers L, Schiff M, Gorwoda J. （1996）. The length of active labor in normal pregnancies. Obstet Gynecol 87（3）: 355-359.

[8] Page L, editor. （2000）. The New Midwifery: Science and Sensitivity in Practice. Edinburgh, Churchill Livingstone.

[9] Foley M, Alarab M, Daly L, Keane D, Rath A, O'Herlihy C. （2004）. The continuing effectiveness of active management of first labor, despite a doubling in overall nulliparous cesarean delivery. Am J Obstet Gynecol 191（3）: 891-895.

[10] Sinclair C. （2004）. A Midwife's Handbook. St. Louis: Saunders.

[11] Sutton J. （2001）. Let Birth Be Born Again: Rediscovering and Reclaiming Our Midwifery Heritage. Bedfont, Middlesex, UK, Birth Concepts.

[12] King J. （1993）. Back Labor No More! What Every Woman Should Know before Labor. Dallas, TX, Plenary Systems.

[13] Simkin P. （2010）. The fetal occiput posterior position: State of the science and a new perspective. Birth 37（1）: 61–71.

[14] Lieberman E, Davidson K, Lee-Parritz A, Shearer E. （2005）. Changes in fetal position during labor and their association with epidural analgesia. Obstet Gynecol 105（5 pt 1）: 974–982.

[15] Gardberg MEL, Salevaara M. （1998）. Intrapartum sonography and persistent occiput posterior position: A study of 408 deliveries. Obstet Gynecol 91（5 pt 1）: 746–749.

[16] Ponkey S, Cohen A, Heffner L, Liberman E. （2003）. Persistent fetal occiput posterior position: Obstetric outcomes. Obstet Gynecol 101（5 pt 1）: 915–920.

[17] Varney H. （2003）. Varney's Midwifery, 4th edition. Boston, Jones Bartlett.

[18] Hofmeyr G. （2004）. Obstructed labor: Using better technologies to reduce mortality. Int J Gynecol Obstet 85（Suppl 1）: S62–S72.

[19] Sherer D, Miodovnik M, Bradley K, Langer O. （2002）. Intrapartum fetal head position, I: Comparison between transvaginal digital examination and transabdominal ultrasound assessment during the active stage of labor. Ultrasound Obstet Gynecol 19（3）: 258–263.

[20] Akmal S, Tsoi E, Kametas N, et al. （2002）. Intrapartum sonography to determine fetal head position. J Matern Fetal Neonat Med 12（3）: 172–177.

[21] Souka A, Haritos T, Basayiannis K, et al. （2003）. Intrapartum ultrasound for the examination of the fetal head position in

normal and obstructed labor. J Matern Fetal Neonat Med 13（1）：59-63.

[22] Nizard J, Haberman S, Paltieli Y, et al. （2009）. Determination of fetal head station and position during labor: A new technique that combines ultrasound and position-tracking system. Am J Obstet Gynecol 404: e401-e405.

[23] Sherer D, Miodovnik M, Bradley K, Langer O. Intrapartum fetal head position, II: comparison between transvaginal digital examination and transabdominal ultrasound assessment during the second stage of labor. Ultrasound Obstet Gynecol 19: 264-268.

[24] Dupuis O, Ruimark S, Corinne D, et al. （2005）. Fetal head position during the second stage of labor: Comparison of digital vaginal examination and transabdominal ultrasonographic examination. Eur J Obstet Gynecol Reprod Biol 123（2）：193-197.

[25] Akmal S, Kametas N, Tsoi E, et al. （2003）. Comparison of transvaginal digital examination with intrapartum sonography to determine fetal head position before instrumental delivery. Ultrasound Obstet Gynecol 21（5）：437-440.

[26] Kreiser D, Schiff E, Lipitz S, et al. （2001）. Determination of fetal occiput position by ultrasound during the second stage of labor. J Matern Fetal Med 10（4）：283-286.

[27] Chou M, Kreiser D, Taslimi M, et al. （2004）. Vaginal versus ultrasound examination of fetal occiput position during the second stage of labor. Am J Obstet Gynecol 191（2）：521-524.

[28] Wei S, Wo B, Xu H, Luo Z, Roy C, Fraser W. （2009）. Early amniotomy and early oxytocin for prevention of, or therapy for, delay in first stage spontaneous labour compared with routine

第五章

care. Cochrane Database Syst Rev（2）CD006794. doi:
006710. 001002/14651858. CD14006794. pub2.

[29] Schwarcz R, Diaz A, Belizan J, Fescina R, Caldeyro-Barcia R.
（1976）. Gynecology and Obstetrics, Proceedings of the Ⅷ
World Congress of Gynecology and Obstetrics, Mexico City, Octo-
ber 17-22, 1976. New York, Amsterdam Excerpta Medica.

[30] Cheng Y, Shaffer B, Caughey A. （2006）. Associated factors
and outcomes of persistent occiput posterior position: A retrospec-
tive cohort study from 1976 to 2001. J Matern Fetal Neonat Med 19
（9）: 563-568.

[31] Fraser W, Vendittelli F, Krauss I, Breart G. （1998）. Effects
of early augmentation of labour with amniotomy and oxytocin in
nulliparous women: A meta-analysis. Br J Obstet Gynaecol 105:
189-194.

[32] Hofmeyr G. （2004）. Obstructed labor: Using better
technologies to reduce mortality. Int J Gynecol Obstet 85
（Suppl 1）: S62-S72.

[33] Michel S, Rake A, Treiber K, Seifert B, Chaoui R, Huch R,
et al. （2002）. MR obstetric pelvimetry: Effect of birthing
position on pelvic bony dimensions. AJR Am J Roentgenol, 179:
1063-1067.

[34] Simkin P. （2003）. Maternal positions and pelves revisited.
Birth 30（2）: 130-132.

[35] Stremler R, Hodnet E, Petryshen P, Stevens B, Weston J,
Willan A. （2005）. Randomized controlled trial of hands-and-
knees positioning for occiput posterior position in labor. Birth 32
（4）: 243-251.

[36] Scott P. (2003). Sit Up and Take Notice! Positioning Yourself for a Better Birth. Tauranga, New Zealand: Great Scott Publications.

[37] Tully G. (2010). Belly Mapping. (Condensed by author from Belly Mapping: How Kicks and Wiggles Reveal Fetal Position.) Bloomington, MN, Maternity House Publishing. www. spinningbabies. com/babypositions/belly-mapping.

[38] Fenwick L, Simkin P. (1987). Maternal position to prevent or alleviate dystocia in labor. Clin Obstet Gynecol 30 (1): 83-89.

[39] Roberts J. (1989). Maternal position during the first stage of labour. In Chalmers I, Enkin M, Keirse M, editors. Effective Care in Pregnancy and Childbirth (Vol. 2). Oxford, Oxford University Press.

[40] Simkin P, O'Hara M. (2002). Nonpharmacologic relief of pain during labor: Systematic reviews of five methods. Am J Obstet Gynecol 186 (5 Suppl Nat): S131-S159.

[41] Lawrence A, Lewis Hofmeyr G, Dowswell T, Styles C. (2009). Maternal positions and mobility during first stage labour. Cochrane Database Syst Rev (2) CD003934. doi: 003910. 001002/14651858. CD14003934. pub14651852.

[42] Lieberman E, O'Donoghue C. (2002). Unintended effects of epidural analgesia during labor: A systematic review. Am J Obstet Gynecol 186 (5 Suppl Nat): S31-S68.

[43] Leighton B, Halpern S. (2002). The effects of epidural analgesia on labor, maternal, and neonatal outcomes: A systematic review. Am J Obstet Gynecol 186 (5 Suppl Nat): S69-S77.

[44] DeClerq E, Sakala C, Corry M, Applebaum S, Risher P.

第五章

（2002）. Listening to Mothers: Report of the First National U. S. Survey of Women's Childbearing Experiences. New York, Maternity Center Association, Harris Interactive.

［45］Chalmers B, Dzakpasu S, Heaman M, Kaczorowski J. （2008）. The Canadian maternity experiences survey: An overview of findings. J Obstet Gynaecol Can 30（3）: 217–228.

［46］The Information Centre for Health and Social Care. （2009）. NHS Maternity Statistics, 2008–2009. Retrieved February 13, 2010, from http: //www. ic. nhs. uk/pubs/maternity0809.

［47］Smith L. （2010）. Impact of Birthing Practices on Breastfeeding, 2nd edition. Boston, Jones Bartlett.

［48］Enkin M, Keirse M, Neilsen J, Crowther C, Dulet L, Hodnett E, et al. （2000）. Monitoring the progress of labour. In A Guide to Effective Care in Pregnancy and Childbirth, 3rd edition. New York, Oxford University Press.

［49］Moen V, Brudin L, Rundgren M, Irestedt L. （2009）. Hyponatremia complicating labour–rare or unrecognised? A prospective observational study. Br J Obstet Gynaecol 116（4）: 552–561.

［50］Quenby S, Pierce S, Brigham S, Wray S. （2004）. Dysfunctional labor and myometrial lactic acidosis. Obstet Gynecol 103（4）: 718–723.

［51］Razgaitis E, Lyvers A. （2009）. Management of protracted active labor with nipple stimulation: A viable tool for midwives? J Womens Health 55（1）: 65–69.

［52］Curtis P, Resnick J, Evens S, Thompson C. （1999）. A comparison of breast stimulation and intravenous oxytocin for the augmentation of labor. Birth 26（2）：115–122.

[53] Kavanaugh J, Kelly A, Thomas J. （2005）. Breast stimulation for cervical ripening and induction of labour. Cochrane Database Syst Rev（3）CD003392. doi：003310. 001002/14651858. CD14003392. pub14651852（assessed as up to date in September 2009）.

[54] Chung U, Hung L, Kuo S, Huang C. （2003）. Effects of LI4 and BL 67 acupressure on labor pain and uterine contractions in the first stage of labor. J Nurs Res 11（4）：251–260.

[55] Lee M, Chang S, Kang D. （2004）. Effects of SP6 acupressure on labor pain and length of delivery time in women during labor. J Altern Complement Med 10（6）：959–965.

[56] Kashanian　M, Shahali S. （2009）. Effects of acupressure at the Sanyinjiao point（SP6）on the process of active phase of labor in nulliparas women. J Matern Fetal Neonat Med（Sep 15）：1–4 [Epub ahead of print].

[57] Odent M. （1997）. Can water immersion stop labor? J Nurs Midwif 42（5）：414–416.

[58] Grossman E, Goldstein D, Hoffman S, Wacks I, Epstein M. （1992）. Effects of water immersion on sympathoadrenal and dopamine systems in humans. Am J Physiol 262（6）：R993–R999.

[59] Cluett E, Pickering R, Getliffe K, Saunders N. （2004）. Randomized controlled trial of labouring in water compared with standard of augmentation of dystocia in first stage of labour. BMJ 328（314）, doi：10. 1136/ bmj. 37963. 606412. EE.

[60] Cluett E, Burns E. （2009）. Immersion in water in labour and

birth. Cochrane Database of Syst Rev（2）CD000111. doi：000110. 001002 /14651858. CD14000111pub14651853.

[61] Frye A.（2004）. Holistic Midwifery：A Comprehensive Textbook for Midwives in Homebirth Practice. Volume 2, Care During Labor and Birth. Portland, OR, Labrys Press.

[62] Odent M.（1999）. Birth reborn, Chapter 6. In The Scientication of Love. London, Free Association Books.

[63] Odent M.（1992）. The Nature of Birth and Breastfeeding. Westport, CT, Bergin Garvey.

[64] Simkin P, Klaus P.（2004）. When Survivors Give Birth：Understanding and Healing the Effects of Early Sexual Abuse on Childbearing Women. Seattle, Classic Day Publishing.

[65] Wuitchik M, Bakal D, Lipshitz J.（1989）. The clinical signi ficance of pain and cognitive activity in latent labor. Obstet Gynecol 73（1）：35-41.

第六章　第二产程延长

第二产程的定义

　　第二产程是指宫口开全至胎儿娩出。宫口开全的临床意义仍有争议，有两种学派：一派（统治北美产科界许多年）主张快速分娩，则不论产妇是否已经出现屏气感（排胎感），一旦宫口开全，就要求产妇用力（参阅第五章如何处理产妇过早用力）。如果未开全则不允许用力。如果已开全，无屏气感也必须用力（参阅第五章如何处理产妇过早屏气）。另一派则不主张宫口一开全就用力，他们认为一开全就用力的理由不充分；主张宫口开全加产妇出现屏气感再用力更合乎生理。因为在正常情况下，宫口近开全时宫缩有短暂的减弱，如果在这种情况下就要产妇用力，产妇的体力消耗及用力的时间会更多更长（这种观点在欧洲及世界其他地区盛行）。

第二产程的分期

第二产程如同第一产程，可分为潜伏期和活跃期，每个不同时期产妇表现出不同的生理行为及特征。

潜伏期

经常可以观察到宫口近开全时子宫收缩暂停，这种暂停有时称为"第二产程潜伏期"[1]或"休止期"[2]，虽然这种现象已经被产科界广泛认识，但还未见相关文献报道。因为还没有完全了解这种现象为什么发生、怎样发生，也许是一种有趣的假说或推理。

让我们回顾一下，第一产程中子宫发生的变化（图6.1）。第一产程的大多数情况下，子宫紧紧地裹住胎儿，子宫收缩在扩张宫颈的同时也使子宫肌纤维缩短，子宫体的容积慢慢缩小并迫使胎儿下降。

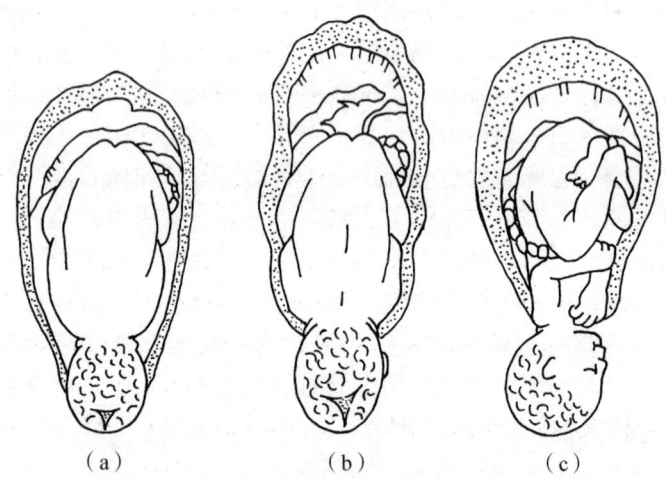

（a）   （b）   （c）

（a）宫口开全，胎儿在子宫腔内；（b）胎体滑出子宫，子宫肌松弛；（c）子宫肌层收缩增厚，包裹胎体

图6.1 第二产程潜伏期，胎头滑出宫颈，子宫肌松弛，待子宫再度紧裹胎体时子宫肌纤维缩短

宫颈扩张至最后2 cm时开始回缩裹住胎头（先露），促使胎头下降至阴道[3-4]。

胎头作为整个身体长度的25%～30%，Simkin's假说认为，当胎头占子宫腔容积的1/4时就会通过宫颈下降至阴道。此时，子宫不再紧裹整个胎儿，肌肉放松。子宫的容积随之缩小，称之为"紧跟胎儿"。

这种"紧跟"包括子宫肌纤维的缩短（第一产程中缓慢进行），宫腔容积进一步缩小直到子宫肌层再一次包裹胎体大约持续数分钟或稍长时间（此时，产妇的宫缩很弱甚至感觉不到，产妇可以暂时休息）。然后随着催产素的大量释放，宫缩恢复并加强，产妇屏气感强烈[5-7]（然而只有部分产妇有这种短暂宫缩停止的经历）。胎方位、胎先露的高低可能是这种情况是否发生、什么时间发生以及持续多长时间的决定因素。

这种假说与产时子宫的生理学说、Friedman的正常产程进展经典学说相符，也与众多学者对产妇自发向下屏气用力，这种力量随着产程的进展而逐渐加强并促使先露下降的观察结果一致[8-9]。

解释第二产程早期短暂休息的第二个假说的人是Roberts[10]。第二产程潜伏期，子宫收缩持续存在，虽然很弱，产妇感觉不到，但可以用电子监护仪记录到。这些宫缩使胎头内回转，沿着骨盆轴继续下降，由于宫颈回缩裹住先露，正如Friedman描述那样[3]，产妇比产程早期疼痛和紧张情绪缓解。一旦胎头达+1，完成内回转，产妇就开始不自主地往下屏气用力。宫缩压力达到和维持在30mmHg。

第二产程潜伏期要求产妇用力

第二产程潜伏期，子宫活动明显减弱，胎心好；在没有任何干扰的情况下，产妇可以休息片刻，更强的宫缩通常在5~30min内恢复，产妇重新打起精神，准备娩出胎儿。主张快速分娩的医务人员有时会把潜伏期误认为产程延缓，强行要求产妇屏气用力或加用催产素加速产程，由于宫缩及产妇屏气感不强，用力的效果差，致使产妇体力消耗。虽然催产素已广泛应用于加速产程，但也不是没有副作用，如强直性宫缩、胎儿窘迫等增加了剖宫产的概率[11-12]。

那些对第二产程潜伏期有足够认识的医务人员一般都不会采用这些不必要的干预措施，正常又没有接受麻醉镇痛的产妇，她们的那种强烈而不可控的屏气感提示她们自发用力的时机已经来临[13-14]。

第二产程潜伏期停滞怎么办

如果潜伏期超过20 min，医务人员应持续监护胎心及耐心等待或采取诱发宫缩及指导屏气的措施（参阅第五章）。如变换产妇体位，如坐位（坐在床上或便器上）、蹲位或步行。试着像排便样用力（吸气—憋气—向下用力）、指压（参阅第十章）、乳头刺激（参阅第二章、第五章、第八章）等。

现在许多专业医师常常在等待产妇出现屏气感后才检查宫颈，他们更倾向于把宫口开全加屏气感作为第二产程开始的指标。

活跃期

第二产程活跃期是以产妇自发地向下屏气以及胎头下降为特征。有时称为"骨盆扩张"期[3]，"屏气用力期"[15]或下降期[1]；产妇的宫缩、屏气用力、体位及胎儿本能的力量协同完成分娩全过程。最近在关于第二产程产妇怎样用力（体位、呼吸、屏气）、医务人员如何进行帮助等方面的研究取得了一些新进展。

指导产妇用力

第二产程产妇应该怎样用力在医护人员间存在争议。一种学派主张产妇平卧、半卧或侧卧，宫缩一开始就屈腿、弯腰、深吸气，屏住气然后竭尽全力向下用力持续至少10 s，换一口气再用力。重复直到本次宫缩结束。此时，医务人员会积极热情地指导产妇。

这种指导产妇用力的技巧是由自然分娩的倡导者20世纪50年代提出的。其目的是为了克服膀胱截石位的抗重力作用，使胎儿迅速地自然娩出以避免产钳助产[16]，此技巧已被产科医生、护士、助产士广泛应用并持续至今，但这种方法还存在许多问题。

延长屏气用力的生理作用

长时间屏气用力对产妇的影响

长时间屏气用力形成胸腔内闭合压力系统，导致：

● 静脉回流血量下降，心排出量下降。

● 产妇动脉血压降低。

● 周围循环阻力增加，血流淤滞于头、面、四肢，产妇面部潮红，静脉输液管血液回流。

● 在换气之前，产妇血中二氧化碳水平升高。

● 母体血氧水平降低及进入胎盘血流量及含氧量均减少。

● 产妇呼吸急促，导致眼结膜、面部、颈部毛细血管破裂（点状出血）。

● 阴道、盆底肌肉及韧带被突然牵拉致软产道损伤，会阴裂伤，产后张力性尿失禁。

● 产妇衰竭。

● 酸中毒。

● 用力时间更长[15]。

年轻健康的产妇能耐受上述变化，但高龄、高危以及盆底肌肉不强的产妇可能有一定的风险，特别是长时间用力时，产妇体位不当，或强行用力时[15, 17]，软产道损伤（神经及肌肉损伤、张力性尿失禁）发生的概率增加。

长时间屏气用力对胎儿的影响

当产妇屏住呼吸和用力时间过长时，会增加对胎头的压迫，使胎心率不稳定。如果同时采取仰卧、出现仰卧低血压时更会加重胎心变化，产妇低血压、低血氧及低胎盘灌流量导致胎儿宫内缺氧（胎儿窒息及酸中毒）[18-19]。健康的、营养状况良好的足月胎儿能耐受这些变化，但是早产儿、小于胎龄儿或在产程早期就有损害或脐带受压的胎儿则不能耐受。此外，这种强行地用力与产妇自发用力比较，虽然能稍微缩短第二产程，但是对改善新生儿的预后也没有什么作用。

自发用力

一项观察第二产程产妇行为的研究发现，自发性用力组宫缩过程中呼吸次数多于用力次数少的强行指挥用力组[8-9]，而且体位变换也较多[19-20]。没有因长时间用力及仰卧所致的不良反应。

如果不要求产妇以规定的方式和体位用力，她可以采用各种体位（侧卧、半卧、站立、支撑式蹲位、手膝位、单膝或双膝跪位或蹲位），宫缩时她可屏住呼吸、呻吟，甚至吹气、叫喊[21]。

大多数自发屏气用力的产妇，每次宫缩都重复用力几次，持续5~7 s，每次用力之间换气几次[1, 8-10, 13-15, 22]，随着产程的进展力量逐渐增大，用力更频繁[8]。

在强行仰卧用力的产妇与自发生理体位用力的产妇中，医务人员所扮演的角色不同。在自发用力产妇中，医务人员只是表扬和鼓励，使她明白她的感觉和做法都是正确的。医务人员更强调要产妇放松会阴，而不是要产妇屏住呼吸用力数数至10，流程图6.1示宫口开全后医务人员指导产妇用力的流程（步骤）。

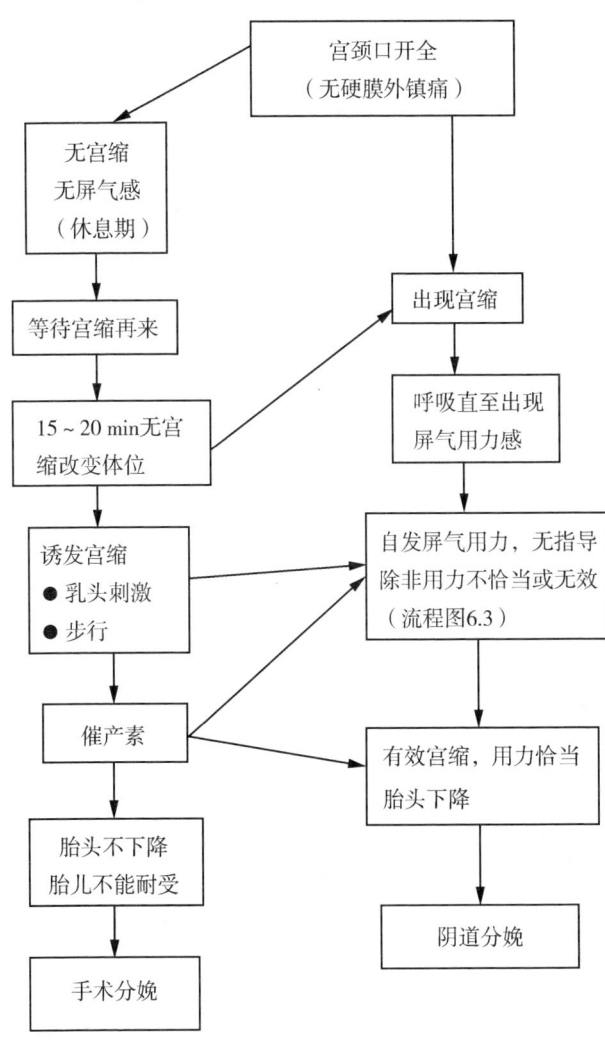

流程图6.1 自发用力流程

用力不集中（分散用力）

有时产妇用力不集中（分散），使产程无进展（流程图6.2），似乎用力缺乏准确的目标，这种分散的用力多

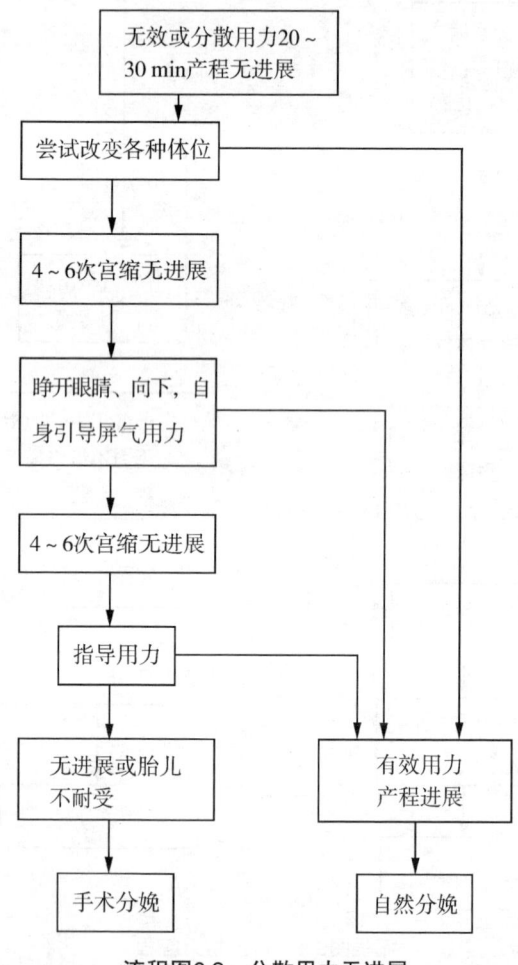

流程图6.2　分散用力无进展

发生在眼睛紧闭的产妇，用力20～30 min产程几乎无进展时，可令产妇改变体位（参阅第九章第二产程体位）——发挥重力作用体位，帮助产妇集中有效地用力，如果仍无进展，可要产妇睁开眼睛，屏气用力时注视着她的阴道，脑海中想象着用力推动胎儿下降及娩出；这种产妇可能需要被不断地提醒，由于她把精力集中于她的宝宝，从而也忘记痛苦。我们把这种做法称之为"自我引导用力"，因为医务人员只能起到帮助的作用。如果有时产妇这种分散用力产程同样有进展，就不必干预。

一些简单的措施如叫产妇睁开眼睛把注意力集中在胎儿下降的方法，既能促使产程进展也不会发生胎儿窘迫及严重会阴损伤。对用这种方法不成功的产妇，医护人员有必要鼓励她们延长屏气并尽最大努力向下用力，但最好不要超过7 s，因为7 s之内胎儿能够耐受[10, 13-14, 18, 22]。如果不成功，应当考虑心理难产因素（参阅第五章缓解心理性难产方法）。

产妇硬膜外镇痛

虽然硬膜外镇痛效果肯定，但可能导致第二产程延长，增加器械助产的机会[23]。因此，探索硬膜外镇痛下第一、第二产程最安全有效的管理方法，是医务人员及育龄妇女（尤其是这种方法非常盛行的地区）[24-26]的重要研究课题。

其实，硬膜外镇痛也改变着第二产程产妇及医务人员（流程图6.3）。

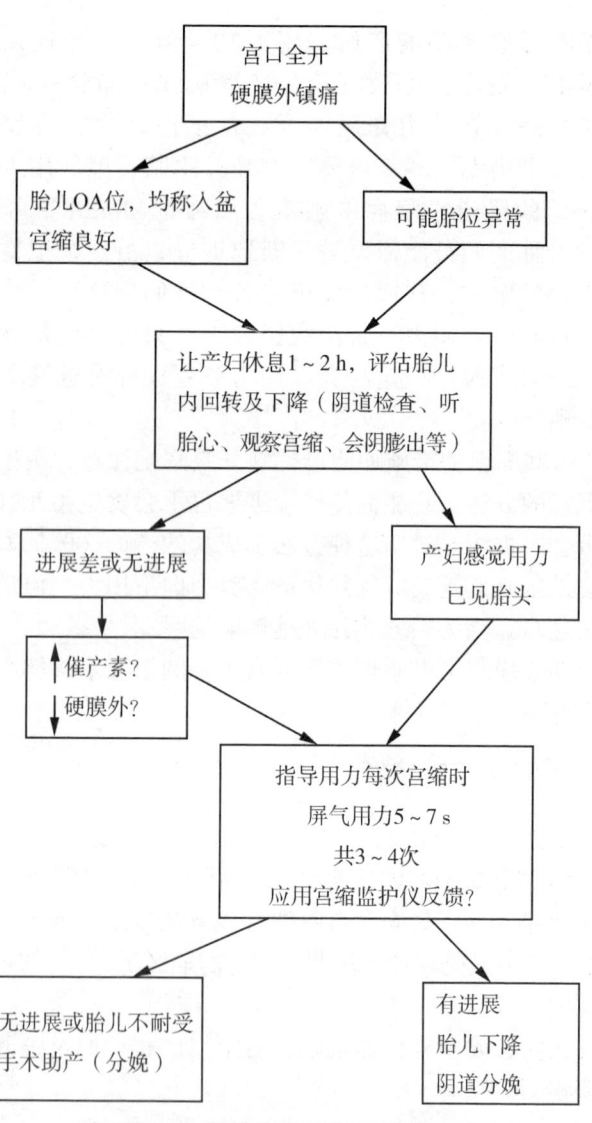

流程图6.3 硬膜外镇痛延迟了屏气用力

考虑与下列情况有关：

● 正常情况下，骨盆底及其肌肉为胎头的内旋转提供了弹力垫子的作用。作用于盆底肌肉的压力及弹力对胎头俯屈、内旋转、仰伸发挥重要作用。然而，硬膜外镇痛后，盆底肌肉麻痹，肌张力下降不利于胎头内旋转[27]，这也充分说明硬膜外镇痛产妇器械助产率高的原因[23]。如果在第二产程初又强行要产妇屏气用力，胎位异常或持续性枕横位的可能性会明显增加。如果在阴道口见胎头（或胎头开始拨露）或产妇屏气感明显时再要产妇用力，器械分娩的概率就可能明显降低[28-29]。因此延迟用力可能允许胎头有更多时间缓慢旋转，沿着阻力小的产轴转至枕前位后继续下降并通过产道。如果胎头已转成枕前位，延迟屏气用力几乎没有好处。在麻醉下，产妇的运动反射作用消失，她意识不到怎样用力才是有效的。

● 硬膜外镇痛的产妇，下肢肌张力减退，不能自由活动而常常被局限于以下几种体位，如侧卧、仰卧、半坐位、坐立位或麻醉较浅时良好的支撑蹲位和手膝位，改变体位常需要人帮助。

很少有人对硬膜外镇痛的体位进行研究，其实这是一个值得探讨的重要领域。一项最新的随机对照研究中，将第二产程有屏气感或见胎头才用力的硬膜外镇痛产妇分为侧卧位组与支撑坐位组。比较两组的分娩结果[30]，发现坐位组产妇器械助产率比侧卧位组高1倍（坐位需要阴道助产率是侧卧位的2倍），这是第一次无长时间屏气用力的体位研究。

第六章

麻醉会影响垂体催产素的释放，正常情况下，当胎先露压迫阴道后壁[5-7]及骨盆底时，信号传递至垂体，反射性地兴奋垂体释放更多催产素使宫缩加强，屏气感更明显，作用于盆底的压力增加。麻醉后，这种反馈的通路受到阻滞，因而产程进展也常受到影响。由于麻醉抑制了产妇的屏气感（排便感），她们比非麻醉镇痛的产妇辛苦得多。

有些医务人员企图通过下列方法解决上述问题，其根据如下：

● 硬膜外置管后首先注入较低浓度的麻醉剂，或辅以低剂量镇静剂，或联合使用腰麻（CSE）使产妇保持更清醒及更好的运动控制能力。一项系统回顾分析（包括19个随机对照研究），比较了CSE和标准硬膜外镇痛或低剂量硬膜外镇痛的结果，发现产妇活动和新生儿的结局均无差异（包括手术分娩、产妇低血压、满意度或其他方面）。其实CSE尿潴留、瘙痒的发生率更高，作者的结论更倾向于低剂量硬膜外镇痛[24]。

● 为了改善骨盆底肌张力，促进内回转和降低手术分娩率，有的人采取在第一产程末中断硬膜外镇痛或降低麻醉剂的剂量。系统回顾这些技术的研究发现，止痛效果不佳，受益的其他证据也不足。由于上述研究的样本太小，还需要大样本的研究才能获得真实有力的证据[25]。

● 根据以上所述，延迟用力2 h或者当胎头完成内回转或阴道口见胎头（阴唇分开）再用力，可以减少人为旋转胎头的机会，同时也降低了新生儿的危险[28-29]。有证据说明推迟用力可以避免强迫先露下降，有利于胎头位置不正的胎儿在自然下降的过程中旋转成与骨盆轴的方向一致，而不会阻滞在不利的位置上。

● 取消硬膜外镇痛对第二产程的时间限制，可提高阴道自然分娩率，对新生儿也不会有任何危险。有证据支持这种提法，虽然可能内旋转和下降会减缓，只要产妇和胎儿情况良好、能耐受，许多医务人员也认为不存在干预的理由[15]。

硬膜外镇痛下有效地用力

硬膜外镇痛常常会影响产妇用力及用力的效果。尤其是当产妇不知道要用力时（因麻醉后屏气感减退时），医务人员在数1~10的同时，呼喊用力！用力！可能使产妇误认为自己做得不对。既可以帮助产妇用力又使之感觉舒服的方法是利用胎心电子监护仪作为生物反馈装置。促使她用力，把监护仪显示器放在产妇、医务人员或伴侣、导乐都能看见的位置，当宫缩波上升至基线之上30 mmHg时，指着显示器的波形，数着显示器上的读数指导产妇向下憋气用力，持续至少5~7 s，然后告知产妇"为了胎儿"呼吸几次后再向下用力；如此重复数次，如："用力——重复读数70、73、77、84、90！到了100！很好！你做得很好请为宝宝呼吸！"

这种屏气用力模拟了自发用力的方式，比长时间持续用力的方式胎儿氧供应更充分[8, 10, 15]，流程图6.3概括了硬膜外镇痛下延迟用力的程序。

如果产程进展缓慢，每26~30 min更换一次体位可能有效，图6.2解释了硬膜外镇痛用力的体位，决定于阻滞的深度。

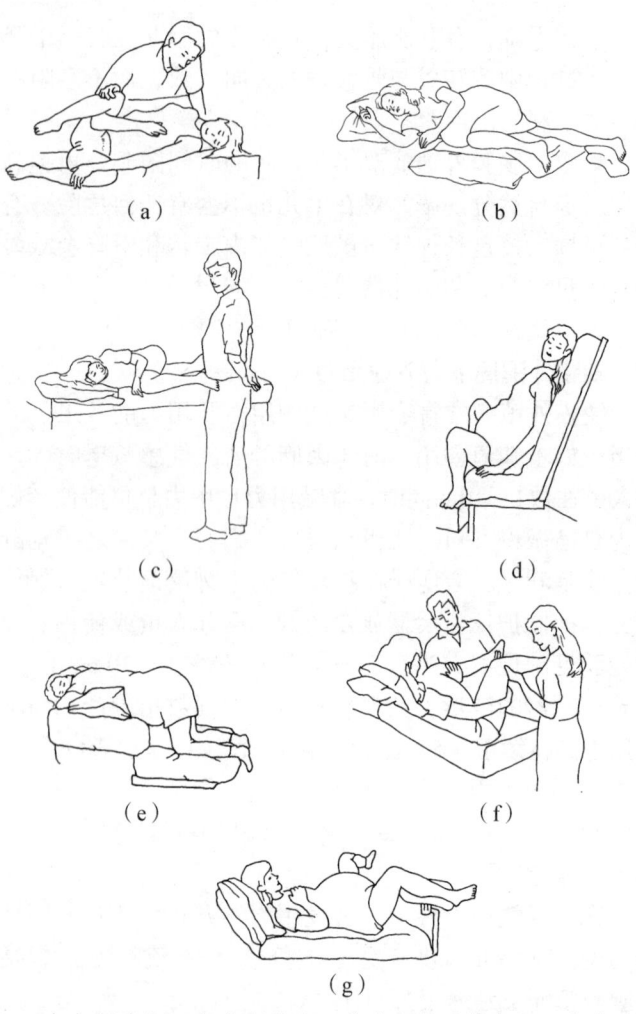

（a）侧卧位；（b）侧俯位；（c）侧卧弓箭步位；（d）半坐位；（e）跪在床上；（f）半坐位，陪人支撑双腿；（g）仰卧双腿放在挂腿架上

图6.2 硬膜外镇痛产妇用力的体位

第二产程活跃期延长的时限

某些医生和助产士把第二产程（从宫口开全至胎儿娩出）定为2 h，这是没有科学根据的，我们认为母胎在这段时间内的状况与分娩结局比第二产程的时限更重要。个体化的护理与仔细的评估可允许第二产程延长，也不会对产妇及胎儿造成不利影响[15, 31]。

广泛查阅这方面的文献的结论是："没有任何证据说明在第二产程进展良好，产妇及胎儿状况令人满意的情况下，人为地强行限制第二产程的时限是合理的。"

最近一项关于第二产程时限对胎心及母体围产期发病率的影响的回顾性分析，结论是单纯产程时限不能作为干预的指征[33-35]，这种时间限制应当废除。虽然用力时间延长了，但是产妇用力的强度与非麻醉产妇自发屏气用力相同，对第二产程延长的耐受性比宫口一开全就被迫在每次宫缩时强行用力的产妇要强[36]。

第二产程难产的可能原因及处理

第二产程延长时，医务人员面临的挑战是寻找产程进展缓慢的原因及采取适当解决措施。虽然有时反复尝试（试验—错误—再试验）是必要的，但早期干预措施的选择在某种程度只能根据推测。

怀疑枕后位或持续性枕横位产妇的体位及其他解决办法

图6.3为枕后位及枕横位产妇腹部及阴道示意图。只要

产妇得到良好的支持和帮助，没有骨骼肌肉或其他医学问题，密切监护胎儿的情况下，可以采用变换体位的方法促进胎儿下降。

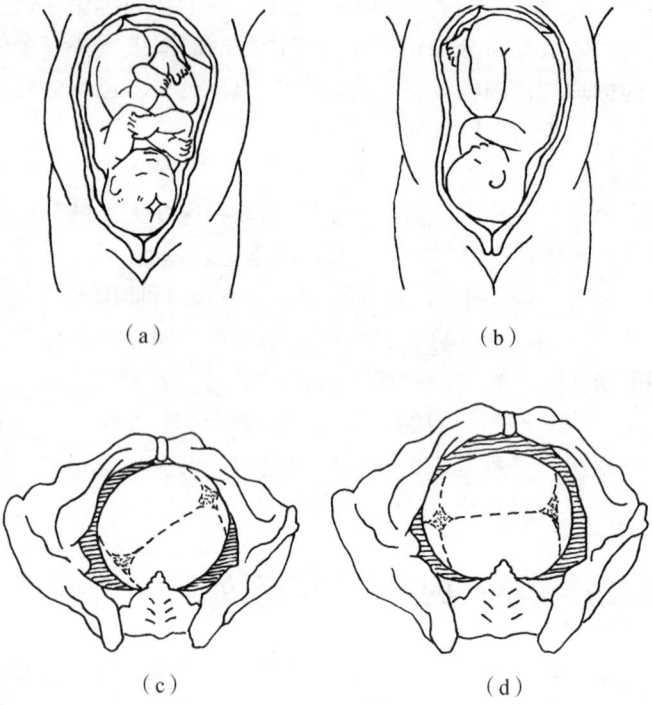

（a）ROP腹部观；（b）LOT腹部观；（c）ROP均倾阴道观；（d）LOT阴道观

图6.3

为什么不用仰卧位

仰卧位会加剧胎头位置异常抵消重力的作用（参阅第九章关于仰卧位的弊端）。然而，在某些特殊情况下膀胱截石位的优势可以克服这些弊端（参阅本章后述及第八章、

第九章），很多产妇采用图6.4所述的体位比仰卧位促进胎

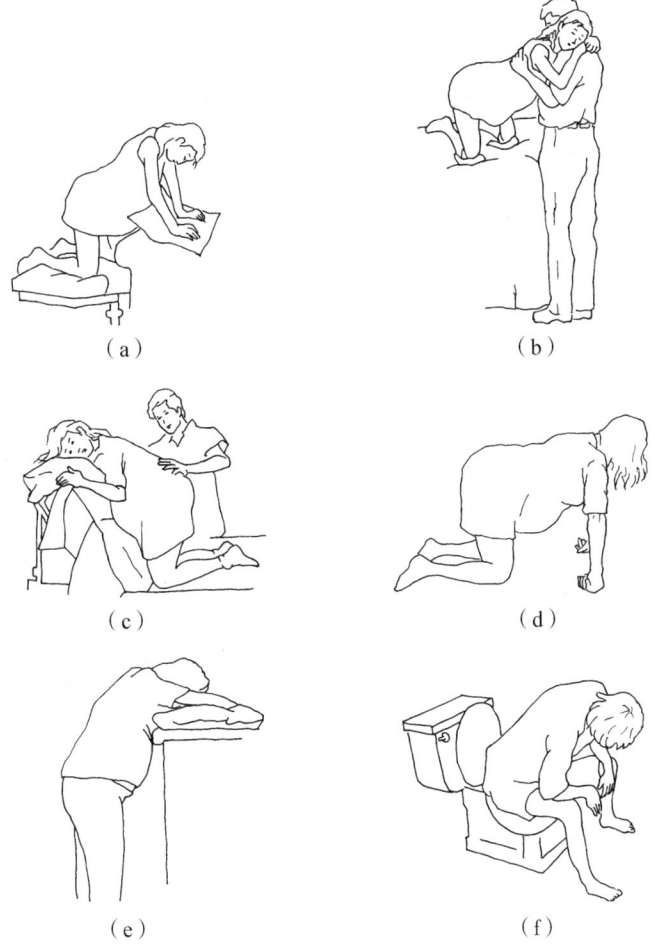

（a）跪在床上； （b）跪着趴在配偶身上用力； （c）跪着趴在床头上； （d）手膝位； （e）站立、趴扶在台面； （f）坐在坐便器上用力

图6.4 促进胎头旋转及下降的用力体位

头内旋转及下降更有效也更舒服，当产程进展缓慢时，每20 min（每5～6次宫缩）变换一次体位就可以解决问题，虽然有时胎头未发生内回转，也可能使这些持续性OP位及OT位阴道分娩。

屏气用力体位与分娩体位的区别

　　许多用于促进产程进展的体位在接生的时候医务人员不愿接受或感到不舒服、不方便。因此使人们想到了应该把"屏气用力的体位"与"接生的体位"区分开。第二产程中，产妇可以变换各种体位用力促使胎儿下降，但当胎儿将要娩出时，应当采用接生员能看见，有利于保护会阴，抓住胎儿而不至于不方便甚至引起接生员背部不适的体位。

前倾跪位、站立位或坐位

这些体位（图6.4）利用重力的作用使胎儿的躯干由后面转向前面。OP位的产妇背痛也因此而缓解，因为解除了胎头对产妇骶骨的压迫（参阅第九章更详细的解释）。

蹲位

蹲位能利用臀部向下的重力作用增宽骨盆出口，扩大骨盆腔有利于胎头内旋转及下降（图6.5及参阅第九章）。

非对称体位

非对称体位中，产妇的双腿在不同位置（如一侧膝关节在上，另一侧在下），这些体位改变骨盆形态的方式不同于"对称位"，如蹲位、手膝位，这种体位能使一侧骨盆关节的宽度大于另一侧。有时候，采用不对称体位时胎儿更容易旋转（图6.6）。如果已经确定胎方位，产妇应当抬起胎儿枕骨这侧腿，使这侧骨盆扩大。如果胎方位不确定，产妇应该交替抬腿（数次宫缩交替一次），如果抬起某一侧感觉更舒服，则延长抬起该侧的时间，我们的理论

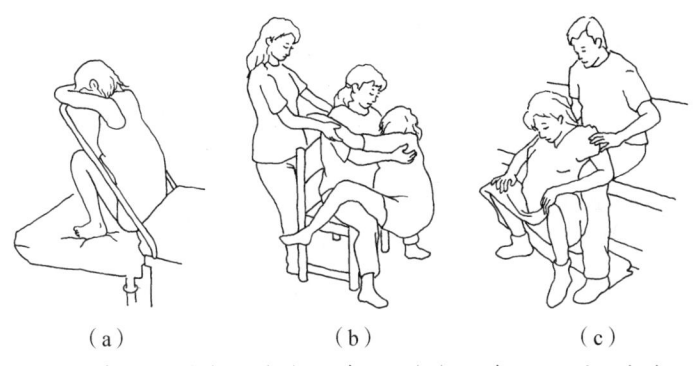

（a）　　　　　　　　（b）　　　　　　　　（c）

（a）蹲位抓住支架；（b）低蹲位；（c）下蹲，配偶的腿支撑

图6.5

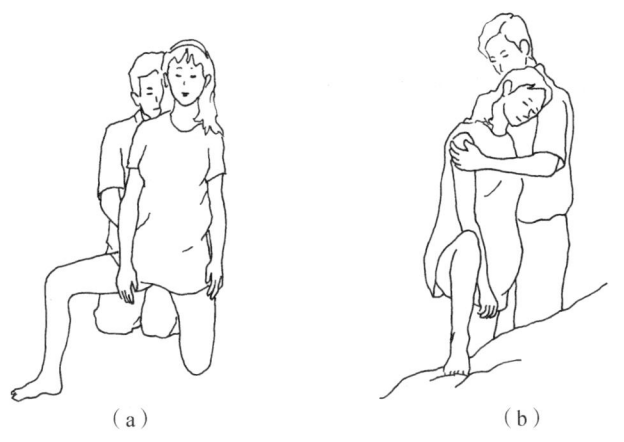

（a）　　　　　　　　　　　　　（b）

（a）非对称跪位；（b）非对称站立

图6.6

基础是（由临床经验支持）当产妇的体位为胎头内旋转及下降提供更多空间时，产妇就不会觉得那么痛。这是一个值得进一步研究的课题。参阅第三章、第五章关于确定胎方位的讨论。

侧卧位

精疲力竭或限制卧床的产妇，侧卧位［图6.7（a）］及侧俯卧位［图6.7（b）］是代替仰卧位和半坐位的最好选择，如果胎儿OP位，产妇应该：

● 侧卧位，产妇应该与枕骨同侧卧。

● 侧俯卧位，产妇应朝向枕骨对侧［图6.7（b）］。

参阅第五章侧卧与侧俯卧位的作用的详细解释。

如果胎方位不确定（参阅第五章确定胎方位的可靠性讨论），最好选择左右两侧交替，如果错了至少也有一半是对的。

支撑蹲位或悬吊位

悬吊位时，产妇的体重几乎全部由手臂支撑，小腿和足几乎不承受体重（图6.8），这是唯一支撑产妇上身的特殊体位。关于这种体位如何纠正胎方位的机制有以下设想。

产妇自身的体重牵拉脊柱使躯干拉直拉长，给胎儿转动提供垂直的空间，绝大多数产妇在第二产程用力时都采取屈曲颈部及躯干的体位，以压迫宫底促使胎儿下降。但是，如果胎头不均倾或俯屈不良时，这种压迫起不到作用，悬吊位可为胎头位置的自身调整提供空间。

此外，悬吊式体位解除了作用于骨盆的外部压力。例如当产妇坐位或仰卧或关节伸直时（如蹲位要站起来时），在除去外部压力作用于骨盆的情况下，假设胎头被

"卡"住时，这种体位能改变骨盆腔的形态。解除作用于胎先露的压力（设想胎头在移动），使胎头经过阻力最小的径线通过骨盆。

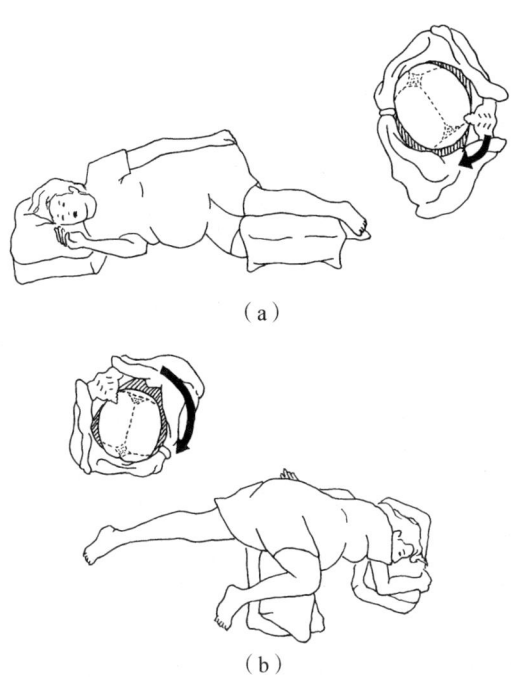

（a）

（b）

（a）OP位胎儿产妇正确侧卧位是"胎背朝床"，如果胎儿为ROP位，产妇应右侧卧位，重力将胎头枕骨及躯干转向ROT位；（b）OP位胎儿产妇的正确侧俯位是"胎背朝向天花板"；如果胎儿为ROP位，产妇应左侧俯位，重力将胎头枕骨及躯干转向ROT位，然后ROA位；如果胎方位不清楚，数次宫缩后，产妇应当换另一侧。

图6.7

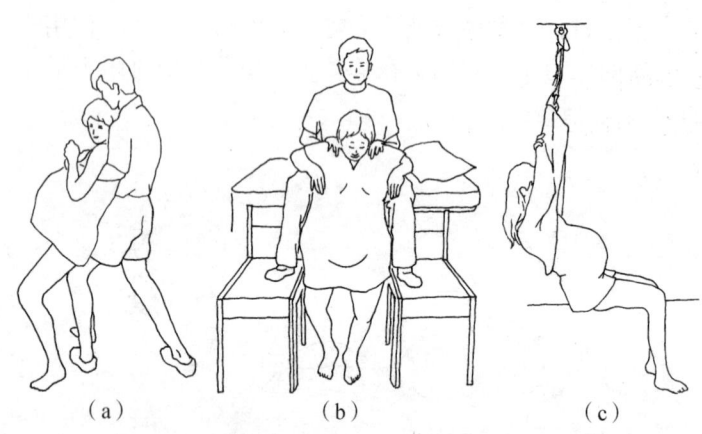

（a）支撑蹲位；（b）悬吊位；（c）分娩绳悬吊

图6.8　产妇上身被支撑的体位

纠正胎头位置异常及缓解腰骶部疼痛的其他办法

第二产程胎头为持续性枕横位、枕后位或阻滞于骨盆腔时，按压骨盆可增大中骨盆及出口的径线使胎头内回转及下降（图6.9及参阅第九章按压骨盆的内容）。请注意骨盆按压与"双髋挤压"（图6.10）不同，两者主要区别在于手的位置，按压骨盆时，操作者的手放在产妇髂嵴，双髋挤压时手应该放在臀部的臀肌上，按压骨盆是用于第二产程增大骨盆出口，而双髋挤压是用于缓解腰骶部疼痛。

很多运动都有助于纠正胎方位，参阅第九章骨盆敲打（图6.11及参阅第九章），站立弓箭步（图6.12及参阅第九章），跪式弓箭步（图6.13）及慢步跳舞（图6.14及参阅第九章）。由于严重腰背痛常合并胎头位置异常，如OP位或OT位，不均倾（图6.22、图6.23），单手或双手位于颈部（图6.24），及某些产妇脊柱或骨盆变形；
必要时应该采取缓解疼痛的措施（图6.15至图6.21）。如
果疼痛能忍受，产妇应该耐心等待胎儿调整好胎位及下
降。

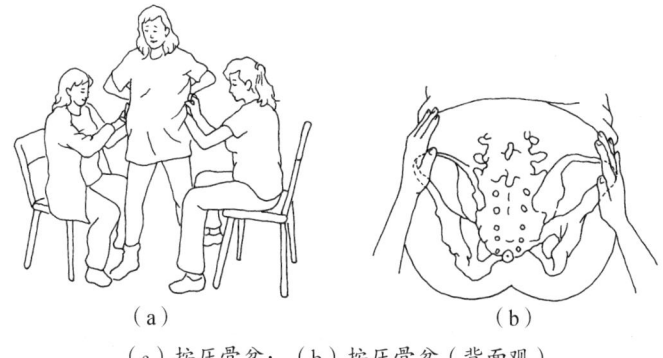

（a）按压骨盆；（b）按压骨盆（背面观）

图6.9

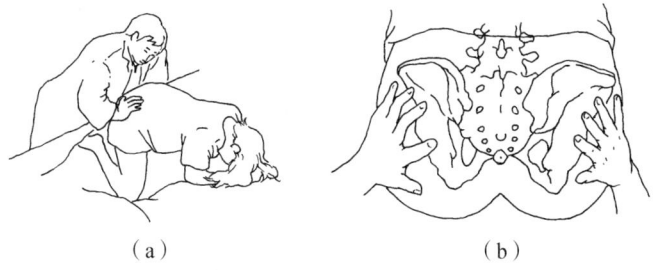

（a）双髋关节挤压；（b）双髋关节挤压（背面观）

图6.10

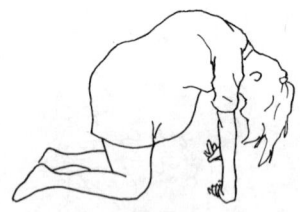

图6.11 骨盆摆动，背弯曲

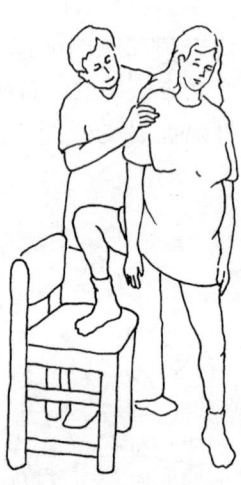

图6.12 站立弓箭步

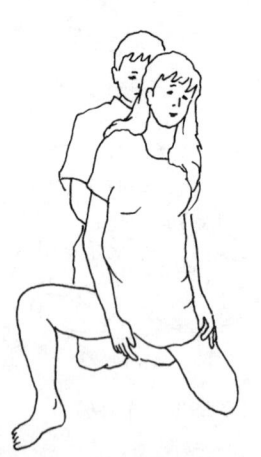

图6.13 跪式弓箭步

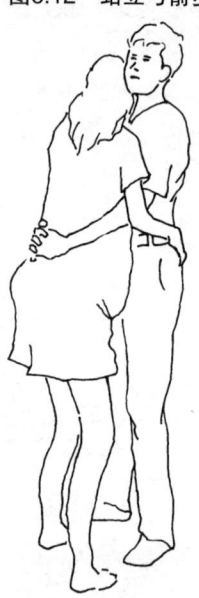

图6.14 慢舞

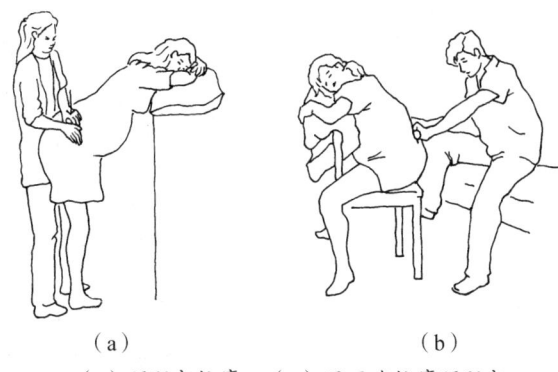

（a）腰骶部按摩； （b）用网球按摩腰骶部

图6.15

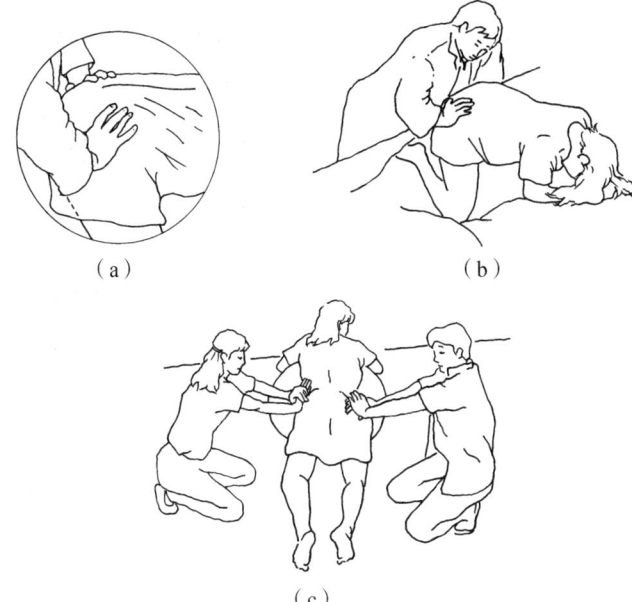

（a）双髋关节（背）；（b）双髋关节挤压；（c）两人支撑双髋关节挤压

图6.16 其他纠正胎方位及缓解背痛的方法

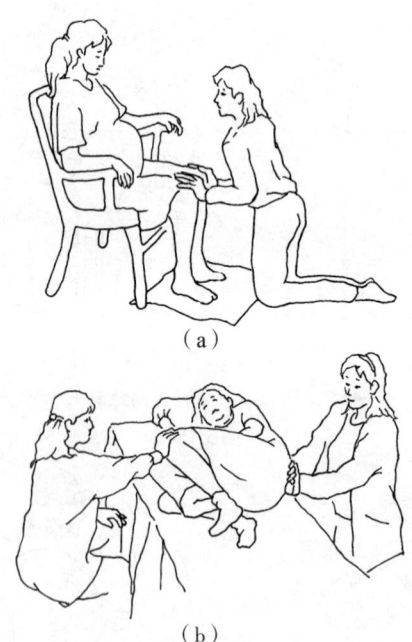

（a）

（b）

（a）压膝，产妇坐着；（b）产妇侧卧压膝

图6.17

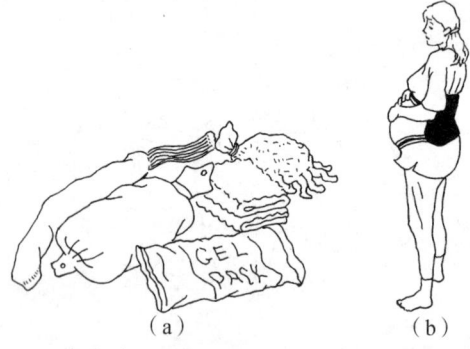

（a）　　　　　　　（b）

（a）冷、热敷用具；（b）冷敷腰袋

图6.18

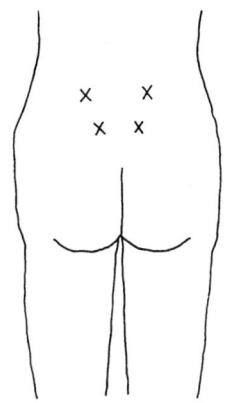

图6.19　皮内注射无菌水缓解背痛

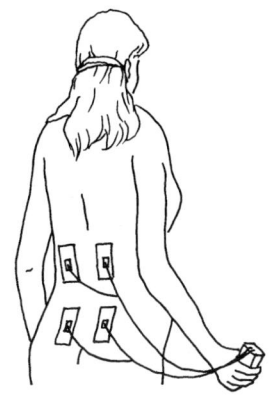

图6.20　电神经刺激

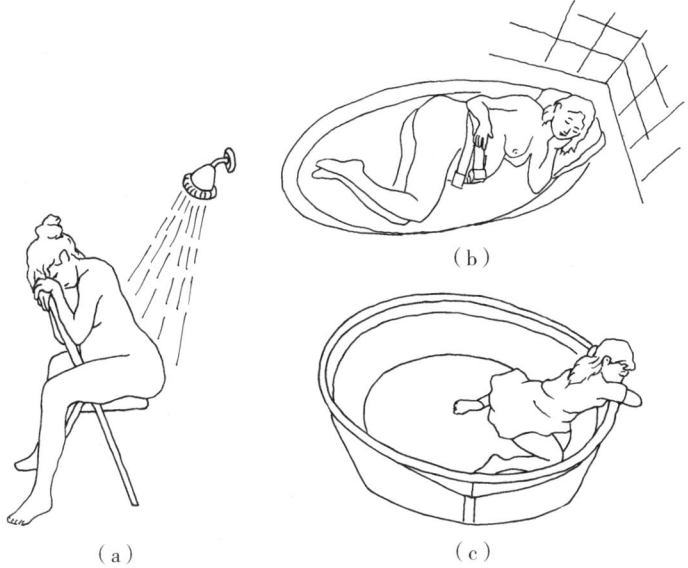

（a）背部淋浴；（b）侧卧于浴缸；（c）跪着趴在分娩池内

图6.21　水疗缓解背痛

徒手纠正枕后位

徒手纠正枕后位的技巧已经用了很多年，许多产科及助产士的教材中都提到[37-38]，第八章阐述了手（或手指）旋转胎头纠正胎方位的手法。

怀疑持续性不均倾的早期干预

正常情况下，刚临产时，胎头常取不均倾入盆（胎头与骨盆呈一定角度，一侧顶骨先入盆），在产程进展过程中随着胎头下降胎头逐渐呈均倾进入骨盆腔（图6.22为OA位及OP位胎头均倾及不均倾的示意图），如果第二产程胎头持续不均倾（图6.23）就会影响俯屈、内旋转、胎头变形以及下降等分娩机制的顺利完成而导致难产，在一侧顶骨形成产瘤（软组织水肿）。

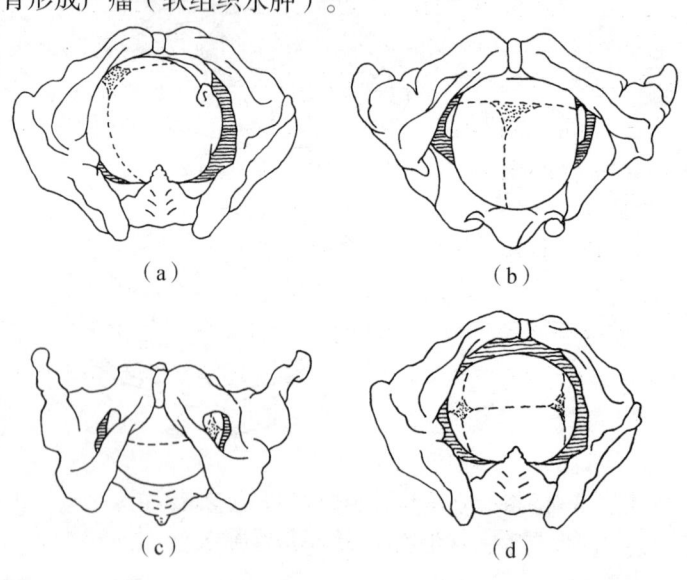

（a）　　　　　　　　　（b）

（c）　　　　　　　　　（d）

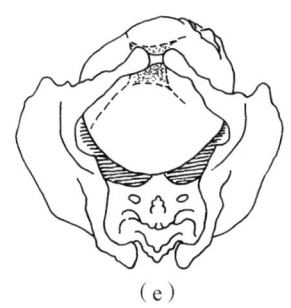
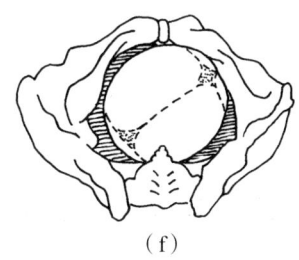

（e）　　　　　　　　　　（f）

（a）枕前位不均倾；（b）枕前位均倾；（c）枕横位不均倾；（d）枕横位均倾；（e）右枕后不均倾；（f）右枕后均倾

图6.22

延长一定时间，采取一系列措施可以增大骨盆内腔，一些特定的运动可以促进胎头变成均倾位，流程图6.4解说了第二产程纠正OP位及不均倾位的程序，如果医务人员怀疑胎儿持续不均倾，可以改变产妇体位帮助产程进展。有以下三种设想：

- 改变产妇体位的同时也改变着胎儿的重心，胎位同时被纠正。
- 改变产妇体位的同时，骨盆的形态也发生轻微变化，形成更多空间，有利于改变胎头入盆及下降的角度。
- 改变产妇体位，拉长躯干，解除对骨盆的压迫（即悬吊位或支撑蹲位），可以为胎头提供更大的"活动"空间从而变成均倾位或使骨盆轻度变形，与胎头平面更相适应。参阅第九章的详细解释。

第二产程持续性不均倾的产妇体位与运动

一般情况下，在第五章阐述的纠正持续性OP位或OT位

第六章

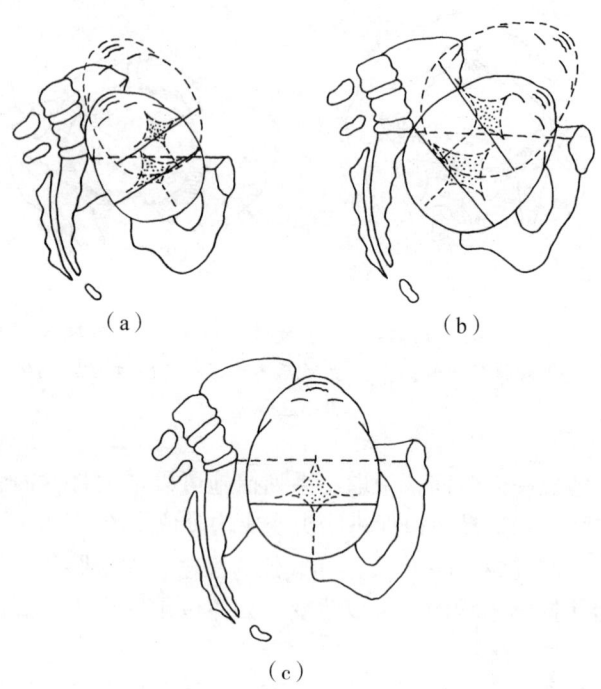

（a）

（b）

（c）

（a）后不均倾（虚线）及持续后不均倾，胎头已较低
（实线）；（b）前不均倾（虚线）及持续性前不均倾（实
线）；（c）均倾位，位于棘下

图6.23

的体位、运动及缓解背痛的技巧也可用于纠正持续性不
均倾（参阅第九章具体介绍），但对第二产程持续性不
均倾，骨盆按压、悬吊及支撑式蹲位可能更有帮助，成功与
否与胎头入盆的深度及胎头与骨盆平面间的角度有关。由
于以上提到的作用仅仅是理论及实际观察到的现象，因
此，还应当对这些技术进一步深入研究。

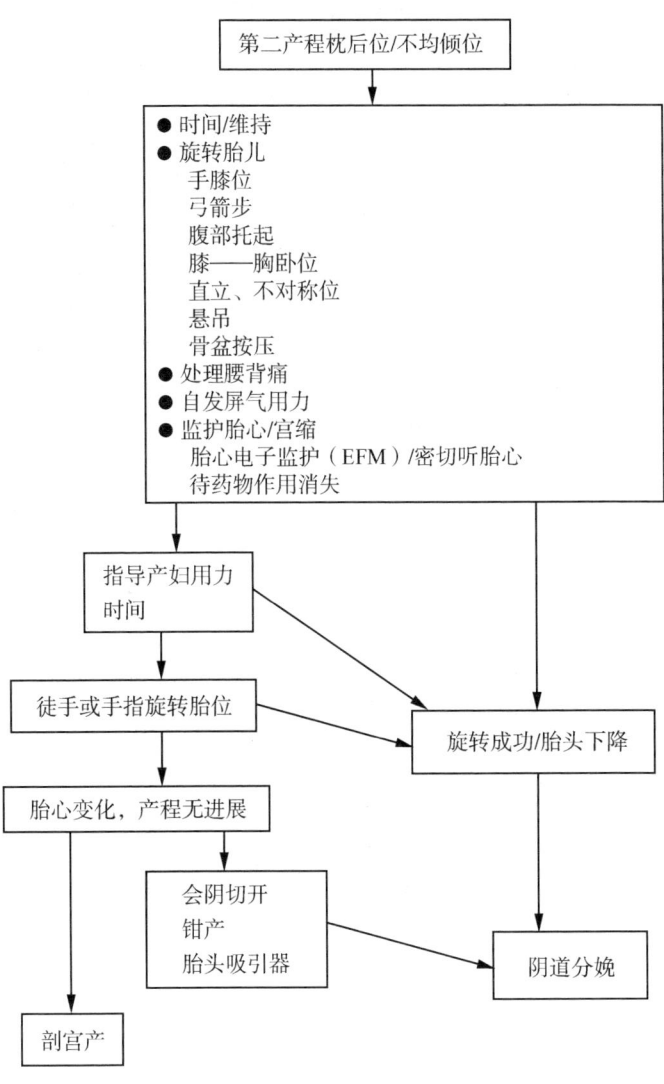

流程图6.4 第二产程枕后位/不均倾位

顶先露分娩胎手位于颈部（颈部手）

目前有关出生时"颈部手"（颈部手是指胎儿一手或双手位于胎颈或面部，出生时自动收回）的产科及助产方面的文献很少，但"颈部手"又是广为人知的阻碍阴道自然分娩（顺产的）的不利因素。

网页上有很多关于产妇自述"胎手在面部"分娩的亲身经历，普遍认为这是极端痛苦的，极易导致会阴撕裂的情况。作者也观察到胎儿一手或双手放在下颌或头的一侧时，产妇分娩时特别痛苦，为一种持续的、严重的无法制止的腰骶部疼痛，但这种情况很难发现，因此，应用于缓解腰痛及促进产程进展的技巧也可以应用于这些情况。

颈手位也值得进一步研究。

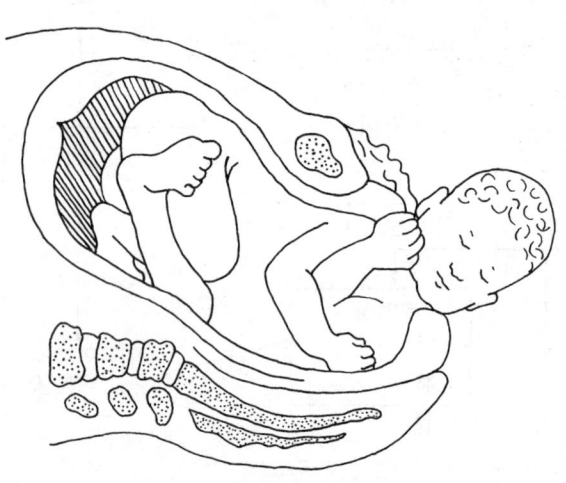

图6.24　胎儿颈手位，胎手位于颈部

怀疑头盆不称或巨大胎儿

许多因素可导致第二产程延缓，因而使人们怀疑胎儿能否适应和通过骨产道，这些因素包括胎头的大小及形态、骨盆大小和形态、胎方位及产程中产妇的活动能力。

注意：关于超声预测胎儿大小

超声测定胎儿体重及胎头大小不一定可靠，当胎儿体重超过4 000 g时，其误差可能达10%或以上（几乎等于0.45 kg），有时，虽然能准确测定胎头的大小及体重，但不能预测胎头或骨盆塑形及相互适应的能力[40-41]。保证胎儿能顺利通过产道。

时间对头盆不称（CPD）的影响

很多头盆不称的病例实际是胎儿的因素所致，如胎儿位置轻微异常（不均倾、俯屈不良、枕横位或枕后位），一旦这种异常被纠正胎儿就能顺利通过产道，当然也应当同时考虑产妇骨盆因素，因此在分娩过程中，产妇应当尝试不同体位用力，以找到最理想的有利于胎儿下降的体位，当然解决上述问题需要更长时间。

许多较大的胎头必须通过变形才能顺利通过骨盆，但这种变形需要更长的时间，当胎心及产妇状况良好时，为了让产程持续进展可允许适当延长产程。

某些主张早干预的医务人员，对第二产程胎头下降的速度有严格的指标，当胎头下降低于这些指标时，他们

第六章

就采用催产素、压宫底、会阴切开、产钳、负压吸引或剖宫产；而不主张早干预的医务人员则情愿严密观察耐心等待，只要产妇及胎儿情况良好，又愿意继续观察等待者，很少采用侵入性的干扰措施。

第二产程头盆不称（CPD）时产妇的体位

可疑CPD通常是由于胎头位置异常所致，而并非胎头实际径线大于骨盆腔径线，因此，鼓励产妇尝试多种体位及运动可能纠正OP位、OT位及不均倾（图6.25至图6.30），参阅第九章体位和运动的详细讨论。

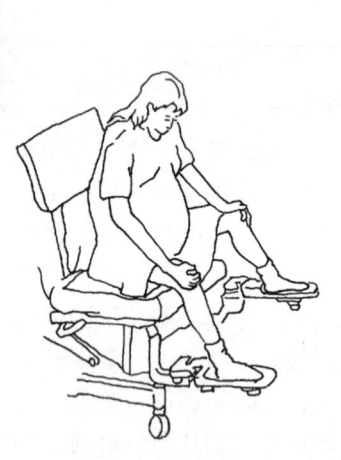

图6.25 坐着用力

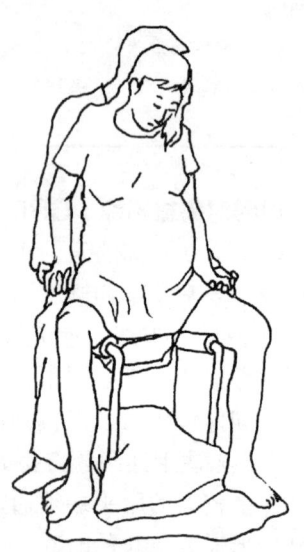

图6.26 坐在分娩凳上用力（引用 DeBy Birth Support照片）

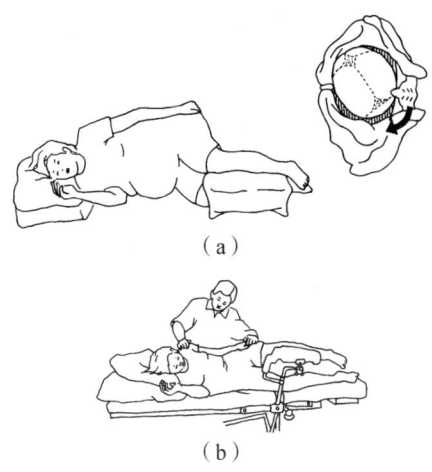

（a）

（b）

胎儿为ROP位，产妇侧卧位的正确位置"胎背朝向床"，产妇右侧卧位，重力将胎头及躯干转向OT位

图6.27

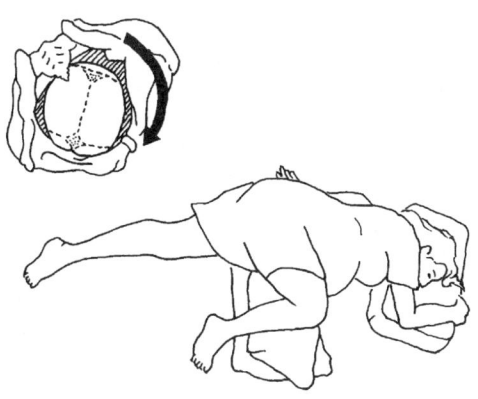

图6.28 胎方位为ROP位时，侧俯位的正确位置"胎背朝向天花板"，产妇左侧俯卧位，重力将胎头和躯干转向ROT位然后转为ROA位

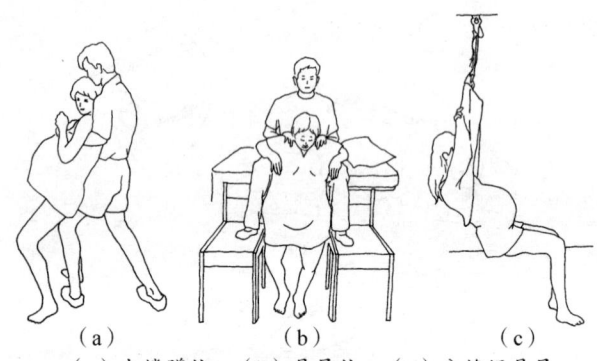

（a）支撑蹲位；（b）悬吊位；（c）分娩绳悬吊

图6.29

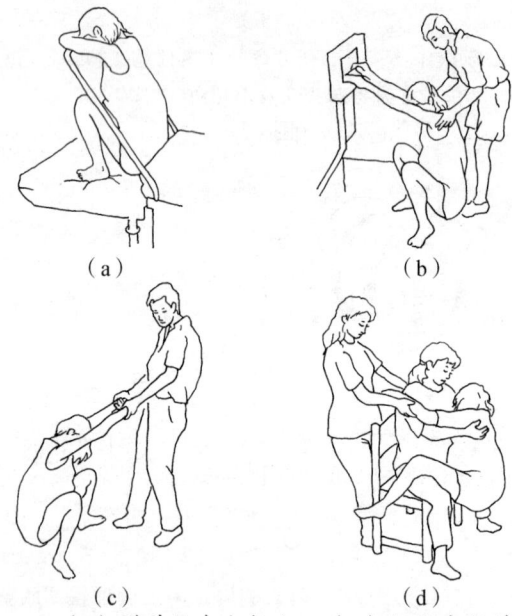

（a）蹲着扶在支架上；（b）抓住床栏蹲着；（c）配偶牵拉下蹲；（d）三人下蹲位

图6.30

坐在坐便器上和水浴也可促进产程进展（图6.31、图6.32）

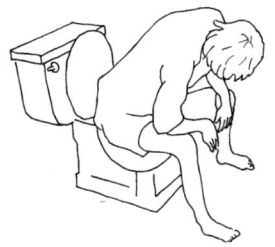

图6.31　坐在坐便器上戴上无线遥控监控仪

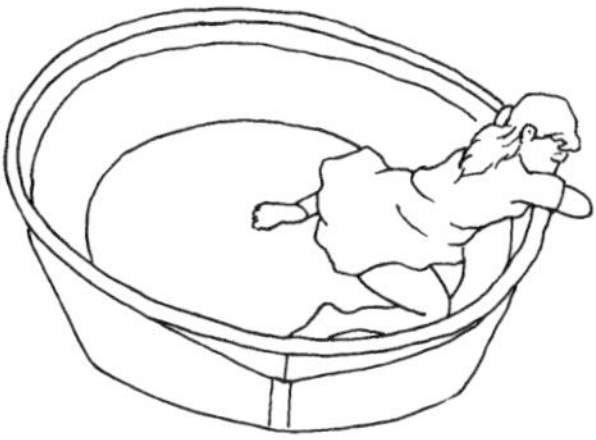

（a） 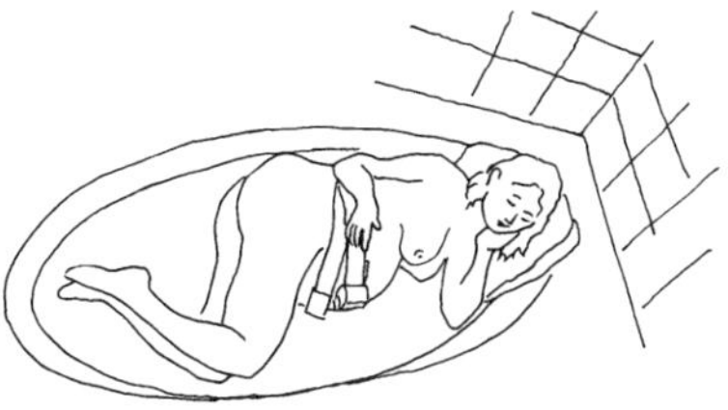　　　　　　　　　　（b）

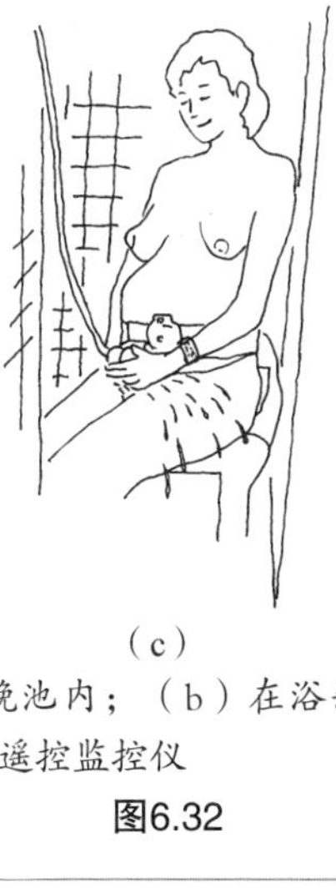

（c）

（a）产妇趴在分娩池内；（b）在浴缸内戴上无线遥控监控仪；（c）淋浴戴上无线遥控监控仪

图6.32

鼓励产妇运动改变骨盆的大小及形态以促进胎头下降（图6.33、图6.34），参阅第九章运动为什么有帮助。

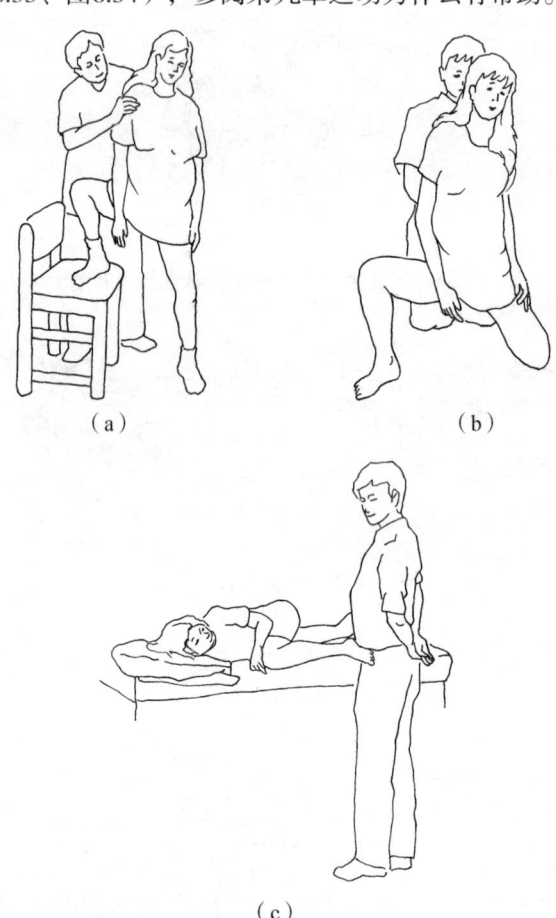

（a）站立弓箭步；（b）跪式弓箭步；（c）侧卧式弓箭步，暴露会阴，方便阴道检查

图6.33

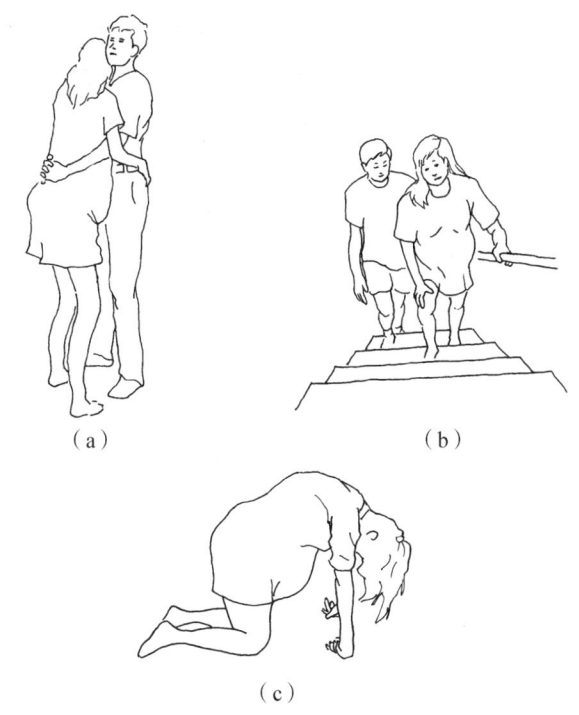

（a）

（b）

（c）

（a）慢舞；（b）爬楼梯；（c）骨盆摆动，弯腰曲背

图6.34

注意，要掌握弓箭步技巧，请参阅第九章在指导正在分娩的产妇之前。

仰卧位

第二产程采取仰卧位至今在北美洲仍很盛行，根据北美对两组产妇的调查结果显示，分娩时采取仰卧位的占57%，半坐位的占35%[42]，48%的加拿大产妇取仰卧位，46%半坐位，57%把腿放在踏脚架上[43]，虽然许多产妇可能愿意采用多种体位，如站立位或选择适合于自己的任何一种体位[20]，但是，大多数产妇实际上整个第二产程都是采用仰卧或半坐位（图6.35）。诚然仰卧方便向医务人员暴露会阴，进行阴道检查，会阴切开，负压吸引及产钳助产，但确实也存在一些弊端。仰卧时产妇体重压迫骶尾骨可能缩短骨盆出口前后径[44-45]。比较图6.36（a）和图6.36（b），促进胎儿下降的重力作用也因此而丧失，这些体位引起的仰卧低血压使回心血量及心排出量下降，导致子宫胎盘灌流量减少影响胎儿氧气供应而发生宫内窒息，如果还同时伴随长时间屏气及强行用力，情况可能更严重[10, 15, 17]。

　　除了仰卧低血压外，增大的子宫压在脊柱上改变了子宫与脊柱的正常角度，使胎轴与骨盆轴不能保持一致导致不均倾[44]［图6.36（a）］。

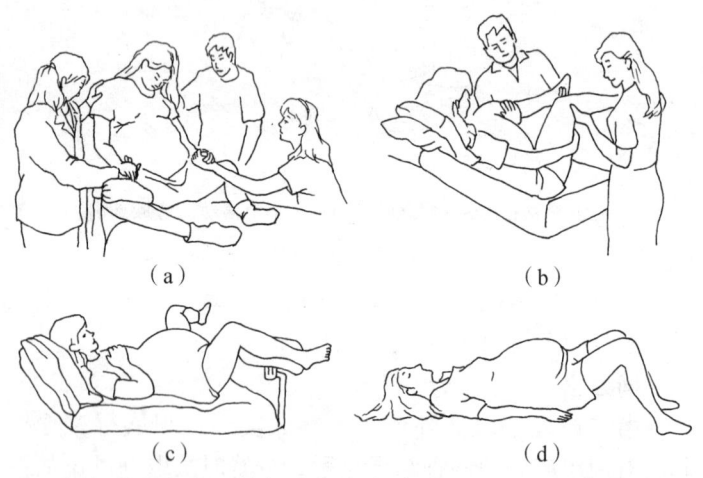

（a）

（b）

（c）

（d）

（a）半坐位向下屏气用力；（b）半坐位，陪人支撑双腿；（c）仰卧，双腿放在支撑架上（挂腿架）；（d）仰卧，双髋及双膝屈曲

图6.35

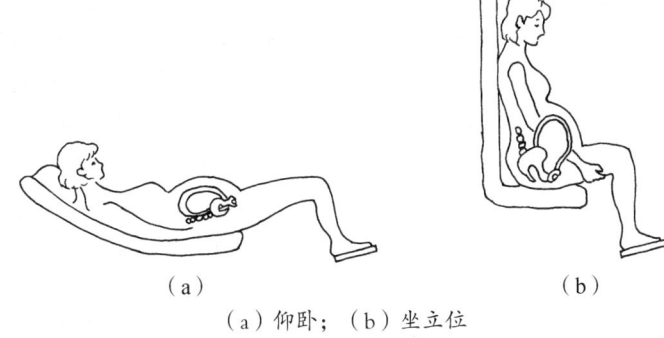

（a）仰卧；（b）坐立位

图6.36　推进的角度

当胎儿呈OP位，持续不均倾或其他位置异常时，产妇要在不同的体位用力而不单纯是仰卧或半坐位。可笑的是某些对第二产程的规定，要求产妇必须长时间强行屏气用力直至出现频繁胎心减速及第二产程延长时，才准许医务人员缩短第二产程；更可笑的是自发用力的产妇很少仰卧也不要求产妇长时间及强行屏气用力，因此第二产程中胎心曲线良好。其结果是：前一种情况阴道分娩的产妇中远期盆底损伤，会阴切开术明显增加[15, 17]，这种不正确的指导产妇的方式不但无益，而且很难改变，所以问题持续存在。

跨张式膀胱截石位（McRoberts' position）

尽管前面已提到仰卧位的问题，但是在某些其他体位不能解决问题的情况下，特殊仰卧位——跨张式膀胱截石位可促进胎儿下降；当产妇采用其他体位胎儿都不能通过耻骨弓时，只能让产妇仰卧、缩腿（自己完成或他人帮助），使臀部稍抬高，髋及膝关节高度屈曲及外展（图6.37），将耻骨弓向前及向上（母体头端）牵拉，使骨盆入口平面与产妇屏气用力的方向垂直[44,47]，促使胎头通过耻骨弓；尤其当胎头下降持续延缓，这种体位的优势可以克服仰卧低血压及仰卧失去重力作用的弊端，如果同时加强屏气用力效果会更好，因此在决定手术产之前试一试以免错过机会。此外在处理肩难产时也常与其他体位合用（参阅第八章）。

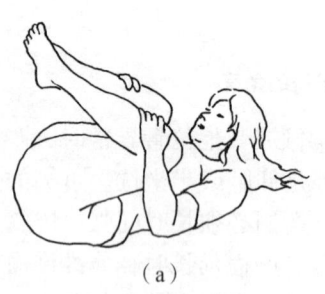
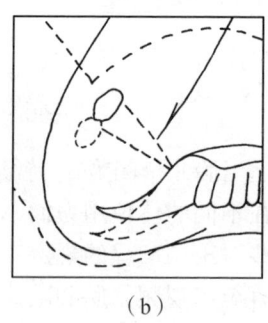

（a）   （b）

（a）跨张式膀胱截石位；（b）跨张式膀胱截石位，虚线表示产妇双腿平放时骨盆的位置，实线表示双腿屈曲时骨盆的位置

图6.37

注意，在帮助产妇采用跨张式膀胱截石位时，应当特别小心不要使腿过度外展或屈曲，以免损伤耻骨联合、骶髂关节或髋关节以及神经[48]。"尤其是硬膜外镇痛的产妇，下肢失去知觉时更要特别警惕"。

肩难产

肩难产是指胎头娩出后需要额外的手法娩出胎肩及胎体[49]。当胎儿一侧肩被卡在耻骨联合上方不能完成内旋转及下降时，确实要求医务人员在焦急紧张的状态下保持冷静及敏捷思维、熟练运用处理肩难产的特殊技巧。如果处理恰当，许多都能得到成功处理。参阅第八章关于这些技巧的讨论。

子宫收缩乏力

第二产程宫缩稀而弱，应当考虑下列可能原因（与第五章提到的相同）。如不活动、药物、脱水及产妇衰竭。通过改变体位，等待药物作用或硬膜外镇痛药物作用消失（如果产妇耐受），乳头刺激，水疗，允许产妇随意地自发用力观察数阵宫缩，池浴等。这些措施几乎与处理第一产程活跃期宫缩乏力的措施相同，请参阅第五章关于宫缩乏力的原因及处理的详细讨论。

怀疑心理性难产

有时心理因素可能导致第二产程延缓或停滞。第二章及第五章阐述的第一产程精神因素难产的生理及处理方法同样适用于第二产程，在此不再赘述。

应对第二产程的要素

在讨论引发精神因素难产之前，让我们回顾一下第二产程妥善应对的含义。

当第二产程正式开始时，如果没有受到任何干扰和限制，产妇可能会表现出（对周围敏感）兴奋、精力充沛[50]，随着宫缩加强，反射性屏气感（排便感）随之加强，产妇将找到最佳体位向下用力；由于胎头下降及拨露，也可能短暂"退缩"（因为害怕会阴过度牵拉，紧张），然后出现强烈的排便感（用力感），骨盆底放松，并试图控制自己的产程，宫缩时，她可能呻吟、喊叫甚至大口呼气，随意地改变体位，第五章所述的3RS不再适用。

此时，医务人员的职责是，在尽可能不干扰的情况下严密监护产妇及胎儿，尽最大努力鼓励、抚慰、支持、帮助产妇选择最合适的用力体位。只要产妇和胎儿能耐受，产程进展良好，就不需要任何干预（当胎儿将娩出时，改变成方便医务人员接生的体位）。

总之，第二产程的妥善应对包括宫缩时产妇反射性屏气用力、呻吟、呼叫（甚至哈气），宫缩间隙时随意呼吸，改变体位这些都是良好应对的标致，而不是困惑的表现。

第二产程精神困扰的标致

- 语言或表情忧虑。
- 哭喊或惊慌。
- 无法消除会阴退缩感及放松骨盆底。
- 双腿夹紧不分开。
- 不集中用力。
- 要求医务人员取出婴儿或用药物催产。
- 不听医务人员的劝告，甚至感到绝望。

第二产程诱发心理性难产的关键因素

以下可能是第二产程诱发产妇精神困扰及干扰产妇应对能力的因素：

- 疲劳或衰竭能使产妇失望或焦虑。
- 对第二产程或操作扩张阴道特别敏感时，尤其是有过性虐待或生殖器有过创伤史的产妇，触景生情，表现出特别惊恐。

- 不适当的或无礼的行为（用力时大喊大叫甚至排出大便）。

- 临近分娩时，担心不能胜任做父母的角色，尤其是产妇父母不和或自己曾有弃婴行为或有死婴经历。

- 担心宝宝的健康，尤其是兄弟姐妹或自己有过死产史或其他不良妊娠结局史。

- 陌生人看见会阴觉得暴露了隐私，产生羞耻感。

- 第二产程剖宫产史。

- 家人或亲人以及医务人员照顾不周。

第二产程焦虑的产妇最常见的反应是，用力时骨盆底特别紧张好像在阻止胎儿下降，产妇好像很用力，但却没有效。有时膈肌及腹肌用力的同时，却无意识地收缩了盆底肌和臀部，会阴高度紧张和肛门紧缩地用力提示她在回缩。

重要的是不要把这种情况与正常产妇第二产程初开始用力的情况混淆，很多初产妇第二产程初期，宫缩不强时需要经历一定时间才能掌握正确有效的用力方法，此时，最好是让她休息等待宫缩加强再用力。

如果发现产妇"分散用力"又没有任何效果时，应当考虑心理难产。

无论是恐惧或焦虑引起产妇退缩，她都不可能简单地"振作起来"，但是，她周围的人可以帮助她减轻她的恐惧，第四章叙述的方法可能有帮助，再加上下列措施：

- 鼓励产妇表达自身的感受，问她"前次宫缩的时候你在想什么？"倾听她、承认和理解她，采取一些有针对性的措施、鼓励或建议，一般来说，所有的产妇都需要有表达的机会，对于一个焦虑的产妇，即使正常产程也会使她过分担忧，她很渴望医务人员倾听她的感受，理解她的恐惧是正常的，合理的，促使她能顺利分娩。

● 有时，每个人包括产妇都知道产程有延长。可询问产妇"为什么你认为产程减缓？"此类问题，从中得到一些相关信息，如她的回答是"我不能很好地用力""我用不上力"或"孩子不想出来"，这些回答可能是产妇存在心理难产。

● 提供一些有利的信息，说一些善解人意的话，如：产妇害怕用力时会排出大便（来不及去洗手间），安慰她排出大便是你正确用力的效果，很常见，任何排泄物都会很快情理干净，更换清洁的布等。其实，这是一个进行会阴热敷悄悄清理粪便的好机会。

● 担心用力会造成会阴撕裂或会阴切开。告诉她，如果放松会阴让宝宝慢慢地出来，她的会阴得到充分的扩张，就不会撕裂。同时（除非有充分的理由不这样做）可尝试让产妇在宫缩时不用力。"让我们试一下，下次宫缩不用力"，让她知道，当她害怕时还有其他的选择。

● 给产妇更多的时间调节心理状态，缓解紧张情绪，避免急躁，此时，医务人员不要拉开嗓门大声说话或催促产妇用力。

● 鼓励产妇宫缩间隙时放松会阴，宫缩时会阴鼓起，热敷会使产妇感觉舒服及松弛会阴，温度不要太高（以操作者手感合适为准），鼓励产妇在有强烈大便感或者好像尿急时要排便及排尿样向下用力。当她用力有效时，要告诉她好消息，告诉她这样用力更能使骨盆底松弛，说"我们已经看见会阴向外鼓了"；如果产妇勉强用力，产程不会有进展，建议她"疼痛厉害（宫缩高峰）才用力，然后换气，再用力直至宫缩结束（不痛），这样做更好"。

● 如果产妇唯恐用力时排出大便，可以让她坐在坐便器上，坐便器可反射性地使骨盆底松弛，但是，负责照顾产妇的医务人员必须严密观察做好接生准备，一旦产妇觉得要生了，应及时将她转移到产床，以便完善消毒下接生。

如果产妇分散用力，见流程图6.3。

结论

长期以来，第二产程的处理模式都是遵循着速度及方便医务人员操作的原则。很多的做法，例如早期强行用力，不活动、仰卧位及时间限制，实际上干扰了正常产程进展。频繁的医疗干预或许是不必要的，如静脉滴注催产素、钳产、负压吸引产、会阴切开或剖宫产。本章我们推荐用简单的干预措施以达到最理想的促进分娩进展的效果及预防难产的目的。

参 考 文 献

[1] Simkin P. （1984）. Active and physiologic management of second stage: A review and hypothesis. In Kitzinger S, Simkin P,

editors. Episiotomy and the Second Stage of Labor. Minneapolis, MN, ICEA.

[2] Simkin P. （ 2008 ）. The Birth Partner, 3rd edition. Boston, Harvard Common Press.

[3] Friedman E. （ 1978 ）. Normal labor. In Labor: Clinical Evaluation and Management, 2nd edition. New York, Appleton-Century-Crofts.

[4] Cohen W, Friedman E. （ 1983 ）. Dysfunctional labor. In Management of Labor. Baltimore, MD, University Park Press.

[5] Vasicka A, Kumaresan P, Han G, Kumaresan M. （ 1978 ）. Plasma oxytocin in initiation of labor. Am J Obstet Gynecol 130 （ 3 ）: 263-273.

[6] Fuchs A, Romero R, Keefe D, Parra M, Oyarzun E, Behnke E. （ 1991 ）. Oxytocin secretion and human parturition: Pulse frequency and duration increase during spontaneous labor in women. Am J Obstet Gynecol 165 （ 5 pt 1 ）: 1515-1523.

[7] Rahm V, Hallgren A, Hogberg H, Hurtig I, Odlind V. （ 2002 ）. Plasma oxytocin levels in women during labor with or without epidural analgesia: A prospective study. Acta Obstet Gynecol Scand 81 （ 11 ）: 1033-1039.

[8] Beynon C. （ 1957 ）. The normal second stage of labour: A plea for reform in its conduct. J Obstet Gynaecol Br Commonw 64 （ 6 ）: 815-820.

[9] Enkin M, Keirse M, Neilsen J, Crowther C, Dulet L, Hodnett E, et al. （ 2000 ）. Monitoring the progress of labour. In A Guide to Effective Care in Pregnancy and Childbirth, 3rd edition. Oxford, Oxford University Press.

［10］Roberts J. （2002）. The " push " for evidence: Management of the second stage. J Midwif Womens Health 47（1）: 2–15.

［11］Clark S, Simpson K, Knox G, Garite T. （2009）. Oxytocin: New perspectives on an old drug. Am J Obstet Gynecol 200（1）: 35. e31–e36.

［12］Rooks J. （2009）. Oxytocin as a " high alert medication ": A multilayered challenge to the status quo. Birth 36（4）: 345–348.

［13］Rosevear S, Stirrat G. （1996）. The Handbook of Obstetric Management. Oxford, Blackwell Scientific.

［14］Fraser D, Cooper B. （2009）. Myles' Textbook for Midwives, 15th edition. Oxford, Churchill Livingstone Elsevier.

［15］Roberts J, Hanson L. （2007）. Best practices in second stage labor care: maternal bearing down and positioning. J Midwif Womens Health 52（3）: 238–245.

［16］Bing E. （1994）. Personal communication.

［17］Schaffer J, Bloom S, Casey B, McIntire D, Nihira M, Leveno K. （2006）. A randomized trial of coached versus uncoached maternal pushing during the second stage of labor. Am J Obstet Gynecol 194（1）: 10–13.

［18］Aldrich C, D'Antona D, Spencer J, Wyatt J, Peebles D, Delpy D, et al. （1995）. The effect of maternal pushing on fetal cerebral oxygenation and blood volume during the second stage of labour. Br J Obstet Gynaecol 102（6）: 448–453.

［19］Simpson K, James D. （2005）. Effects of immediate versus delayed pushing during second-stage labor on fetal well-being. Nurs Res 54（3）: 149–157.

［20］Carlson J, Diehl J, Sachtleben-Murray M, McRae M, Fenwick

第
六
章

L，Friedman E. A. （1986）. Maternal position during parturition in normal labor. Obstet Gynecol 68（4）：443-447.

［21］Fuller B，Roberts J，McKay S. （1993）. Acoustical analysis of maternal sounds during the second stage of labor. Appl Nurs Res 6（1）：8-12.

［22］Caldeyro-Barcia R. （1986）. Inlluence of maternal bearing-down efforts during second stage on fetal well-being. In Kitzinger S，Simkin P，editors. Episiotomy and the Second Stage of Labor. Minneapolis，MN，ICEA.

［23］Anim-Somuah M，Smyth R，Howell C. （2005）. Epidural versus non -epidural or no analgesia in labour. Cochrane Database Syst Rev（4）：CD000331. doi：000310. 001002/14651858. CD14000331. pub2.

［24］Simmons S，Cyna A，Dennis A，Hughes D. （2007）. Combined spinal -epidural versus epidural analgesia in labour. Cochrane Database Syst Rev（3）：CD003401. doi：003410. 001002/14651858. CD14003401. pub2.

［25］Torvaldsen S，Roberts C，Bell J，Raynes-Greenow C. （2004）. Discontinuation of epidural analgesia late in labour for reducing the adverse delivery outcomes associated with epidural analgesia. Cochrane Database Syst Rev（4）：CD00457. pub00452. doi：00410. 01002/14651858. CD14004457. pub2

［26］Kotaska A，Klein M，Liston R. （2006）. Epidural analgesia associated with low-dose oxytocin augmentation increases cesarean births：A critical look at the external validity of randomized trials. Am J Obstet Gynecol 194（3）：809-814.

［27］Bonica J，Miller F，Parmley T. （1995）. Anatomy and

physiology of the forces of parturition. In Bonica J, McDonald J, editors. Principles and Practice of Obstetric Analgesia and Anesthesia, 2nd edition. Philadelphia, Williams & Wilkins.

[28] Fraser W, Marcoux S, Krauss I, Douglas J, Goulet C, Boulvain M. (2000). Multicenter, randomized, controlled trial of delayed pushing for nullipa−rous women in the second stage of labor with continuous epidural anal−gesia. The PEOPLE (Pushing Early or Pushing Late with Epidural) Study Group. Am J Obstet Gynecol 182 (5): 1165−1172.

[29] Brancato R, Church S, Stone P. (2008). A meta−analysis of passive descent versus immediate pushing in nulliparous women with epidural analgesia in the second stage of labor. JOGNN 37 (1): 4−12.

[30] Downe S, Gerrett D, Renfrew M. (2004). A prospective randomized trial on the effect of position in the passive second stage of labour on birth outcome in nulliparous women using epidural analgesia. Midwifery 20 (2): 157−168.

[31] Yildirim G, Beji N. (2008). Effects of pushing techniques in birth on mother and fetus: A randomized study. Birth 35 (1): 31−32.

[32] Enkin M, Keirse M, Neilsen J, Crowther C, Dulet L, Hodnett E, et al. (2000). The second stage of labour. In A Guide to Effective Care in Pregnancy and Childbirth, 3rd edition. Oxford, Oxford University Press, p 298.

[33] Rouse D, Weiner S, Bloom S, Varner M, Spong C, Ramin S, et al. (2009). Second−stage labor duration in nulliparous women: Relationship to maternal and perinatal outcomes. Am J

第
六
章

Obstet Gynecol 201（357）：e1-e7.

［34］Allen V，Baskett T，O'Connell C，McKeen D，Allen A.
（2009）. Maternal and perinatal outcomes with increasing dura-
tion of the second stage of labor. Obstet Gynecol 113（6）：
1248-1258.

［35］Altman M，Lydon-Rochelle M.（2006）. Prolonged second
stage of labor and risk of adverse maternal and perinatal outcomes：
A systematic review. Birth 33（4）：315-322.

［36］Lai M，Lin K，Li H，Shey K，Gau M.（2009）. Effects of
delayed pushing during the second stage of labor on postpartum
fatigue and birth out-comes in nulliparous women. J Nurs Res 17
（1）：62-72.

［37］Davis E.（2004）. Heart and Hands：A Caregiver's Guide to
Pregnancy and Birth, 4th edition. Berkeley, CA, Celestial Arts.

［38］Hamlin RHJ.（1959）. Stepping Stones to Labour Ward Diagnosis.
Adelaide, Rigby Ltd.

［39］Simkin P.（2003）. Maternal Positions and Pelves Revisited.
Birth 30（2）：130-132.

［40］Dudley N.（2005）. A systematic review of the ultrasound
estimation of fetal weight. Ultrasound Obstet Gynecol 25（1）：
80-89.

［41］Coomarasamy A，Connock M，Thornton J，Khan K.（2005）.
Accuracy of ultrasound biometry in the prediction of macrosomia：
A systematic quan-titative review. Br J Obstet Gynaecol 112
（11）：1461-1466.

［42］Declercq E，Sakala C，Corry M，Applebaum S，Risher P.
（2002）. Listening to Mothers：Report of the First National U. S.

Survey of Women's Childbearing Experiences. New York, Maternity Center Association.

[43] Chalmers B, Dzakpasu S, Heaman M, Kaczorowski J. (2008). The Canadian Maternity Experiences Survey: An overview of findings. J Obstet Gynaecol Can 30 (3): 217–228.

[44] Fenwick L, Simkin P. (1987). Maternal position to prevent or alleviate dystocia in labor. Clin Obstet Gynecol 30 (1): 83–89.

[45] Michel S, Rake A, Treiber K, Burkhardt S, Chaoui R, Huch R, et al. (2002). MR obstetric pelvimetry: Effect of birthing position on pelvic bony dimensions. AJR Am J Roentgenol 179 (4): 1063–1067.

[46] Gherman R, Tramont J, Muffley P, Goodwin T. (2000). Analysis of McRoberts' maneuver by x-ray pelvimetry. Obstet Gynecol 95 (1): 43–47.

[47] Henderson C, MacDonald S, editors. (2004). Mayes' Midwifery, 13th edition. London, Bailliere Tindall.

[48] Health T, Gherman R. (1999). Symphyseal separation, sacroiliac joint dislocation transient lateral femoral cutaneous neuropathy associated with McRoberts' maneuver. A case report. J Reprod Med 44 (10): 902–904.

[49] Baxley E, Gobbo R. (2004). Shoulder dystocia. Am Fam Physician 69 (7): 1707–1714.

[50] Odent M. (1999). The Scientification of Love. London, Free Association Books.

第七章　理想的新生儿过渡期及第三、第四产程的处理

正常第三、第四产程概述

　　第三产程包括胎盘娩出及新生儿由在子宫内依赖胎盘生存转变为依赖自身生存的巨大的生理变化过程，新生儿要自己吸入氧气和摄取食物，适应新的生活环境，调节自身体温等以便生存，有意思的是新生儿在通过产道过程中

母亲的子宫收缩对其出生时的第一次呼吸和第一声啼哭起了非常重要的作用。

由胎儿至新生儿的转化几分钟内就完成了，使每个人的心情都放松而且惊喜，出生的头几分钟，新生儿一啼哭，肺就膨胀起来而且终身都不会再萎缩，随着肺循环的建立，在肺内进行氧气交换的新鲜血液，通过重新构建的体循环将氧气输送到全身。由于吸入氧气，皮肤变得红润，但由于全身曾经浸泡在黏液、血、胎脂、羊水中的身体仍然湿润，热很快散去，需要接生者迅速擦干新生儿，放在母亲的怀中并从中吸取热量（得到温暖）。

胎儿的感知在子宫内就已经发育好，当她来到这新世界时，她就有了视觉、听觉、触觉和味觉，她能安静地凝视着她的母亲，咕哝咕哝清除气道中的黏液，15～30 min后，她的蠕动更加活跃，会把手放到嘴巴和头部显示她在寻找乳房的本能。

在妈妈乳汁的气味和神秘认知的指引下，她慢慢地本能地以她的方式向乳房蠕动，当她接触到乳头时，马上张嘴把乳头吸住（或者稍微调整一下），这种强有力的吸吮动作，给妈妈留下了非常深刻的印象。

对于母亲来说，第三产程意味着从怀孕到胎儿胎盘娩出经历了巨大的身心转变过程，这也代表了从怀孕到做母亲的这种复杂的角色转变，当胎盘娩出时，身体发生一系列内分泌变化，以适应机体的需要。

第四产程是指胎盘娩出后的1～2 h，往往是母亲的恢复和稳定期。然而，应当把它视为母-婴二联体或母-婴-家庭三联体甚至综合体，第四产程只关注母婴是不够的，因为人类与其他哺乳动物一样，都是互相联系互相依存的，用今天的习惯而言，分娩应当包括父亲、亲属和家庭其他成员共同参与[1]。

母亲见到宝宝的第一感受就是欣慰，甚至于不相信："这一切都结束了！"是谚语"十月怀胎，一朝分娩"的感觉。分娩已使她精疲力竭，但都已成为过去，现在她需要时间面对现实，把注意力集中到宝宝身上，心情十分复杂，如好奇、无助、专注或狂喜；当胎儿通过产道时，催产素及内啡肽的分泌达到高峰，这些激素的协同作用使产妇的精神亢奋，充满爱和感激之情。

当母亲把孩子放到怀中时，不仅赐给宝宝所需要的一切，同时宝宝也给了母亲许多有助于身体恢复的良性刺激。母婴早接触和母乳喂养，宝宝在母体腹壁上蠕动，可刺激子宫收缩，有利于胎盘娩出。吸吮乳头，可刺激母体分泌催产素，促进子宫复旧及恶露排出。

理想的第三、第四产程中，助产士及医生常尽力为母婴保持安静、温馨的气氛，但他们也不能放松警惕，虽然护士和护理员会认真观察产妇和婴儿，但他们决不能完全放松，因为第三、第四产程对母婴的安全仍然很重要，他们必须随时警惕以便采取某些紧急措施应对突发事件，这些措施有时候会扰乱第三、第四产程中的平静状态。

如果母婴之间微妙的激素调节反应被药物或手术干扰而延迟，母婴之间的互动作用就不可能顺畅，甚至导致母婴情绪紧张、婴儿啼哭加剧、体温下降、母体子宫肌张力下降，母乳喂养的启动更困难，甚至需要药物干预[2]。

本章节我们将叙述第三、第四产程的一般护理，某些重要的检查、处理和如何促进母婴同室和母乳喂养等，其中包括产时清理呼吸道（口腔及鼻）、断脐、第三产程循证处理方法和促进母婴早接触、早开奶。

第三产程婴儿的处理

口腔、鼻咽部抽吸

头位分娩过程中，当胎儿经过阴道时，阴道对胎儿胸部的挤压有利于呼吸道内羊水和黏液排出，自古以来，胎儿在通过产道时，面部（口鼻）朝下，也有利于羊水及分泌物排出，因而没有任何根据认为在胎肩娩出前，常规抽吸口腔和鼻咽部能改善新生儿预后[3-4]，常规的抽吸反而会导致新生儿呼吸、心跳（率）及血氧饱和度不稳定[4]，因此，胎肩娩出前的抽吸是不必要的，也是有害的，胎儿娩出后立即用球囊抽吸正常新生儿的口、鼻也没有什么好处，因为健康的新生儿能自行清洁呼吸道，球囊抽吸的潜在危害是使咽喉和肺部血管痉挛[5]，除非肯定吸入了羊水必须保持呼吸道畅通时才有指征抽吸。很久以来，当接生者发现羊水胎粪污染时都会尽力抽吸，然而，常规的抽吸并没有足够的科学依据[3-4]，近代的观点是接产者应当尽快评估新生儿，制订切实可行的计划，羊水黏稠胎粪污染的新生儿如出生时生命力旺盛者仅仅需要常规观察和护理[6]，生命力弱的新生儿应该马上放置在新生儿辐射台，由熟练的新生儿科医生进行气管插管，直视下清除声带以下的胎粪[5]，并且须告知产妇及家属，使之明白此种操作以及随后严密观察的必要性，一旦宝宝情况稳定，就可以抱去喂奶。

延迟钳夹脐带和断脐

胎儿一娩出马上断脐的做法已经受到日益进步的科学根据的挑战，延迟断脐对于早产儿和足月儿都有很大好处[7-9]。延迟断脐，由于脐带搏动使更多的胎盘血流到胎儿，可使新生儿红细胞增加30%~60%，从而减少了新生儿贫血，改善心肺功能，更好地适应子宫外环境；延迟断脐并不会导致新生儿黄疸和红细胞增多症，只可能稍延长第三产程，但不会增加产后出血的危险[10]。

有某些因素会影响红细胞由胎盘传输至胎儿的量和速度，如当健康新生儿出生后马上放在母体腹部延迟断脐3 min，血容量会增加。当一个张力大的脐带绕颈，出生时苍白或轻度青紫的新生儿放置于低于胎盘的水平0.5~1 min（主要是为了增加血运），然后再放到母亲腹部至少3 min再断脐[7]，这种方法可以有效地增加血液传输，改善新生儿皮肤颜色和肌张力，适应子宫外生存环境。当遇到脐带缠绕很紧时，用"空翻（Somersault）手法"可以避免先断脐再娩出胎儿。当胎体娩出时，握住胎头朝向母体的大腿，脐带就不会牵拉过紧，且仍然维持脐带完整不断。

第三产程的胎盘处理

胎儿娩出至胎盘娩出时段称为第三产程，胎盘剥离遵循一定的规律：首先子宫强烈收缩使子宫壁增厚致胎盘与宫壁分离最后完全剥离排出体外[11]，胎盘剥离的象征包括：①宫底升高；②子宫变成球形；③外露脐带延长；④少量阴道流血。掌握胎盘剥离的征象对正确处理胎盘非常重要。第三产程平均5～10 min，超过30 min产后出血的概率明显增加[10]。处理第三产程时，大多数助产者采用积极或期待两种方法，但是也有些助产者两种方法兼用[12]。

生理性期待处理

期待法处理第三产程被认为是一种比较合乎分娩生理的方法，此法是不用宫缩剂让胎盘自然娩出，但是此种方法在不同的地方不完全相同[12]。一些期待法处理胎盘的接生员首先等待胎盘剥离的象征，一旦出现剥离象征，一手按压子宫，另一手轻拉脐带使胎盘顺利娩出；另一些接生员则完全期待胎盘通过本身重力自然娩出[13]。尽管一些接生员和某些不主张过早干扰的医生对于期待法处理的观点是一致的[12]，但是，还缺乏由接生员所提供在产后出血低风险人群中的充分研究资料。Fahy[12]为助产士列了一些产后出血低风险的标准：如母体健康及营养状况良好、足月单胎、期望自娩胎盘、积极配合、延长皮肤接触（SSC）、早开奶、与助产士相互信赖、具有呼之即来的支持小组、产妇感觉安全的环境、熟练的助产士队伍、正常妊娠期，以及第一产程和第二产程正常、健康的婴儿，如果必要产妇愿接受宫缩剂[12]。这套所谓助产士标准称之为"精神—生理处理（治疗）"[14]，比沿用的产科危险因素评估更有意义，因为添加了生理和环境因素。

用上述标准，在产后出血高风险的产妇中进行积极和期待处理的随机对照研究发现[12]，期待处理法产后出血量及产后出血发生率比积极处理的方法高，因为对低风险

第七章

产妇进行期待疗法的科学证据不足[12, 15]，所以几乎所有的接生员都喜欢用积极法处理第三产程[16-17]，在新的研究结论出现之前，接生员和医生对这个问题仍然存在争议。

积极处理

积极处理第三产程作为缩短第三产程、预防产后出血（产妇死亡的首要原因）的措施在世界范围内已沿用数十年，最开始时，几乎应用在所有的产妇，不论有无出血风险，胎儿一娩出，立即注射宫缩剂，断脐，宫缩时按压宫底（图7.1）牵拉脐带（没有按摩子宫）[18]，只有在胎盘娩出后才按摩子宫，然而，这种方法由于过分强调快速娩出胎盘而导致第三产程处理不当，造成产后出血[19]，例如，无耐心的助产士为了快速娩出胎盘，在胎盘尚未完全剥离之前就按摩子宫，这种方法导致胎盘部分剥离增加出血的风险，也可能导致子宫内翻威胁产妇生命[19]，胎盘娩出前按摩子宫是危险的，虽然胎盘娩出后按摩子宫有利于子宫收缩，但不必过分强调，在部分对照研究中，200例产妇随机分为子宫按摩组（每10 min按摩1次，共6次）[20]；另一组注射10 U缩宫素后不再按摩子宫。两组均分别于30 min及60 min测定出血量，发现子宫按摩组失血量低于平均水平，需要追加催产素的人数也显著减少，此研究有力地支持胎盘娩出后按摩子宫的观点。

虽然有一些积极处理方法被忽略，但预防性使用宫缩剂却一直被提倡[18]，第三产程积极处理方案中，常用药物包括催产素、麦角、米索前列醇（米索），每一种制剂在刺激子宫收缩的机制方面各自不同，有些研究认为米索作用与催产素[21]相同，而麦角[22]具有廉价、不需冷藏的

第七章

优点，而米索副作用较多，如短暂寒战、发热，使有些用过的产妇不愿再接受[23]，但在发展中国家[21]用米索预防产后出血相当普遍。WHO[16]预防产后出血指南中强调由娴熟的接生员使用催产素优于米索，因此，认真选择合理的宫缩剂必须不断查阅文献权衡利弊。

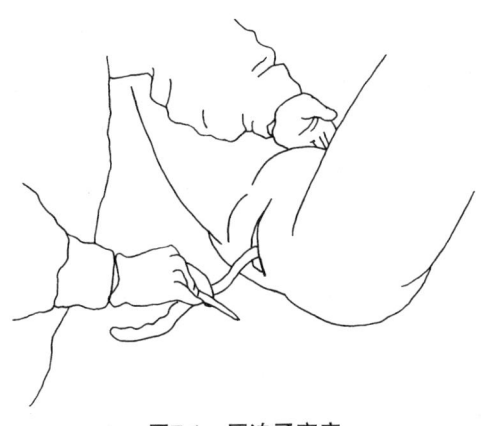

图7.1 压迫子宫底

在积极方案中，使用宫缩剂的时机也存在分歧[24]，大多数作者认为需要在产后1 min内使用[17-18]，但是接生员要延迟断脐则会导致延迟使用宫缩剂，Jackson及其同道对1 486例产妇随机分为两组，一组（745例）胎盘娩出前注射宫缩剂，另一组（741例）胎盘娩出后注射宫缩剂的对照研究发现，两组间产后出血发生率、产后出血量、血红蛋白浓度及是否需要追加宫缩剂、第三产程持续时间、胎盘滞留例数均无显著性差异，其结论是，积极处理方案中，无论是在胎盘娩出前或后使用宫缩剂预防产后出血都是安全有效的[24]。调查研究表明，在积极处理方案中，如果胎儿娩出后立刻或1 min内断脐，将会使新生儿血容量丧失20%[7]，因此早断脐的方法在积极处理第三产程的方案中被废除[12]，因而也促使更多的接生员采用"积极方案"处理第三产程。

接受过良好培训的接生员都懂得如何应对可能发生的产后出血，如巨大胎儿、产程延长、产后出血史、多胎妊娠或不少于5次分娩者都属产后出血的高危因素[10]，但是，这些危险因素并不能完全预测哪些产妇会真正发生产后出血[10, 17]，产后出血四大原因中，宫缩乏力为第一位（70%），依次为产道损伤（20%）、胎盘残留（10%）及凝血功能障碍（1%）[17]。任何一种宫缩剂都可以用于预防产后出血，然而当真正发生产后出血时，接生员应该马上呼救，开通大血管静脉通道，按摩子宫，如果子宫收缩不改善，应马上改用双手按摩法（图7.2），与此同时，仔细检查胎盘及软产道（包括宫颈、阴道、会阴）以排除胎盘残留及软产道损伤。4T法可帮助记忆（子宫张力Tone、产道损伤Trauma、胎盘组织残留Tissue、凝血功能障碍Thrombin），逐个排除，以便找到出血的真正原因，及时恰当止血[17]。在宫缩乏力的救治中，上述宫缩剂均可序贯或联合使用，包括当今最有效挽救生命的药物"欣母佩"[17]，不过此药有一定副作用，如恶心、呕吐等。抢救产后出血的场面和气氛紧张，可能会令产妇和家属恐惧不安，导乐式分娩有助于缓解产妇疼痛，也有助于在医务人员全力以赴抢救产妇的过程中观察和照顾新生儿，尤其当宝宝可能出现呼吸困难、发绀或软弱时。

第七章

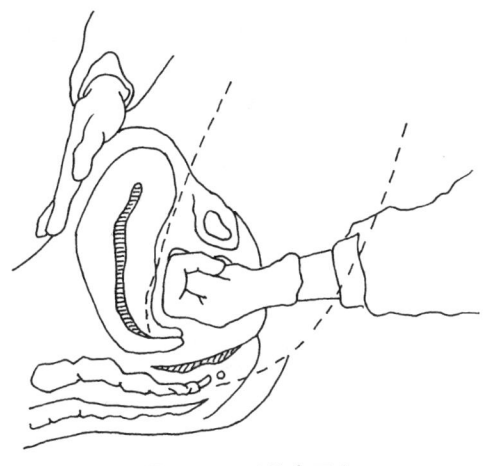

图7.2 双手按摩子宫

第四产程

第四产程定义为胎盘娩出后1~2h，目前已公认为2h，既往第四产程主要关注母体的生命体征，控制产后出血，修复会阴和子宫复旧等方面，本章节我们还强调整个家庭的组合[1]，而不完全是母婴同室，更着重于皮肤接触、母乳喂养以及为未来的家庭生活中各自扮演不同角色，共同适应新的生活方式做好一切准备[25]。换言之，这里并不是陈述第四产程，实质上是把早接触、早开奶这段特殊经历的实质性意义划定出来。

母婴同室

Klaus等[26]1972年就提出胎儿娩出后第1小时必须早接触，如这个程序被打破，将对后阶段的母婴接触造成严重影响，数十年后，Klaus等[27]又把这个阶段定义为"敏感期"，并对上述概念的含义进行了修正，承认中断"敏感期"并不一定会给母婴未来的交流带来远期不可逆的后果，他的研究再次强调第三、第四产程中一系列的生理反应和人际间相互交流有利于新生儿适应新的环境，母乳喂养和产妇康复（将在第八章讨论）。

最近，Cochrane复习了30个皮肤早接触（SSC）的随机对照研究资料发现，早接触确实对母婴均有很多好处[28]，然而，尽管许多医院都制订了允许或鼓励母婴早接触的方案，但是，大量的美国调查研究发现，只有34%的初产妇在产后第1小时把婴儿抱在手上[29]；在加拿大的调查中，母婴接触率高一点，约72%的母亲产后5 min内能将婴儿抱在手臂上（但她们中只有1/3是早接触），有22%的加拿大母亲在产后5 min内能将她们的宝宝抱在怀中持续30 min，45%的婴儿躺在母亲怀里[30]。

当前，许多医院都赞成在第三、第四产程一开始就由护理员将婴儿和母亲放在一起，例如，接生员会在胎儿娩出后不断脐，脐带搏动还存在的同时将婴儿放在产妇腹壁，擦干婴儿体表的羊水后直接放在母亲裸露的胸部，然后盖上一张预先加温过的毛毯，这种肌肤的接触被认为是启动母乳喂养的重要步骤。循证医学的观点认为，早接触具有以下方面的积极意义：保持新生儿体温、早开奶和持续母乳喂养、体现母爱、宝宝安全感、母婴感情交流、减少新生儿哭啼、增进早产婴对子宫外环境的适应能力[28]；SSC无副作用，婴儿通过母婴皮肤接触比在辐射台[3]（保温箱内）更能保持体温恒定，基于这些优点，我们没有使用温箱来代替母婴间接触的理由。

"袋鼠育婴"（KC）的说法被应用到低体重儿的护理是指婴儿在母亲的怀抱里时间更早更长则更好，一些研究发现KC方式确实能改善早产儿预后，如体重增加快、新生儿感染少，然而，综合分析发现，KC模式常规应用于低体重儿的证据还不充分[31]。虽然这种方法不一定有害，但是可能会使父母感到不安。母婴接触对于母婴间感情的交流和喂养很重要，母亲一旦知道这样做对她们的宝宝有好处，她们就会认为这样做有价值，其实，也有很多人相信，KC方式育儿是照顾所有新生儿的标准方法，包括早产儿和足月新生儿[32]。

母乳喂养及爱婴行动

世界卫生组织（WHO）爱婴协会提倡婴儿娩出后30 min内开奶[16]。

婴儿这种本能的吸吮动作在新生儿出生第1小时之内就已经形成[33]，婴儿吸吮动作能促进母体子宫收缩、胎盘剥离及排出，母乳喂养会刺激母体释放催产素，有利于子宫复旧，与母爱密切相关[27, 34]，对母婴的身心健康有利。WHO颁布了成功母乳喂养的十大措施，这仅仅是推行爱婴行动的一部分，这些条文可以倡导护理人员导乐协助和支持母乳喂养。

把新生儿放在母亲怀中（鼻子恰好与乳头平行），自由地移动去寻找奶头并开始吸吮[35]，此步骤称为向乳头爬行，被国际上视为启动母乳喂养的策略[32]，母亲未接受过药物镇痛而出生的婴儿，较接受过的婴儿向乳房爬行及吸吮动作更活跃[36]，向"乳房爬行"的动作有利于胎

第七章

盘的排出及减少产后出血[37]，新生儿踢腿能机械性的刺激子宫收缩，吸吮刺激乳头能刺激催产素的分泌，因此，这种本能的吸吮动作对母亲和婴儿都有利，使母乳喂养成功有了保障。

成功母乳喂养的十大措施

（1）有书面的母乳喂养政策，并常规地传达到所有的保健人员。

（2）对所有保健人员进行必要的技术培训，使他们能实施这一政策。

（3）要把有关母乳喂养的好处及处理方法告诉所有的孕妇。

（4）帮助母亲在产后半小时内开奶。

（5）指导母亲如何喂奶，以及在需与其婴儿分开的情况下如何保持泌乳。

（6）除母乳外，禁止给新生儿喂任何食物或饮料，除非有医学指征。

（7）实行母婴同室。

（8）鼓励按需哺乳让母亲与婴儿一天24 h在一起。

（9）不要给母乳喂养的婴儿吸橡皮奶头，或使用奶头作安慰物。

（10）促进母乳喂养支持组织的建立，并将出院母亲转给这些组织。

由以上成功母乳喂养十大措施中总结出来的妇幼保健指导方针，颁布在世界卫生组织/联合国儿童基金会的文件中，鼓励倡导和支持母乳喂养。

常规新生儿评估

很多医院都会在开展母婴早接触和母婴同室之前制订好一整套评估新生儿的措施和流程，当宝宝在母亲怀中时，护士可通过观察新生儿的肤色、呼吸、肌张力和心率来评估他们的情况，例如，新生儿的脉搏很容易在脐带或脐带残端触及，大多数的母亲愿接受这种方法，但是也有部分母亲见到血水淋淋的婴儿感到不舒服，因此最好是在婴儿出生前事先与产妇及家属沟通。早接触后，母婴会短暂分开，婴儿要放保温箱或辐射台上结扎脐带，清洁皮肤上的羊水、血液、胎脂，红霉素滴眼预防结膜炎，注射维生素K防止出血性疾病，最后盖上母亲手指印及婴儿的脚印确保母婴身份相匹配，佩戴标签便于辨认，与此同时，护士也同样会密切观察婴儿的生命体征包括体温、心率、呼吸和血压。

训练有素的护士能在婴儿还在母亲怀抱中时就能按要求完成母婴接触而不干扰母婴互动，相反，有些护士就可能由于某些事延迟或耽误皮肤接触和早开奶，如果父母要求无间断的皮肤接触，就必须事先向护士提出要求，将婴儿放在可移动的保温箱移至母亲产床旁。导乐式分娩能有助于实现持续皮肤接触的父母的愿望。

结论

第三、第四产程是一个忙碌的阶段，在母婴得到良好的观察和照顾的同时，他们之间相互协调，母婴早接触促进了新生儿的适应能力，母体的康复，也培养了深厚的感情，在强调母婴深切关怀的同时，医务人员尽量减少打扰，但又不能疏忽大意。

参 考 文 献

［1］Rising SS. （1974）. The fourth stage of labor: Family integration. Am J Nursing 74（5）: 870–874.

［2］Buckley SJ. （2005）. Leaving well alone–Perspectives on a natural third stage. Chapter 15, In: Gentle Birth, Gentle Mothering: The Wisdom and Science of Gentle Choices in Pregnancy, Birth, and Parenting（pp. 184–213）. Brisbane, Australia, One Moon Press.

［3］Mercer JS, Erickson–Owens DA, Graves B, Haley MM. （2007）. Evidence–based practices for the fetal to newborn transition. J Midwif Womens Health 52（3）: 262–272. doi: 10. 1016/j. jmwh. 2007. 01. 005.

［4］Velaphi S, Vidyasagar D. （2008）. The pros and cons of suctioning at the perineum（intrapartum）and post–delivery with and without meconium. Semin Fetal Neonat Med 13: 375–382. doi: 10. 1016/j. siny. 2008. 04. 001.

［5］Enkin M, Keirse MJNC, Neilson J, et al. （2000）. A Guide to Effective Care in Pregnancy and Childbirth, 3rd edition. Oxford, UK, Oxford University Press.

［6］American Heart Association and American Academy of Pediatrics. （2006）. 2005 American Heart Association（AHA）guidelines for cardiopulmonary resuscitation（CPR）and emergency cardiovascular care（ECC）of pedi–atric and neonatal patients: Neonatal resuscitation guidelines. Pediatrics 117: e1029–e1038. doi: 10. 1542/peds. 2006–0349.

[7] Mercer JS. (2001). Current best evidence: A review of the literature on umbilical cord clamping. J Midwif Womens Health 46 (6): 402–414.

[8] Mercer JS, Skovgaard RL, Peareara-Eaves J, Bowman TA. (2005). Nuchal cord management and nurse-midwifery practice. J Midwif Womens Health. 50 (5): 373–379. doi: 10. 1016/j. jmwh. 2005. 04. 023.

[9] Hutton EK, Hassan ES. (2007). Late vs early clamping of the umbilical cord in full term neonates: Systematic review and meta-analysis of con-trolled trialsjAMA 297: 1241–1252. doi: 10. 1001/jama. 297. 11. 1241.

[10] Bair ME, Williams J. (2007). Management of the third stage of labor. J Midwif Womens Health 52 (4): 412–414.

[11] Herman A, Zimerman A, Arieli S, et al. (2002). Down-up sequential separation of the placenta. Ultrasound Obstet Gynecol 19: 278–281.

[12] Fahy KM. (2009). Third stage labour care for women at low risk of post-partum hemorrhage. J Midwif Womens Health 54: 380–386. doi: l0. 1 01 6/j. jmwh. 2008. 12. 016.

[13] Tan WM, Klein MC, Saxell L, Shirkoohy SE, Asrat G. (2008). How do physicians and midwives manage the third stage of labor? Birth 35 (3): 220–229.

[14] Hastie C, Fahy K. (2009). Optimising psychophysiology in the third stage of labour: Theory applied to practice. Women Birth 22: 89–96.

［15］Fahy K, Hastie C, Bisits A, Marsh C, Smith L, Saxton A. (2010). Holistic physiological care compared with active management of the third stage of labour for women at low risk of postpartum haemorrhage: A cohort study. Women Birth 23 (4): 146-152.

［16］World Health Organization. (2007). WHO Recommendations for the Prevention of Postpartum Haemorrhage. Geneva, Switzerland, World Health Organization.

［17］Anderson, J. M, Etches, D. (2007). Prevention and management of post-partum hemorrhage. American Family Physician, 75: 875-882.

［18］International Confederation of Midwives (ICM) & International Federation of Gynaecologists and Obstetricians (FIGO). (2004). Joint statement: Management of the third stage of labour to prevent post-partum haemorrhage. Journal of Midwifery & Women's Health, 49 (1): 76-77. doi: l0. 101 6/j. jmwh. 2003. 11. 005

［19］Varney H, Kriebs JM, Gegor CL, eds. (2004). The normal third stage of labor. In Varney's Midwifery, 4th edition (pp. 905-911). Sudbury, MA, Jones & Bartlett.

［20］Hofmeyr G, Abdel-Aleem H, Abdel-Aleem M. (2008). Uterine massage for preventing postpartum haemorrhage. Cochrane Database Syst Rev (3): CD006431.

［21］Kundodyiwa TW, Majoko F, Rusakaniko S. (2001). Misoprostol versus oxytocin in the third stage oflabor. Int J Gynecol Obstet 75: 235-241.

［22］Garg P, Batra S, Gandhi G. (2005). Oral misoprostol versus injectable methylergometrine in management of the third stage of labor. Int J Gynecol Obstet 91: 160–161.

[23] McDonald S. (2007). Management of the third stage of labor. J Midwif Womens Health 52: 254–261.

[24] Jackson KW, Allbert JR, Schemmer GK, Elliot M, Humphrey A, Taylor J. (2001). A randomized controlled trial comparing oxytocin administra–tion before and after placental delivery in the prevention of postpartum hemorrhage. Am J Obstet Gynecol 185: 873–877.

[25] Gould D. (2000). Normal labour: A concept analysis. J Adv Nursing 31: 418–427.

[26] Klaus MH, Jerauld R, Kreger NC, McAlpine W, Steffa M, Kennell JH. (1972). Maternal attachment: Importance of the first post–partum days. N Engl J Med 286: 460–463.

[27] Klaus MH, Kennell JH. (2001). Care of the parents. In Klaus MH, FanaroffAA, eds. Care of the High–Risk Neonate, 5th edition (pp. 195–222). Philadelphia, Saunders.

[28] Moore ER, Anderson GC, Bergman N. (2007). Early skin–to–skin contact for mothers and their healthy newborn infants. Cochrane Database Syst Rev (3): CD003519. doi: 10. 1002/14651858. CD003519. pub2.

[29] Declerq E, Sakala C, Corry M, Appelbaum S. (2006). Listening to Mothers, II: Report of the Second National U. S. Survey of Women's Childbearing Experiences. NewYork, Child–birth Connection.

[30] Chalmers B, Dzakpasu S, Heaman M, Kaczorowski J. (2008). The Canadian Maternity Experiences Survey: An overview of find–

ings. J Obstet Gynaecol Can 30: 217-228.

[31] Conde-Agudelo A, Belizan JM. (2003). Kangaroo mother care to reduce morbidity and mortality in low birthweight infants. Cochrane Database Syst Rev (2) CD002771. doi: 10. 1002/14651858. CD002771.

[32] Bergman N. (2010). Kangaroo Mother Care for all. www. kangaroomothercare. com.

[33] UNICEF, World Health Organization. (2009). Baby-friendly hospitalini-tiative. http: //www. who. int/nutrition/topics/bfhi/en/index. html

[34] Uvnas-Moberg K. (2003). The Oxytocin Factor: Tapping the Hormone of Calm, Love and Healing. Cambridge, MA, Da Capa Press.

[35] Varendi H, Porter RH, Winberg J. (1994). Does the newborn baby find the nipple by smell? Lancet 344 (8928): 989-990.

[36] UNICEF, World Health Organization, Worldwide Alliance for Breastfeeding Action. (2009). Initiation of breastfeeding by breast crawl: A scientific overview. http: //breastcrawl. org/science. htm

[37] Righard L, Alade MO. (1990). Effect of delivery room routines on success of first breast-feed. Lancet 1105 (8723): 1105-1107.

第八章 促进产程进展的初级临床干预措施

异常分娩的一般干预措施

临产前期及潜伏期进展缓慢

治疗性休息

乳头刺激

宫颈狭窄及"拉链式"宫颈的处理

活跃期延缓

人工破膜（AROM）

指法或徒手旋转胎头

徒手上推宫颈前唇

缓解宫颈水肿或前唇持续不退缩

促进正常分娩

会阴处理

第二产程进展延长

第二产程的时限

指导产妇屏气用力

异常分娩的预处理及手法

肩难产

Somersault手法（空翻手法）

非药物及微量药物侵入性分娩镇痛技术

针灸

无菌水注射

一氧化二氮（笑气）

会阴表面麻醉

结论

参考文献

异常分娩的一般干预措施

本章主要阐述接生员（医生、助产士）在处理分娩中常用干预措施的指征、技巧、风险及其效果的基本知识，某些较为复杂的技术只作为处理分娩异常时的必要选择，有些技巧虽然并没有广泛推广，但是很受主张用简单技巧解决分娩中存在问题的接生员欢迎。本章主要讨论的是处理产程进展过程中的中间步骤。因为较简单的步骤（最初级的）已经在前面的章节讨论过了，而最复杂的措施（最高级的步骤），如侵入性的、外科手术或高级的医学干预，只适用于疑难、危重孕产妇的救治。

这本书并不能取代接生员的职业技术培训教材，专业助产士、医生和护士的教育，应当包括掌握处理分娩过程中常见问题的技巧及相关理论和实践，而且每一位接生员都应当掌握处理他（她）的职业范围内所出现的并发症，而超出此范围的应当咨询医生。

导乐在协助解决分娩问题中起着非常重要的作用，本章也提到了，在接生员需要的时候，导乐也可以进行一些非医学的支持和帮助。

第八章

临产前期及潜伏期进展缓慢

当产妇出现临产前期及潜伏期延长时，如果条件允许，可采用以下几种方式，如治疗性休息、乳头刺激或宫颈扩张。

治疗性休息

第二章及第四章阐述了潜伏期延长的原因及简单的处理方法，如果前面提到的方法处理无效，产妇可能会精疲力竭甚至丧失信心，很多情况下，接生者们的下一步处理不是加速产程就是给镇痛药（广泛称之为治疗性休息），使产妇充分休息来加速产程[1]。不过，选择药物时必须权衡利弊。

乳头刺激

当宫缩乏力时（参阅第二章及第五章），可以用刺激乳头来加速产程，Cochrane 复习了5组临床试验共719例刺激乳头的产妇，与无乳头刺激的产妇以及2组乳头刺激与应用催产素的产妇相比较[2]，当宫颈已经成熟情况下，乳头刺激与无刺激组比较的结果，72 h内发动分娩的产妇数乳头刺激组明显高于非刺激组，产后出血的发生率明显低于非刺激组，剖宫产率、羊水胎粪污染发生率、子宫收缩过强等发生率两组间无显著差异；乳头刺激组与催产素组比较，72 h内发动分娩的产妇数、剖宫产率和羊水胎粪污染率两组间均无显著差异；因此，在考虑应用催产素加速产程之前可先选择乳头刺激。但是，由于在部分高危孕妇的乳头刺激受试者中，发生过几例胎儿死亡，因此，文章的作者们建议，乳头刺激方法需在将来进一步探讨证实其安全性的基础上，才能在高危产妇中应用[2]。

乳头刺激在诱发分娩方面肯定是有作用的，但是各地方所采用的标准和方案（法）不同，缺乏一致的意见[3]。有几种作为研究用的特定方案，一组用电刺激，每侧15 min[4]，另一组则一侧用手法刺激另一侧用电动吸乳器刺激（最低挡）每次10 min然后休息5 min[5]，共4次或直至出现每3 min 1次宫缩；手法刺激可以由产妇自己或伴侣完成，或直接轻柔地按摩乳头或隔着内衣按摩；报道的其他方法还有：当宫缩发动时即停止按摩，或仅在宫缩间隙时按摩[3]，比较上述方法，未发现一种方法优于另一种方法的报道，因此，还需深入研究。

宫颈狭窄及"拉链式"宫颈的处理

参阅第三章及第四章，产程中，宫颈扩张缓慢，阴道检查发现宫颈狭窄（多半是由于自发或宫颈手术所致之宫颈粘连），当宫颈完全消失后，接生员或助产士在宫缩间隙时用手指环形轻轻按揉可分离粘连，另一种方法是伸入1～2个手指至宫颈口轻轻地分离粘连，当粘连分离时，宫颈就像拉链松开，很快扩张。

活跃期延缓

活跃期延缓时，如果知情同意，有以下几种方法可尝试：人工破膜，手法扩张宫颈，手指或手转胎头。

人工破膜（AROM）

一般情况下，人们都相信和支持自然分娩，因此接生者不轻易进行人工破膜[6]，他们认为，自分娩发动到宫口开至7~10 cm[7]，完整的胎膜似水囊有利于胎头内旋转及防止生殖道上行性感染[8]。

人工破膜后，增加胎头对子宫下段及宫颈的压迫，引起前列腺素和催产素的分泌加强宫缩[8]，因此当活跃期延缓其他方法处理无效时，可采用人工破膜加速产程[7]，为了防止脐带脱垂，应当在胎头已衔接的情况下才能施行[9]，例如，保守的方法是，最好是在宫颈完全消失，宫口扩张至少4 cm，先露平棘才做人工破膜更安全。如果胎头尚未完全衔接时人工破膜可能导致脐带脱垂，有时，虽然有指征，人工破膜也不是绝对安全，也不一定能达到加速产程的预期效果；人工破膜存在潜在感染以及脐带受压，胎心严重变异减速等危险[10]，也可导致宫缩过强。

导乐者必须给产妇提供良好的心理支持，协助她们克服人工破膜所致之强烈宫缩的困扰。

指法或徒手旋转胎头

当胎头为持续性枕后位（OP）或枕横位（OT），可能存在产程延长，阴道手术助产，会阴严重撕裂及剖宫产等风险[11]，但也有大约50%的经产妇及25%的初产妇最终自然分娩[12]，因此，当胎心好，骨盆够大，第二产程进展好可以考虑试产[12]，如果第二产程进展缓慢，前面章节提到的干预措施失败时，可以采用指法或手转胎头成枕前

第八章

位[13-15]，这些除了可能导致脐带或胎儿肢体（小部分）脱垂和宫颈撕裂外，一般没有什么危险。

值得注意的是在用这些手法之前、操作过程中以及之后均必须注意监测胎心音，有的作者主张第二产程胎心变化时应及时旋转胎头成枕前位以便及时娩出胎儿，然而，有的报道提到，如果操作过程中发现胎心音改变应立即停止[13]，手法旋转胎头在产科和助产士的教科书中均认为是目前正在研究的课题，在美国和其他一些地方是不主张的，但加拿大妇产科学会却主张单独采用或结合其他器械助产，而且不增加产妇及胎儿的危险[14]，因此建议，在准备进行手法旋转胎头时，必须在有经验的医生指导下进行。

为了能够顺利施行指法或手法旋转胎头，操作者必须熟练腹部及阴道检查，准确了解胎方位，有些医院产房具备超声机，推荐应用超声来确定胎方位更方便，文献报道[13]，宫口扩张≥7 cm是进行手法旋转胎头的最佳时机，三个研究者的结果提示，手法旋转胎头的自然分娩率较不旋转者阴道顺产率高2～3倍[13, 16-17]。

Reichman等[17]观察了61位第二产程胎儿为枕后位（OP）的产妇，其中一半为手法旋转组，另一半无干预组为对照组，发现手法旋转组阴道顺产数明显高于对照组，第二产程的时间、会阴切开、剖宫产及住院时间明显低于对照组。

关于手指或徒手旋转胎头的选择在发表的文章中未见有讨论，一般认为，在第一产程末或第二产程初，当先露较高时用两个手指比用整个手旋转胎头更方便，而先露低时用整个手旋转更好用力；但是，无论采用何种手法，都必须事先征得产妇或家属知情同意，告知产妇手术可能存在的危险，术中的不适及手术的目的和作用，得到她的配合，术前必须排空膀胱，导乐应当提供全面的支持和帮助，如果产妇特别紧张或敏感，可以用止痛剂让产妇放松；与此同时，要持续胎心监护，了解胎儿的耐受情况。上述手法将在以后章节描述。

操作过程中，当出现宫缩时，导乐应该安慰和指导产妇向下屏气用力。

指法纠正胎头

宫缩间隙时，术者的食指及中指伸入阴道深处，触及胎头的人字缝[17]及后囟门[17]，然后沿着骨盆侧缘弧形旋转胎头使枕骨（后囟）朝向耻骨弓，Cargill及冈道[14]建议旋转成功后固定胎头，数次宫缩后再松手，避免胎头再旋转至OP位（图8.1）。

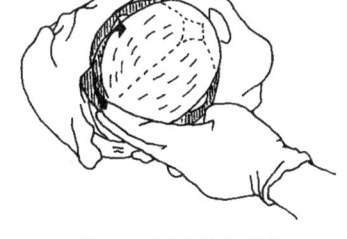

图8.1　手指旋转胎头

徒手纠正胎头

虽然没有专门提到手转胎头一定要镇痛，但是，由于这种操作非常不舒服，如果用硬膜外镇痛或笑气镇痛，使产妇放松，手术操作要容易得多，其实，很多医务人员也不太愿意在无镇痛的情况下操作[12]。

操作方法，术者的手要与胎头的位置相反，例如胎头为左枕后位或左枕横位（LOT/LOP），术者用右手，相反则用左手，宫缩间隙时，将手（手掌朝上）伸入胎头的后方（耳朵后方）[13]，轻轻上推胎头使之俯屈[14]，大拇指位于前顶骨，其余4指位于后顶骨下方（图8.2），宫缩及产妇屏气用力时，用手腕或前臂将胎头枕骨向前旋转至枕前位，如果旋转胎头成功，操作者应固定胎头数次宫缩，以避免胎头回复。如果操作失败，而胎心好，产妇能耐受[13]，可以试行第二次。

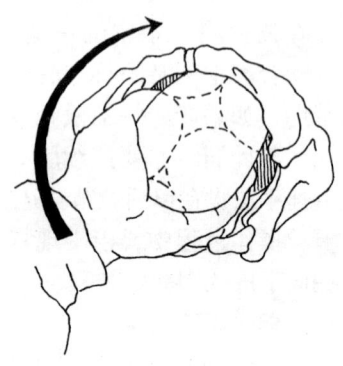

图8.2 徒手旋转胎头

最近一些学者评价[13]经产妇及年龄35岁以下成功转成枕前位的产妇发现，宫口开全比宫口未开全者的成功率高3倍，预防性的操作比产程进展停滞时的操作成功率没有多大差别[13]，旋转成功的剖宫产率仅2%，而失败的剖宫产率为34%[16]。

手转胎头并不是高难度的技术，当胎头呈OP位或OT位的时候，成功的转位可以加速产程提高阴道分娩率，应该推广应用。

徒手上推宫颈前唇

宫颈前唇持续不消退常与胎儿枕后位（OP）或不均倾有关，当耐心观察等待，改变体位或盆浴浸泡均无效时，可以考虑采用上推宫颈前唇，但是在下列特殊情况下，如关系到胎心率，或在宫颈尚未开全或近开全就不自主地屏气用力，宫缩强而不协调时（产妇用力又不合作），应该向产妇作以下解释：

● 告知产妇操作时可能不适，但是可加速宫颈开全，希望得到她的配合。

- 宫缩开始前，用水溶性润滑剂润滑手套及会阴阴道，食指及中指轻轻伸入宫颈11点及1点，手掌侧缘朝下，手掌和两手指正好在胎头与宫颈前唇之间[9, 18]。
- 指导产妇不要向下屏气用力。
- 宫缩开始时，术者上推宫颈至胎头之上方，当宫颈前唇完全推上去时，嘱产妇向下屏气用力，迫使胎头下降以避免宫颈再度脱出。
- 宫缩后检查宫颈是否再度脱出。
- 如果失败，而产妇又愿意接受可重复。
- 如果术后数次宫缩产程进展仍不明显，应该慎重再检查了解宫颈是否开全，受压及水肿。

缓解宫颈水肿或前唇持续不退缩

宫颈水肿或前唇持续不退缩是影响分娩进展的另外两个因素，口服homeo-pathic Arnica 12 ~ 30 mL，或樱草花油局部涂抹（primrose oil）或冰敷，有减轻宫颈水肿的作用[18]。

促进正常分娩

会阴处理

产前按摩（孕期按摩）

孕35周开始会阴按摩可以降低产时会阴破裂及缝合率[19-20]，孕妇亲属或伴侣可用水溶性良好的润滑油或其他植物油帮其按摩，每日3 ~ 10 min，注意不宜用矿物油、石油副产品，因为不容易清洁，可能引起阴道菌群失调导致

第八章

感染。

　　孕妇半卧位双膝屈曲，两腿分开，操作者清洁双手涂上润滑油，润滑手指和会阴，手指伸入阴道2.5～3.8 cm，"U"字形由阴道侧壁向直肠方向按摩（图8.3），当孕妇感觉会阴部轻微灼热感时，继续按摩1～2 min，与此同时，孕妇深呼吸放松，坚持大约1周，双方均会感觉到会阴弹性增加而灼热感减退。一组368位会阴按摩的回顾性研究发现：产时会阴破裂率（尤其是第一胎）明显减少[21]，Beckman等[19]复习4组（2 497例孕妇）对照研究发现，接受了孕期会阴按摩的初产妇产时会阴裂伤缝合及会阴切开率明显降低，而经产妇没有这种经历；荟萃分析也发现接受会阴按摩者，即便会阴裂伤或阴道助产，伤口深度也没有增加[19]；远期产后疼痛，性生活满意度，大小便失禁等均无显著差异。结论是：孕期会阴按摩对初产妇是有益的，没有发现近远期危害性。

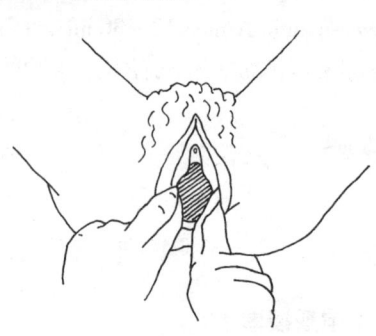

图8.3　妊娠期会阴按摩

第二产程会阴处理

由于没有科学依据支持常规会阴切开术，助产士及家庭接生员通常喜欢采用一些尽可能减少会阴损伤的方法，其中主要是支持自主屏气用力，而不是长时间强行屏气[23-24]，自主屏气会阴[23-24]，胎儿的结局均优于Valsalva式（强行屏气用力方式）屏气用力。

用口语支持自主用力

对于正在自行向下屏气用力的产妇最佳的支持口语是，鼓励的同时又要提醒把腿和会阴放松，语气自然平和，不要大声呼叫"1、2、3" "加油"等过时的东西，但是现在还在很多产房听到这些呼声，支持的口语如下：

"你自己向下用力，你的宝宝知道你在做什么。"

"就这样就这样，还有充分的空间给宝宝。"

"你的会阴分开了，非常好！"

"很好！"

"已经看见头了。"

"你每次用力，宝宝的头就露出多一点。"

"宫缩间隙时，好好休息。"

"会阴烧灼感是正常的，说明宝宝快娩出了，放松，慢慢用力。"

第二产程的支持、护理详见第六章。

分娩体位

毫无疑问，分娩过程中，产妇自由选择体位好处很多[27]，如果在第二产程中，助产士或医生能为产妇创造一些温馨舒适的环境对产程的进展是有帮助的[25]。产妇站着分娩可减少会阴切开、胎心异常、可稍微缩短第二产程、降低手术产率，同时也缓解产痛[25]，调动产妇的积极性。

分娩过程中（产程中）接产时，如果产妇腿过分地分开（如膀胱截石位）可能容易造成会阴撕裂[28]，保持双腿松弛可能对会阴更有利，一组回顾分析2 756例由助产士接生的结果也支持这种设想。半卧位两腿分开分娩的产妇会阴裂伤缝合率明显升高，而手膝卧位分娩者会阴裂伤缝合明显减少[29]。因此，当产妇取某种体位会阴肌肉紧张时，可更换另一种体位，也许，第二产程中定期变更体位可能是一种避免会阴损伤的好办法，改变体位的同时，也改变了骨盆的形态，有利于产程进展。

当接生者希望加快第二产程时，促使骶骨后移的位置是一种很好的选择，例如，产妇一只腿屈曲的侧卧位（弓箭步位）可避免会阴的牵拉及下腔静脉受压，同时也增加子宫胎盘的灌流及骨盆的活动度，这仅仅是一个例子（参阅第六章及第九章）。

指导胎头娩出

当胎头将要着冠时，助产士或者医生可用按摩或表面麻醉剂帮助产妇克服会阴不适（如烧灼、牵拉感）和疼痛。产房最好能保持安静，由较为合适的、熟悉如何指导屏气及善于表达、鼓励产妇的人提供最有效的支持和帮助，如果产妇烦躁或注意力不集中，护士或导乐可以通过耳语如"请听助产士及医生的话，她/他会指导你顺利分娩"使产妇镇定（同时助产士及医生也鼓励她"一切都很好！你们做得很好！快了！不要急！"等）。

胎头娩出时尽量缓慢[25]，使产道充分扩张（不主张要产妇持续屏气），当胎头娩出时，很多助产士要产妇"哈气"，有的助产士要产妇在宫缩时不要屏气，使胎头在宫缩间隙时娩出。最新的调查发现美国的有资质的护士–助产士及助产士，在胎头着冠时主动地指导产妇屏气以避免会阴损伤[30]。

保护会阴的手法

接生过程中，保护会阴的技巧及按照胎头娩出的机制和控制胎头娩出的速度很重要，虽然目前没有强调，但是很多助产士均根据产妇的个体情况，采用不同的技巧控制胎头娩出的方式及速度来保护会阴，如果胎头娩出过快，她们会轻轻上推避免过快仰伸而损伤会阴（例如用三个手指按住胎头顶部控制着胎头娩出），有的助产士轻轻地握住会阴后联合以避免会阴撕裂，当胎头着冠时，用毛巾或棉垫可对潮湿的会阴组织起到轻微牵拉作用。

当胎头为OA位，助产士向下按压胎头（图8.4），OP位时，向耻骨联合方向加压，有助于胎头俯屈[31]，但是，这种手法也存在争议，因为可能对抗胎头仰伸，因此，有待进一步研究。McCandish等[32]在5 471例产妇中进行了对照研究，一组为胎头仰伸时，一手压胎头，保持俯屈，另一手同时保护会阴，然后外回转侧屈轻轻娩出胎肩，另一组不按压胎头，手不接触会阴或胎头（急产除外），让胎肩自行娩出，两组比较，前一组产后会阴疼痛明显少于后一组。

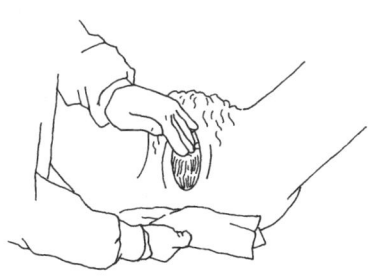

图8.4　帮助胎头着冠

第八章

Albert和他的团队的三种常用的方法减少会阴损伤：

● 持续热敷会阴。

● 润滑剂按摩会阴、阴道侧壁及轻轻向下按压。

● 胎头着冠时才手按胎头。

助产士应用上述方法对三组产妇进行随机对照临床观察，其结果发现三组间会阴破裂率无显著差异[33]，助产士应用上述方法时应当个体化。

会阴按摩应当有别于其他的一些干扰措施

产时"会阴按摩"有时被滥用成某些强制性并不能减少会阴损伤的技巧，例如用力按压阴道后壁（告诉产妇如何用力）企图加速分娩，或者还同时指导产妇屏气往下用力，这些干扰技巧对会阴的作用与产时柔和的按摩截然不同。

第二产程进展延长

第二产程的时限

资料证明，自主的屏气用力并不会导致明显的第二产程延长[25]，因此，有人建议，第二产程的开始应该用自主屏气用力而不是用宫口开全来界定[34]。用产妇对感觉的自然反应界定，胎头下降的时间会延长，屏气用力的时间将会缩短，这样实际上对胎儿是有利的，因为屏气用力对于胎儿血流动力学的改变存在着危害[25]。

从宫口开9 cm至开全，产妇只需用力5 ~ 10 min[35]，有的产妇虽然宫口开全还没有屏气的感觉，第二产程时间被武断地限制，导致了许多第二产程的过度干扰，如阴道助产、剖宫产[25]；尤其是母、胎均健康，通过助产者的努力还有可能经阴道分娩的产妇。

如果宫口已经开全，产妇还没有屏气的感觉（有人认为这是第二产程的潜伏期），她可以歇息片刻，宫缩时深呼吸，以储备能量，直到有感觉才开始用力，或者让产妇改成直立位（蹲位或站立），解除骶骨受压，可有利于胎头内回转及下降，反射性地刺激向下屏气用力。

产妇用力的强度和持续时间随宫缩而变化[25]，当产妇疲倦时，可让她宫缩时深呼吸以储备能量，少一点把注意力集中于时间，更多地注意母婴的状况，接生员更多地了解屏气用力的变化以及帮助产妇恢复体力和积蓄能量。

如果发现胎心变化，可以使产妇停止用力数阵宫缩或每隔一阵宫缩用力一次，这种简单的宫内复苏方法可能使胎心恢复正常[36, 38]，胎心减慢时暂停屏气用力能使胎心基线很快恢复[25, 30]。

指导产妇屏气用力

分娩过程中，有时需要指导产妇用力[36]，尤其当胎心变化，第二产程进展不够理想时，接生员不要再沿用过时的"从1数至10"的方法，而是应当改用"支持指导"[26, 30, 36]，即宫缩时指导产妇屏气时间稍延长至6 s，一般不会对母胎血流动力学产生负面影响[38]，情况紧急时还可以同时改变体位[36]，当遇到胎心不好时，要保持镇静、坚定，鼓励产妇加油尽快娩出胎儿，可以对产妇说："你的宝宝遇到麻烦了，需要加油，迅速生下来。"示意产妇竭尽全力迅速娩出胎儿（见第六章详细讨论屏气用力）。

异常分娩的预处理及手法

肩难产

正常分娩机制中，胎肩取骨盆入口斜径入盆（图8.5），下降至中骨盆时旋转成与骨盆前后径一致，这种机制，在胎头已娩出的紧急情况下，顺利娩出胎肩；如果不发生旋转，胎肩就不能顺利娩出；"肩难产"是一种非常危急的情况，即胎头娩出后，胎儿前肩嵌顿在耻骨联合上方不能自然娩出，而需要手法牵引（助产）[39]，肩难产较为罕见，但难以预料，一旦发生则非常可怕和紧急，需要医护人员保持冷静，采取敏捷有效措施，与此同时要与家属沟通。

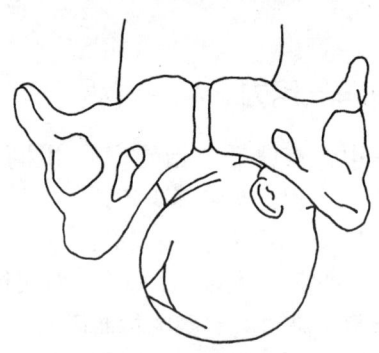

图8.5　胎肩位于骨盆斜径

巨大胎儿发生肩难产的危险性更大，但也有50%发生在体重低于4 000 g的胎儿[39]。糖尿病的母亲发生肩难产者较多，因为糖尿病孕妇的胎儿胸围较宽，脂肪沉积于上肢[40]，与总产程[41]及第二产程延长的产妇[42]也有一定关系，但是，胎儿下降太快时也可发生肩难产，可能是肩还来不及发生内旋转所致[43]。肩难产的危险主要是如果未得到及时处理，导致胎儿臂丛神经损伤、Erbs麻痹、锁骨骨折和缺氧甚至死亡[39]，因此，紧急恰当的处理非常重要。

预防措施

巨大胎儿的产妇临产后首先采用侧卧或手膝卧位（图8.6），使产妇的体重远离骶骨，这样可以最大限度地扩大骨盆出口的径线，有利于接生者的操作和娩出胎儿。

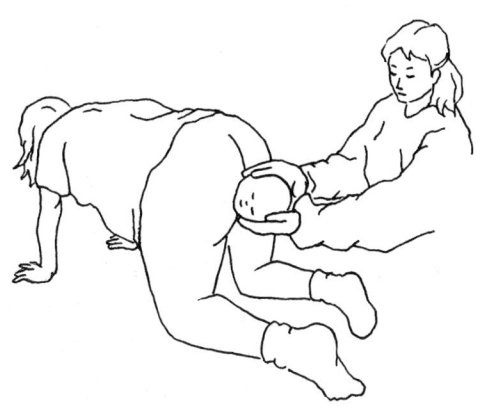

图8.6　手膝卧位接生

某些助产士或者医生主张胎头娩出后，等到下一阵宫缩再娩出胎肩，让胎肩有自动旋转的机会，如果胎头一娩出就急于娩出前肩可能增加肩难产的危险；而另一些助产士则认为，如果肩难产真正发生，等到下一阵宫缩可能延误处理，这是接生者们指导临床实践的理念的典型例子。

预测肩难产非常重要，能为接生者提供足够的时间，集中专业医务人员参与处理，当遇到巨大胎儿的产妇分娩时，首先应排空膀胱，必要时，有另一名护士（站在踏脚凳上）用足够的力量压迫耻骨联合上方协助胎肩娩出。

警示（预兆）

肩难产常常在已娩出胎头用常规方法娩前肩失败时才被发现，但是有几点表现可能提示肩难产：

● 需要接生员"挤压会阴"（milk the perineum），把会阴组织上推才能看见胎头。

● 甲鱼征（turtle sign），胎头娩出后又缩回，面色青紫，这是胎肩卡在耻骨联合上方的标志。

处理肩难产的手法（表8.1）

成功的关键是酌情变更不同手法以达到目的，而不是一成不变地重复使用某一种手法[44]。"HELPERR"七个字母代表肩难产的七个操作步骤，可便于记忆。H：呼救；E：评估会阴切开是否充分；L：双腿取跨张式膀胱截石位；P：耻骨联合上加压；E：类似手转胎头的方式将手伸入阴道；R：娩出胎儿后手；R：使产妇改成手膝卧位[44]。这七个步骤非常重要，所有产科的员工都必须牢记[45]，因为，除此之外，还没有比这一套操作手法更有效的措施，但是这些手法需要在临床的正确判断指导下使用[44]。

表8.1　肩难产操作手法

名称	操作注解
会阴切开或扩大会阴切口	虽然肩难产并不是软产道的问题，但足够的会阴切开便于助产者的操作
McRoberts' 技巧（跨张式膀胱截石位）	令产妇的腿尽可能弯曲贴近腹部，有助于抬高耻骨联合，松动嵌顿的胎肩
轻轻向下牵拉胎头	在操作的各个步骤中均可重复使用
耻骨联合上方加压（不是压宫底）	用手压迫产妇耻骨联合上方松动胎肩，同时采用McRoberts'体位及向下牵拉胎头
手膝卧位（Gaskin法）	如果接生者企图让产妇先娩后肩，则迅速将产妇转为手膝卧位
Rubin手法	用两个手指伸入阴道达最高位胎肩的后方，尽量将双肩径转成与骨盆入口斜径一致
扭螺丝刀原理（双手旋转胎肩）	先用两手指以Rubin手法，伸入高位胎肩后方，另一手的两指伸入低位胎肩前方，两手协同将胎肩转至骨盆入口斜径上
反向旋转胎肩	如胎肩的位置与上述（前面）位置相反，则将双肩径向相反方向旋转至骨盆入口斜径上
娩出后手	操作者伸入宫腔握住胎手，沿着前臂滑向胸部牵出胎手

麦克洛伯特（McRoberts'）手法

　　麦克洛伯特手法是最常用的首选方法，可以解决40%～60%的肩难产[39]，操作时，产妇双腿屈曲分开并贴近腹部（跨张式膀胱截石位），采用此种体位宫缩时似乎有加强屏气娩出胎儿[46]及扩大骨盆径线的作用[44]（图8.7）。虽然护士和其他助产士们的协助可能提高成功率，但是，太多的人在产房可能造成紧张气氛，分散产妇注意力，因此，当需要帮助和指导时，产妇应当冷静和镇定，听从助产士和医生的指挥。

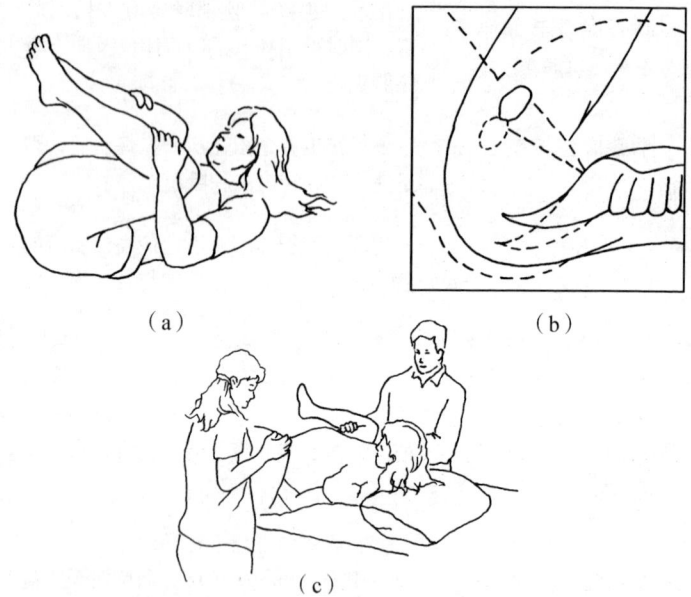

（a）跨张式膀胱截石位

（b）跨张式膀胱截石位（详细）

（c）跨张式膀胱截石位陪人支撑双腿

　　（a）跨张式膀胱截石位；（b）跨张式膀胱截石位（详细）；（c）跨张式膀胱截石位陪人支撑双腿

图8.7

第八章

　　导乐的任务是协助产妇保持冷静，与接生者合作，必要时帮助产妇快速改变体位。

耻骨弓上加压

　　耻骨弓上加压（图8.8）是麦克洛伯特手法的一个主要的辅助手法，操作时助手在耻骨弓后方向下推动嵌顿的胎肩以协助前肩娩出，与此同时，接生者配合助手轻轻牵拉胎儿。

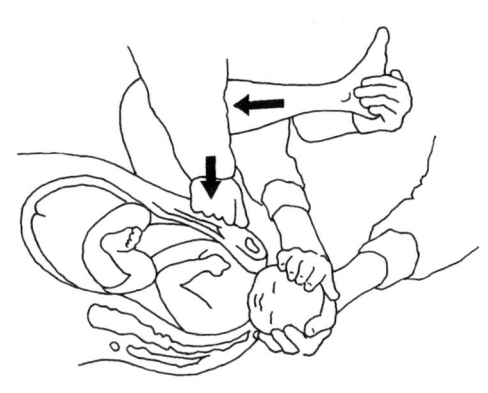

图8.8　耻骨弓上按压

　　在处理肩难产过程中，按压宫底是不恰当的，按压宫底作为一种机械性压力作用于子宫底以加速产程，肩难产以及在分娩的任何情况下均不推荐使用[47]。其实，在许多发达国家已经废弃[47]，个别文献报道，在没有条件的地方，情况很紧急别无选择的情况下不得以才使用[47]，可导致子宫破裂，严重会阴损伤，新生儿骨折，颅脑损伤[47]。

Gaskin手法

当产妇出现肩难产时，马上将其改成手膝卧位，此种体位对解决肩难产有用[39]，其作用机制是：①使骶骨稍活动，增加骨盆出口前后径1～2 cm[48]。②产妇移动体位时可使嵌顿的胎肩退出或移动。③当胎儿双肩卡住时，手膝卧位的重力作用可使后肩越过骶骨胛，此时为首先娩出后肩创造了有利条件。

Somersault手法（空翻手法）

大约有25%的胎儿娩出时有脐带绕颈[49]，当绕颈较松时，通常助产士的处理是娩肩之前，将脐带滑过胎头；但绕得很紧时就不能采用这种手法，而绕紧的脐带宫缩时可减少胎儿的循环血量，导致胎心变异减速，其处理方法之一是先断脐再娩出胎肩，此法虽然有效，但可能会减少胎儿获得更多含氧量丰富的胎盘血。

为了避免早断脐对宝宝带来的损失，接生员可采用空翻手法娩出胎儿，此手法由Schorn等首先描述[50]，一共4个步骤（图8.9），包括不急于娩肩，先将胎头向母亲大腿方向屈曲（以滚翻的方式），娩出胎体时，胎头仍保持位于会阴部的同时，把胎体从缠绕的脐带上解脱。采用翻滚的方式娩出紧缠在胎儿颈部的脐带，能够使助产士在不先断脐的情况下顺利娩出胎儿[49]，观察和复苏新生儿后再处理脐带（参阅第七章中第三、第四产程处理）。

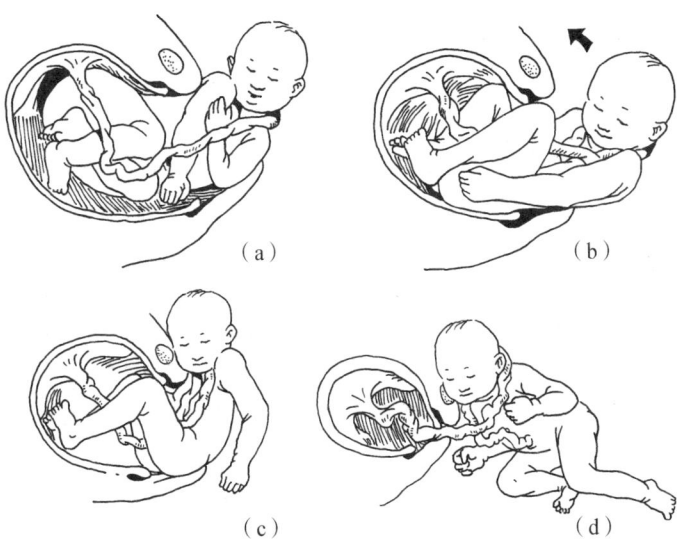

（a）

（b）

（c）

（d）

（a）一旦暴露了脐带，缓慢娩出前后肩（无任何牵引情况下）；（b）胎肩娩出后，将胎头屈曲朝母体大腿；（c）娩出胎体侧转时保持胎头靠近会阴；（d）脐带自然松解。摘自［Mercer JS，Skovgaard RL，Peareara-Eaves J，et al. Nuchal cord management and nurse-midwifery practice［J］. J Midwif Womens Health，2005，50（5）：373-379.］

图8.9 Somersault手法，将胎头向上（耻骨弓）侧（母体大腿根部）屈曲，最后侧转宝宝的脚朝向母体膝盖，头仍位于会阴部

非药物及微量药物侵入性分娩镇痛技术

由于药物镇痛在某种程度可能影响产妇积极参与分娩过程，尤其是屏气用力，也由于一些产妇不愿意接受药物及硬膜外麻醉镇痛，医务人员为产妇提供非药物分娩镇痛方法很有必要。

第八章

针灸

根据中医的理论，针灸能疏通经络，分娩时采用针灸可以缓解疼痛和紧张情绪，促进产程进展。方法是用微小的针刺入皮肤达到相应的穴位[52]（图8.10）进行手工或电刺激5~10 min/次，可收到最佳效果[51-52]，针灸能刺激β-内啡肽的分泌缓解疼痛，同时也有放松产妇的作用，受过训练的助产士能在产程中为产妇针灸，瑞士相当普遍[51]，然而，在没有经过培训的医护人员中很难找到有资格的助产士在分娩过程中进行针灸镇痛。

Ramnero等[53]在90位临产的产妇中进行了对照研究，其中51位随机接受针灸，另49位为对照组，研究组产妇可单独使用针灸或联合使用镇痛剂或麻醉剂。研究结果发现，针灸组采用硬膜外镇痛者比对照组明显减少并且都能良好地放松（采用11点数字评分法，使用前后15 min及每小时评分1次[53]）。Nesheim等[52]对106个分娩时接受针灸的产妇，90个未接受针灸的产妇进行对照观察，因为本试验未采用双盲法，所有的受试者均是由同一个助产士观察，因此，又选择在另外92个产妇作为对照组进行观察，发现针灸组产妇使用镇痛剂者明显减少，产妇满意度很高。最近，对607位足月妊娠，健康且已临产的产妇随机分为针灸组和传统镇痛组[54]，针灸组中（用了34个穴位）（图8.10），发现针灸组产妇使用药物镇痛者比非针灸组明显减少，新生儿5 min Apgar's评分和脐血pH值均明显高于对照组。其结论是：针灸是一种良好分娩镇痛辅助方法。

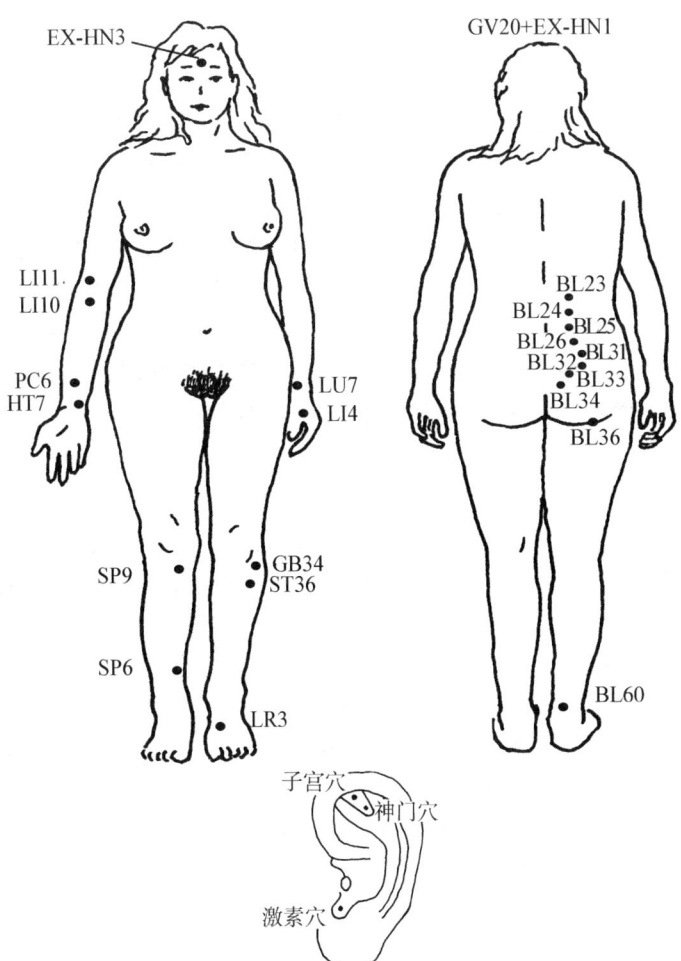

EX–HN3印堂；LI 11曲池；LI10手三里；　PC6内关；HT7神门；SP 9阴陵泉；SP6三阴交；LU 7列缺；LI 4合谷；GB34阳陵泉；ST36足三里；LR3太冲；GV20百会；EX–HN1四神聪；BL23肾俞；BL24气海俞；BL25大肠俞；BL26关元俞；BL31上髎；BL32次髎；BL33中髎；BL34下髎；BL50承扶；BL60昆仑

图8.10　针灸穴位的中文命名

用针灸引产或加强宫缩都已经有报道，作者们呼吁在合理设计的基础上进行系统、深入地随机对照研究[55]。

无菌水注射

当胎儿呈OP位时，产妇常感到严重的腰背痛，用无菌水在背部分4点皮内或皮下注射可以止痛，作用机制尚不完全明确，但似乎是与Gate Control Theory 止痛机制相关[57]，更确切地说，无菌水注射作为一种刺激剂刺激局部并不舒服，但并不干扰硬膜外镇痛，因此，如果有产妇想避免硬膜外镇痛，不妨先试用无菌水注射缓解背痛。

此前，常用0.05～0.1 mL无菌水皮内注射，引起局部急性疼痛持续30 s，背部止痛效果可维持60～90 min[57-58]，最近，有人用0.5 mL无菌水皮下注射与皮内注射进行对照研究。又有一项用0.5 mL无菌水皮下注射与0.1 mL皮内注射和1 mL生理盐水注射（均在背4点）进行随机对照研究发现，皮下与皮内注射止痛效果相同，但是注射部位的疼痛却明显减轻[57]，最新的研究更证实了这一点[59]，因此，大家都推荐无菌水皮下注射来制止产时背痛[57]。Hutton及其团队[60]荟萃分析8组无菌水产时注射的临床随机对照研究，发现接受无菌水注射的产妇剖宫产率明显降低，提示无菌水注射具有广泛应用前景和值得进一步深入研究。

无菌水注射操作方法

生理盐水无效[57]，我们常用1～2个无菌注射器抽取足够用于4点注射的无菌水（每点0.5 mL[61]），异丙基乙醇消毒注射部位皮肤（图8.11），虽然皮下注射不太痛，如果两个熟练的医生在宫缩时同时注射，注射部位的疼痛会更轻，而背痛数分钟内即缓解。

一氧化二氮（笑气）

一氧化二氮也称为笑气，无色无味，可用于分娩镇痛，产妇每次宫缩或阴道操作时（手法旋转胎头，手取胎盘等）自己吸入；美国人用得少，但在世界其他地方用得较多[62]，笑气半衰期很短，按照为分娩镇痛所配制浓度，对母体及新生儿均无呼吸抑制作用，不会导致产程延长，胎位异常，不会增加阴道助产及剖宫产概率[62]，而且吸入笑气的同时还可使用其他非侵入性分娩镇痛的方法[62]，也许将来，美国的医生和产妇也可能会使用。

会阴表面麻醉

利多卡因凝胶对于第二产程会阴疼痛有效[63]，当产妇会阴疼痛或烧灼感影响屏气用力，用温热敷按摩无效时，可用利多卡因凝胶涂抹于外阴和阴道口，有研究证明对母体及胎儿均安全[63]，如果产后会阴伤口疼痛也可以外用止痛。

结论

当产程进展缓慢时，可首先采取一系列的有效措施、药物的、非药物的及非手术的，而不是马上就采用侵入性方式如硬膜外镇痛、阴道手术助产或剖宫产，这些方式均必须由熟练的医生和助产士操作。用非侵犯方式改善了分娩的预后，如提高了阴道分娩率及产妇满意度等均证明了这一点；此外，助产士们还可利用一些其他方法缩短肩难产产程，减少第二产程罕见的并发症，同时也就节省了开支，缩短母婴产后恢复的时间，更重要的是，为他们创造了一生中相互适应、相互依存的良好时机。

参 考 文 献

［1］Greulich B，Tarrant B.（2007）．The latent phase of labor：Diagnosis and management．J Midwif Womens Health 52（3）：190-198．doi：10.1016/ jmwh. 2006.12.007.

［2］Kavanagh J，Kelly AJ，Thomas J.（2005）．Breast stimulation for cervical ripening and induction of labour．Cochrane Database Syst Rev（3）：CD003392．doi：10.1002/14651858.CD003392.pub2.

［3］Razgaitis EJ，Lyvers AN.（2010）．Management of protracted active labor with nipple stimulation：A viable tool for midwives? J Midwif Womens Health 55：65-69．doi：10. 1016. jmwh. 2009.05.002.

［4］Stein JL，Bardeguez AD，Verma UL，Tegani N.（1990）．Nipple stimulation for labor augmentation．J Reprod Med 35：710-714.

［5］Curtis P，Resnick JC，Evens S，Thompson CJ.（1999）．A comparison of breast stimulation and intravenous oxytocin for the augmentation of labor．Birth 26：115-122.

［6］Vincent M.（2005）．Amniotomy：To do or not to do? Midwifery 8（5）：228-229.

［7］Stewart P，Kennedy JH，Calder AA.（1982）．Spontaneous labour：when should the membranes be ruptured? Br J Obstet Gynecol

89：39–42.

[8] Smyth RMD, Alldred SK, Markham C. （2007）. Amniotomy for shorten–ing spontaneous labour. Cochrane Database Syst Rev （4）：CD006167. doi：10.1002/146 51858. CD006167. pub2.

[9] Varney H, Kriebs JM, Gegor CL, eds. （2004）. The normal first stage of labor. In Varney's Midwifery, 4th edition （pp. 778–779）. Sudbury, MA, Jones & Bartlett.

[10] Fok WY, Leung TY, Tsui MH, Leung TN, Lau TK. （2005）. Fetal hemo–dynamic changes afier amniotomy. Acta Obstet Gynecol Scand 84：166–169.

[11] Senecal J, Xiong X, FraserWD. （2005）. Effect offetal position on second–stage duration and labor outcome. Obstet Gynecol 105 （4）：763–772. doi：10.1097/O1.AOG.0000154889. 47063.84.

[12] Argani C, Ramin S, Satin A. （2009）. Management of the fetus in occiput posterior position. UpToDate 17 （3）：1–3.

[13] LeRay C, Serres P, Schmitz T, Cabrol D, Goffinet F. （2007）. Manual rotation in occiput posterior or transverse positions. Obstet Gynecol 110 （4）：873–879.

[14] Cargill YM, MacKinnon CJ. （2004）. Guidelines for operative vaginal birth. J Obstet Gynaecol Can 26 （8）：747–753.

[15] Gibbs R, Danforth D, Karlin B, Haney A, eds. （2008）. Danforth's Obstetrics and Gynecology, 10th edition. Philadelphia, Lippincott Williams and Wilkins.

[16] Shaffer BL, Cheng YW, Vargas JE, Laros RK, Caughey AB. （2006）. Manual rotation of the fetal ocaput： predictors of

第八章

success and delivery. Obstet Gynecol 194: e7-e9. doi: 10. 1016/j/ajog. 2006.01.029

[17] Reichman O, Gdansky E, Latinsky B, Labi B, Samueloff A. (2008). Digital rotation from occipito-posterior to Occipito-anterior decreases the need for cesarean section. Eur J Obstet Gynecol Reprod Biol 136 (1): 25-28.

[18] Frye A. (1995). Healing Passage: A Midwife's Guide to the Care and Repair of the Tissues Involved in Birth. Portland, OR, Labrys Press.

[19] Beckman MM, Garrett AJ. (2006). Antenatal perineal massage for reducing perineal trauma. Cochrane Database Syst Rev (1): 005123. doi: 10.1002/14651858. CD005123.pub2.

[20] American College of Nurse-Midwives. (2005). Share with women: Perineal massage in pregnancy. J Midwif Womens Health 50 (1): 63-64.

[21] Davidson K, Jacoby S, Brown MS. (2000). Preventing lacerations during delivery. J Obstet Gynecol Neonat Nursing 29 (5): 474-479.

[22] Carroli G, Migniru 1. (2009). Episiotomy for vaginal birth.Cochrane Database Syst Rev (1): CD000081. doi: 10.1002/14651858.CD000081. pub2.

[23] Bloom SL, Casey BM, Schaffer II, Mclntire SS, Leveno KJ. (2006). A randomized trial of coached versus uncoached maternal pushing during the second stage of labor. Am J Obstet Gynecol 194: 10-13.

[24] Schaffer J, Bloom S, Casey B, et al. (2006). A randomized trial of coached versus uncoached maternal pushing during the se-

cond stage of labor. Am J Obstet Gynecol 194（1）：10–13.

［25］Roberts J, Hanson 1. （2007）. Best practices in second stage labor care：Maternal bearing down and positioning. J Midwif Womens Health 52：238–245. doi：101016/j. jmwh. 2006.12.011.

［26］Sampselle CM, Miller JM, Luecha Y, Fischer K, Rosten L. （2005）. Provider support of spontaneous pushing during the second–stage of labor. J Obstet Gynecol Neonat Nursing 34：695–702.

［27］Dejonge A, Lagro–Janssen ALM. （2004）. Birthing positions：A qualitative study into the views of women about various birthing positions. J Psychosomat Obstet Gynecol 25：47–55.

［28］McKay S. （1981）. Second stage labor：Has tradition replaced safety? Am J Nursing 81：1016–1019.

［29］Soong B, Barnes M. （2005）. Maternal positions at midwife–attended birth and perineal trauma：Is there an association? Birth 32（3）：164–169.

［30］Osborne K. （2010）. Pushing techniques used by midwives when provid–ing second stage labor care. （Unpublished doctoral dissertation. ）Marquette University, Milwaukee, WI.

［31］Myrfield K, Brook C, Creedy D. （1997）. Reducing perineal trauma：Implications of flexion and extension of the fetal head dur–ing birth. Midwifery 13：197–201.

［32］McCandish R, Bowler U, vanAsten H, Berridge G, Winter C, Sames L, et al. （1998）. A randomized controlled trial of care ofthe perineum during second stage of normal labour. Br J Obstet Gynecol 105：1262–1272.

［33］Alber LL, Sedler KD, Bedrick EJ, Teaf D, Peralta P.

（2005）. Midwifery care measures in the second stage of labor and reduction of genital trauma at birth： A randomized controlled trial. J Midwif Womens Health 50： 365–372. doi： l0.101 6/j. jmwh. 2005.05.012.

[34] Roberts J. （2003）. A new understanding of the second stage of labor： Implications for nursing care. J Obstet Gyrnecol Neonat Nursing 32： 794–801.

[35] Roberts J, Goldstein S, Gruener J, Maggio M, Mendez–Bauer CA. （1987）. A descriptive analysis of involuntary bearing–down efforts during the expulsive phase of labor. J Obstet Gynecol Neonat Nursing 16： 48–55. doi： l0.101 6/j. ejogrb. 2006. 12. 025.

[36] Hanson L. （2009）. Challenges in spontaneous bearing down.J Perinat Neonat Nursing 23： 31–39.

[37] Roberts J, Woolley D. （1996）. A second look at the second stage of labor. J Obstet Gynecol Neonat Nursing 25（5）： 415–423.

[38] Simpson KR, James DC. （2005）. Effects of immediate versus delayed pushing during second–stage labor on fetal wellbeing. Nursing Res 54： 149–157.

[39] Mahlmeister LR. （2008）. Best practices in perinatal nursing： Risk identi–fication and management of shoulder dystocia. J Perinat Neonat Nursing 22（2）： 91–94.

[40] McFarland M, Trylovich C, Langer O. （1998）. Anthropo–metric difference in macrosomic infants of diabetic and nondiabetic mothers. J Matern Fetal Med 7： 292–295.

[41] Mehta S, Bujold E, Blackwell S, SorokinY, Sokol RJ.

（2004）. Is abnormal labor associated with shoulder dystocia in nulliparous women? Am J Obstet Gynecol 190：1604–1607.

[42] Baskett TF, Allen AC. （2007）. Perinatal implications of shoulder dystocia. Obstet Gynecol 86（1）：14–17.

[43] Camune B, Brucker M. （2007）. An overview of shoulder dystocia: The nurse's role. Nursing Womens Health 11（5）: 489–497.

[44] Baxley EG, Gobbo RW. （2004）. Shoulder dystocia. Am Fam Phys 69（7）：1707–1714.

[45] Lathrop A, Winningham B, Vande Vusse L. （2007）. Simulation–based learning for midwives: Background and pilot implementation. J Midwif Womens Health 52（5）：492–498.

[46] Buhimschi CS, Buhimschi IA, Malinow A, Weiner CP. （2001）. Use of McRoberts' position during delivery and increase in pushing efficiency. Lancet 358：470–471.

[47] Verheijen EC, Raven JH, Hofmeyr GJ. （2009）. Fundal pressure during the second stage of labor. Cochrane Database Syst Rev （4）：CD006067. doi：10.1002/146518 58. CD006067.pub2.

[48] Meenan AL, Gaskin IM, Ball CA. （1991）. A new（old）maneuver for the management of shoulder dystocia. J Fam Pract 32（6）：625–629.

[49] Mercer JS, Skovgaard RL, Peareara–Eaves J, Bowman TA. （2005）. Nuchal cord management and nurse–midwifery practice. J Midwif Womens Health 50（5）：373–379.

[50] Schorn MN, Blanco JD. （1991）. Management of the nuchal cord. J Nurse–Midwif 36：131–132.

[51] Martensson L, Wallin G. （2006）. Use of acupuncture and

sterile water injections for labor pain: A survey in Sweden. Birth 233（4）: 289–296.

［52］Nesheim BI, Kinge R, Berg B, et al.（2003）. Acupuncture during labor can reduce the use of merperidine: A controlled clinical study. Clin J Pain 19: 187–191.

［53］Ramnero A, Hansson U, Heiberg E.（2002）. Acupuncture treatment during labour: a randomized controlled trial. Br J Obstet Gynecol 109: 637–644.

［54］Borup L, WurlitzerW, Hedegaard M, Kesmodel US, Hvidman L.（2009）. Acupuncture as pain relief during delivery: a randomized controlled trial. Birth 36（1）: 5–12.

［55］Smith CA, Crowther CA.（2004）. Acupuncture for induction of labour. Cochrane Database Syst Rev（1）: CD002962. doi: 10.1002/14651858.CD002962.pub2.

［56］Simkin P, Klein MC.（2009）. Nonpharmacological approaches to man-agement of labor pain. UpToDate 17（3）: 1–14.

［57］Martensson L, Nyberg K, Wallin G.（2000）. Subcutaneous versus intra-cutaneous injections of sterile water for labour analgesia: A comparison of perceived pain during administration. Br J Obstet Gynecol 107: 1248–1251.

［58］Simkin P, O'Hara MA.（2002）. Nonpharmacologic relief of pain during labor: Systematic reviews of five methods. Am J Obstet Gynecol 186（5）: S131–S151.

［59］Bahasadri S, Ahmadi-Abhari S, Dehghani-Nik M, Habibi GR.（2006）. Subcutaneous sterile water injections for labour pain: A randomized controlled trial. Austral N Z J Obstet Gynecol 46:102–106. doi: 10.1111/j. 1479–828X. 2006. 00536x.

[60] Hutton EK, Kasperink M, Rutten M, Reitzma A, Wain-man B. （2009）. Sterile water injection for labour pain: A systematic review and meta-analysis of randomised controlled trials. Br J Obstet Gynaecol 116: 1158-1166. doi: 10. 1111/j. 1471-0528.2009.0221. x.

[61] Martensson L, Wallin G. （1999）. Labour pain treated with cutaneous injections of sterile water: A randomised controlled trial. Br J Obstet Gynecol 106: 633-637.

[62] Rooks J. （2007）. Use of nitrous oxidein midwifery practice: Complementary, synergistic, and needed in the United States. J Midwif Womens Health 52（3）: 186-189.

[63] Collins MK, Proter KB, Brook E, Johnson L, Williams M, Jevitt CA. （1994）. Vulvar application of lidocaine for pain relief in spontaneous vaginal delivery. Obstet Gynecol 84（3）: 335-337.

第九章　产程处理技术汇总一：体位及活动

产妇体位

　　产程处理技术汇总由两部分组成（即第九章产妇体位及活动和第十章舒适措施），这两部分描述了很多第一、第二产程减轻产妇痛苦维持产妇舒适和加速产程进展的技巧，大部分都是针对分娩的生物机械力学机制设计的，包括产力、产道、胎儿。而这些技巧，部分是产妇自身所采取的以及借助一些小工具支撑和维持某些特殊体位和运动，以及由他人的支持如按压、抚触等来实现的。

很多技巧都是在不需要用药物的情况下，为了缓解产妇疼痛（产痛）而设计的，当疼痛缓解了，产程进展也改善了（缩短了），药物对母体和婴儿的副作用也减少甚至消失了。

缓解产妇紧张、焦虑、恐惧的技巧同样也可加速产程，如降低母体儿茶酚胺分泌，有时，儿茶酚胺产量过多会影响子宫收缩及导致胎儿窘迫，一般分娩过程中不太紧张的产妇体内儿茶酚胺的浓度都偏低。

产妇体位

本节主要描述产程中母体的体位及姿势，每一次体位的改变都会引起微小的身体变化，例如：

- 半卧位和侧卧位，会让产妇休息和放松，有助于精疲力竭的产妇节省能量，尤其是某些行走较长时间感到疲倦的产妇；同时，对产程进展过快的产妇，令产妇放松、哈气，以免来不及消毒和接生。
- 直立位，重力作用能使胎先露更贴近子宫颈，有利于刺激子宫收缩，促进胎头下降[1-2]。
- 向前倾斜位，促进胎头内回转保持理想的枕前位，缓解产妇背痛[3, 6]。
- 非对称性体位（弓箭步位），产妇侧卧，一侧大腿和膝关节弯曲能改变骨盆的形态，有利于内回转和缓解腰骶部疼痛。

● 跨张式膀胱截石位，第二产程中子宫收缩时采用有利于使梗阻的胎体通过耻骨弓。

● 仰卧位，可能导致仰卧低血压，加重背痛，宫缩更频繁且更痛，而且不利于产程进展。

侧卧位

侧卧位或侧俯位

（1）应用时间：第一、第二产程时。

（2）做法：

①侧卧位：产妇侧卧双

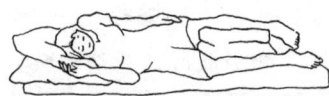

图9.1 侧卧位

髋和膝关节屈曲，双小腿之间放个枕头，或者上面这只腿抬高或支撑架支撑（图9.1至图9.3）。

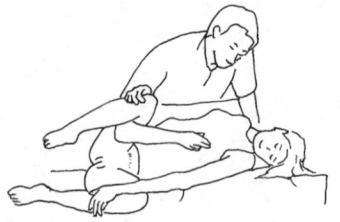

图9.2 侧卧位——屏气用力

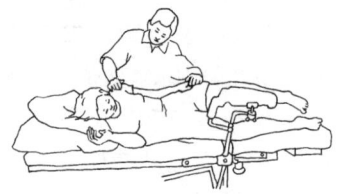

图9.3 侧卧位——一只腿放在挂架上

②侧俯位：产妇侧卧，下面的手臂置于身体前面或后面，上面腿屈曲90°以上，下面腿伸直，身体部分向前（图9.4和图9.5）（用1～2个枕头支撑）。

参阅下列资料就知道产妇应该采用何种卧位。

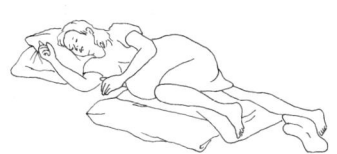

图9.4　侧俯位——下面的手放在前面

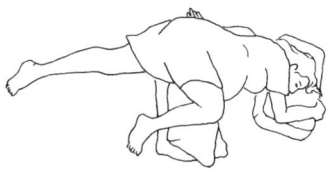

图9.5　侧俯位——下面的手放在后面

（3）侧卧位的作用：

● 使疲劳的产妇得到休息。

● 用镇痛药时可能较为安全。

● 可抵消中心重力作用。

● 可缓解痔疮。

● 可使因脐带受压或仰卧低血压所致的胎心改变得到恢复。

● 可降低血压（尤其是左侧卧位）。

● 适当起床活动可加速产程。

● 避免骶骨受压（不像坐位或仰卧位那样直接压迫骶骨）。

● 第二产程由于骶骨没有受压（不像坐位分娩），在胎儿下降过程中能使骶骨向后移位。

● 有利枕后位胎头内旋转。

注意：产妇侧卧或侧俯卧位时的重力作用不同。

当产妇采用侧卧位纠正OP位时，产妇应该采取与胎儿枕骨和背部同侧卧位（胎儿的背朝向床）（图9.6），有助于胎儿从OP位转至OT位，因此，让胎儿呈OP位的产妇向胎儿枕骨侧侧卧15~30 min可以使OP位转向OT位，然后再让产妇转成双膝跪位身体向前倾斜躺5~30 min，胎头可由

OT位转至OA位（图9.7），如果产妇向胎儿枕骨对侧侧卧位时，重力作用就会使胎儿转向OP位。

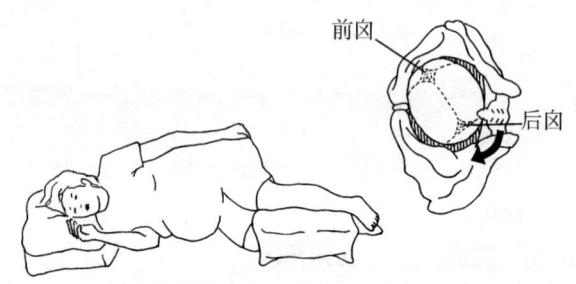

图9.6 产妇正确侧卧"胎背朝床"如果胎儿为ROP位，产妇右侧卧位，重力将胎儿枕骨及躯干拉向ROT位

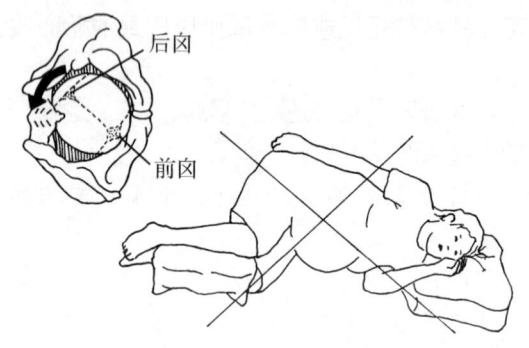

图9.7 产妇错误侧位ROP位的胎儿将用左侧卧使胎背朝向天花板，重力将胎儿枕骨及躯干拉向OP位

如果产妇侧俯位，就应该朝向胎儿枕骨相反方向侧卧，使胎背朝向天花板（图9.8）至少15～30 min，此时，母体的骨盆旋转使耻骨弓较准侧卧位更靠近床，这种重心的改变促进胎体向侧然后向前转动。

第九章

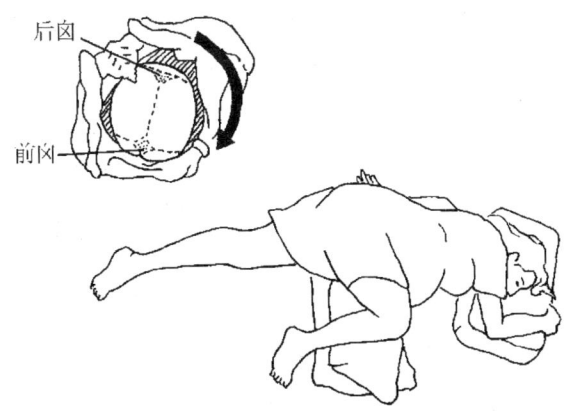

图9.8　产妇正确侧俯卧位，"胎背朝向天花板"，如果
胎儿为ROP位产妇应左侧俯卧位，重力将胎儿枕
骨及躯干拉向OT位然后OA位

胎儿呈OP位的产妇侧俯位是正确的，胎背应朝向天花板，如果已知或怀疑胎儿为ROP位，侧俯位产妇应该左侧卧位，重力将胎儿枕骨和躯干拉向ROT位，然后转向ROA位（图9.8）。

如果枕骨位置不清（参阅第五章），可以试用6种体位，观察何种体位更舒服或产程有进展（图9.9）。

（4）如下情况采用侧卧位：

● 产程进展良好、产妇想侧卧。

● 发生仰卧低血压时。

● 产妇接受镇静剂或硬膜外镇痛。

● 患妊娠期高血压的产妇。

● 第一、第二产程中，产妇认为侧卧位较舒适。

● 产妇疲劳，希望改变为侧卧。

第
九
章

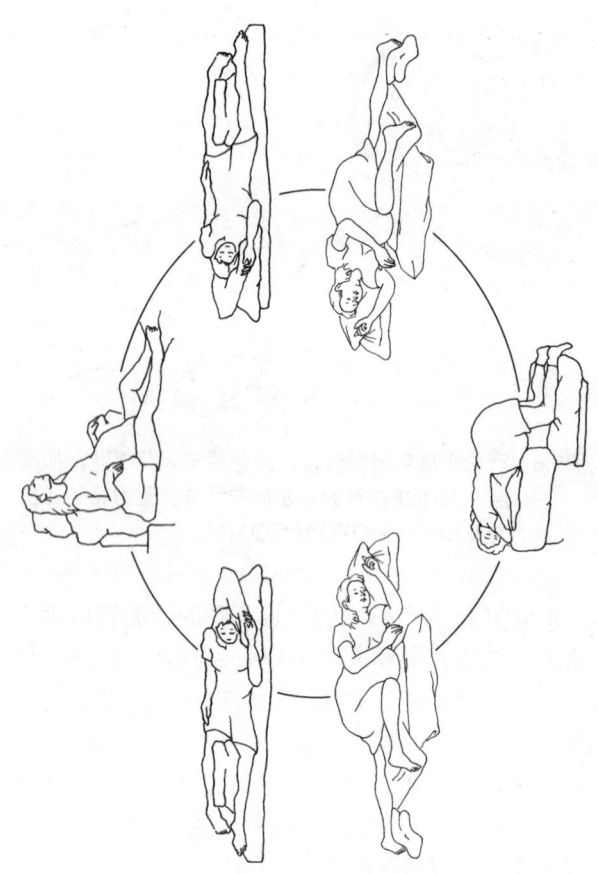

图9.9　未知胎位时，产妇转换体位的顺序

● 第二产程仰卧位产妇觉得痔疮疼痛难忍。

● 第二产程太快，为减轻屏气用力作用及减慢胎儿下
　降速度。

（5）如下情况不宜采用侧卧位：

- 当产妇拒绝，由于侧卧加剧疼痛情愿改变体位时；但是如果经过解释，产妇明白侧卧可加速产程进展时，她可能会接受。
- 当产程中需要重力作用使胎头下降时，尤其是第二产程进展缓慢时。
- 侧卧1 h以上产程无进展。

侧卧弓箭步位

（1）应用时间：第一、第二产程。

（2）做法：产妇侧俯卧位，丈夫或导乐朝床站立，产妇上面的一只脚踩在陪人的髋部，宫缩时，陪人的身体向前倾，使她的膝、髋关节和小腿更加弯曲（图9.10），陪人用力不要过度，不能把全身的重量都作用于产妇，因为这样会引起产妇的骶髂关节和髋关节过度屈曲导致产后关节痛和功能障碍，尤其是接受了硬膜外镇痛的产妇感受不到关节过度牵拉的不适时。

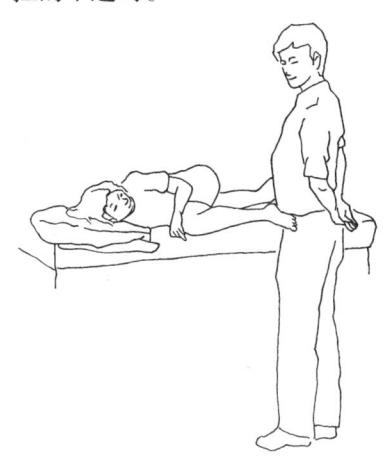

图9.10 侧卧弓箭步位

第九章

（3）侧卧弓箭步位的作用：

● 改变骨盆的形态，稍微松弛骶髂关节，增大骨盆上部的空间。

● 增加OP位或不均倾胎儿旋转的概率。

● 产妇感到轻松舒适。

（4）如下情况采用侧卧弓箭步位：

● 先露下降或宫颈扩张缓慢。

● 怀疑胎头位置不正。

● 当产妇使用硬膜外麻醉镇痛，在没有帮助的情况下她不能维持上腿屈曲或其他体位受限制时。

● 产妇太疲劳，不能再维持跪或站位，本人又期望改变骨盆形态时。

（5）如下情况不宜采用侧卧弓箭步位：

● 当产妇需要屏气用力促使胎儿下降，尤其是第二产程进展缓慢时。

● 产妇侧卧超过1 h产程无进展。

坐位

半坐位

（1）应用时间：第一、第二产程。

（2）做法：产妇坐着，躯干与床成45°以上角度（图9.11）。

（3）半坐位的作用：

● 比仰卧位重力向下作用更强。

● 某些方面比仰卧更有优势。

　○ 增加骨盆入口径线。

　○ 增加胎儿氧供。

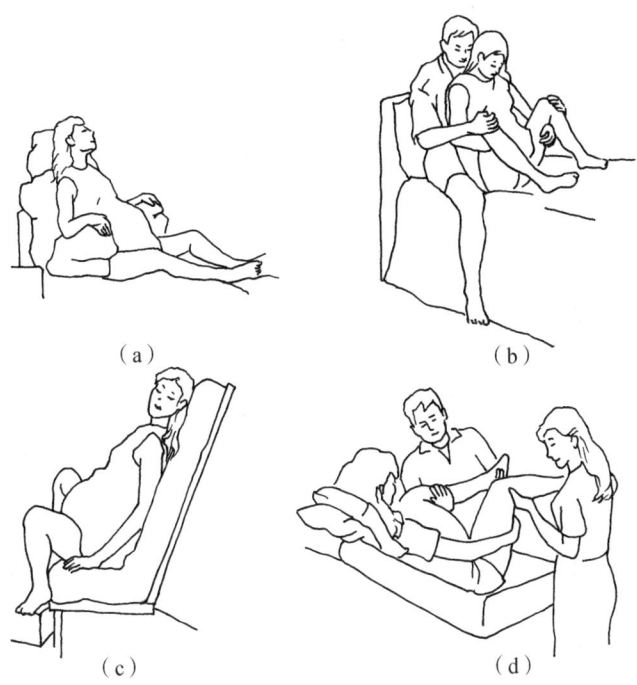

（a）半坐位；（b）半坐位屏气用力；（c）靠背半坐位；
（d）半坐位陪人支撑双腿

图9.11

● 产妇感觉轻松。

● 压迫骶尾骨可能不利于骨盆出口前后径的增大。

（4）如下情况采用半坐位：

● 产程进展好，产妇要求。

● 产妇想休息。

● 放置了硬膜外管，需取代仰卧或侧卧位。

● 第二产程，为更好地暴露会阴。

（5）如下情况不宜采用半坐位：

● 已知或怀疑胎头OP位。

● 胎心反应差。

● 患高血压的产妇，坐位会加重高血压。

● 由于痛苦产妇情愿选择另一种体位，但是，如果通过解释，产妇明白此种体位对产程进展有利，也可能愿意去尝试。

坐立位

（1）应用时间：第一、第二产程。

（2）做法：产妇坐在床上、椅子上、凳子或分娩球上（图9.12）。

（3）坐立位的作用：

● 增加重力的作用。

● 能使疲劳产妇得到休息，但需要有人扶持。

● 便于肩、腰背或下腹部冷敷或热敷。

● 便于产妇坐在摇椅上或分娩球上摆动。

（4）如下情况采用坐立位：

● 产妇想休息。

● 产妇感觉腰骶部疼痛。

● 第一、第二产程产妇感到坐位更舒适。

● 活跃期进展缓慢时，如产妇采用双膝低于髋的坐姿，对产程进展很有帮助。

（5）如下情况不宜采用坐立位：

● 由于坐位加剧疼痛，产妇宁愿采用其他体位，但如果经解释产妇懂得此体位有利于产程进展也许愿意接受。

● 由于坐立位发生胎心改变。

第九章

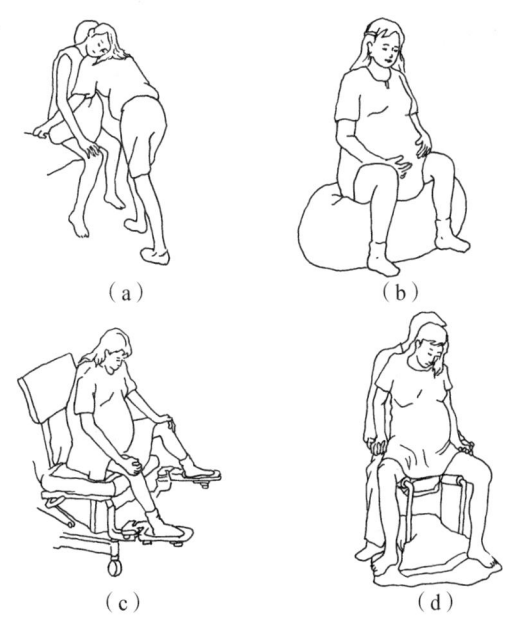

（a）第一产程坐立配偶扶持； （b）坐立在分娩球上； （c）坐立用力； （d）坐立在坐便器上（改编自DeBy Birth Support）

图9.12

● 当产妇放置硬膜外管，躯干不能完全伸直来维持坐立位时。

前倾坐位，用物体支撑

（1）应用时间：第一、第二产程。

（2）做法：产妇坐稳，两腿分开，身体前倾，双臂放在大腿上或支撑架上［图9.13（a）和（b）］或骑跨在椅子上或凳子或便器上，上半身扶在椅子靠背上［图9.13（c）和（d）］。

（3）前倾坐位的作用：

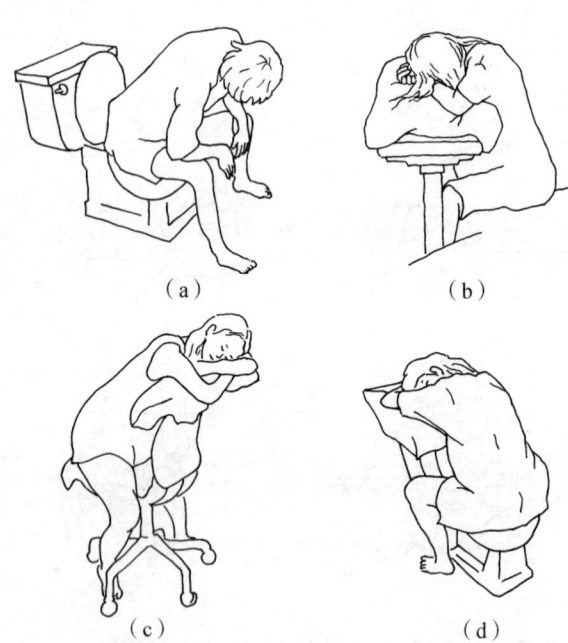

（a）坐在坐厕上身体前屈； （b）坐着卧在台面上；
（c）跨在椅子上； （d）跨坐在坐厕上

图9.13

● 有利于重力的作用。

● 如果产妇能得到良好的扶持，会感到舒适。

● 减轻疼痛。

● 有利于OP位旋转（优于仰卧及半坐位）。

● 使胎轴与骨盆轴保持一致（图2.4）[7]。

● 与仰卧位相比，更能增宽骨盆入口的空间。

● 有利于按摩背部。

（4）如下情况采用前倾坐位：

● 产妇半卧位，产程无进展，要解除胎体对母体脊柱的压迫。

● 产妇觉得腰背痛。

● 第一、第二产程采用此位置产妇觉得舒适。

● 活跃期延缓。

（5）如下情况不宜采用前倾坐位：

● 产妇觉得疼痛加剧，要求改变体位，但如果经解释，产妇懂得此体位有利于产程进展，也许愿意接受。

● 采用此体位，观察6～8次宫缩产程无进展。

● 硬膜外镇痛不便维持此种体位。

站立前倾位

（1）应用时间：第一、第二产程。

（2）做法：产妇站立，身体前倾，趴在陪人身上、较高的床上、放在床上的分娩球上、扶手或柜台上（图9.14），可以两侧摇摆。

（3）站立前倾位作用：

● 使重力向下。

● 增大骨盆入口空间（与仰卧或坐位比）。

● 使胎轴与骨盆入口一致[5, 7]（图2.4）。

● 有利于胎头俯屈。

● 如果伴随身体摇摆的动作，有利于OP位及OT位内旋转。

● 减轻宫缩痛并使宫缩更有效[1]。

● 通过减轻胎先露对骶骨的压迫可缓解腰背痛。

● 可能较膝胸卧位更容易坚持。

● 如果陪人拥抱并扶持产妇直立，感觉温馨抚慰，可以降低儿茶酚胺的分泌。

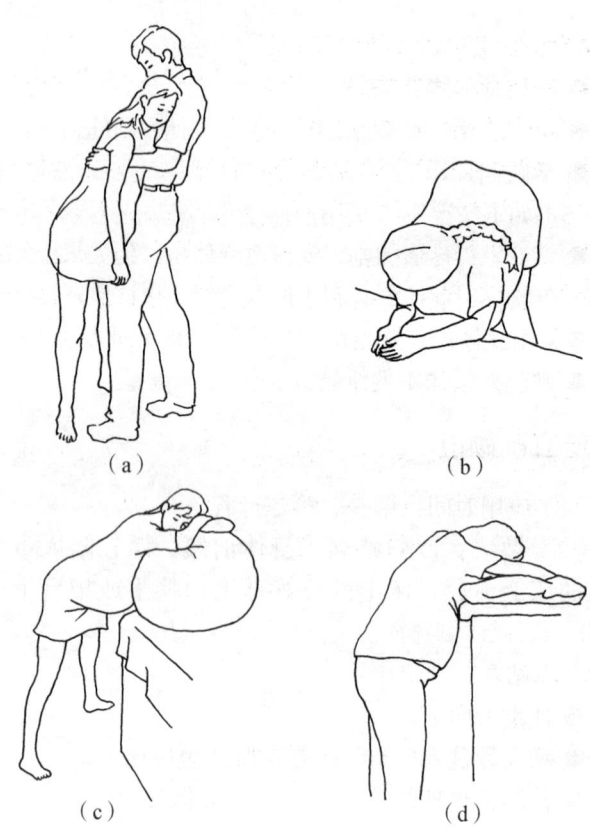

（a）靠着配偶站立；（b）站着趴在床上；（c）站着趴在分娩球上；（d）站着趴在台面上

图9.14

● 第二产程中可增强产妇向下屏气用力。

（4）如下情况采用站立前倾位：

● 产程进展缓慢或停滞。

● 宫缩间隙期延长或宫缩减弱（宫缩稀、弱）。

● 产妇觉腰背痛。

● 产妇觉得舒适。

（5）如下情况不宜采用站立前倾位：

● 产妇由于疼痛想采用其他体位，但如果经解释，产妇懂得该体位有利于产程进展，也许愿意接受。

● 胎儿即将娩出助产士不喜欢产妇站立接生。

● 麻醉或镇痛后不便于产妇活动（硬膜外镇痛或镇痛剂影响产妇运动神经的控制能力）。

跪位

前倾跪位（用物体支撑）

（1）应用时间：第一、第二产程。

（2）做法：产妇跪在床上或地板上，身体前倾靠在床头、靠椅、分娩球或其他支撑物上（图9.15）。

（3）前倾跪位作用：

● 重力作用，使胎儿下降。

● 使胎头径线与骨盆入口径线一致。

● 比侧卧、仰卧或坐位更能使骨盆入口宽松。

● 便于按摩背部。

● 解除手与腕的紧张（与手膝位相比）。

● 便于产妇活动（摇摆）。

● 解除脐带受压。

● 膝关节酸痛时可戴上护膝或用垫子

（4）如下情况采用前倾跪位：

● 胎儿呈OP位或胎头位置异常。

● 产妇腰骶部疼痛。

● 第一、第二产程进展缓慢。

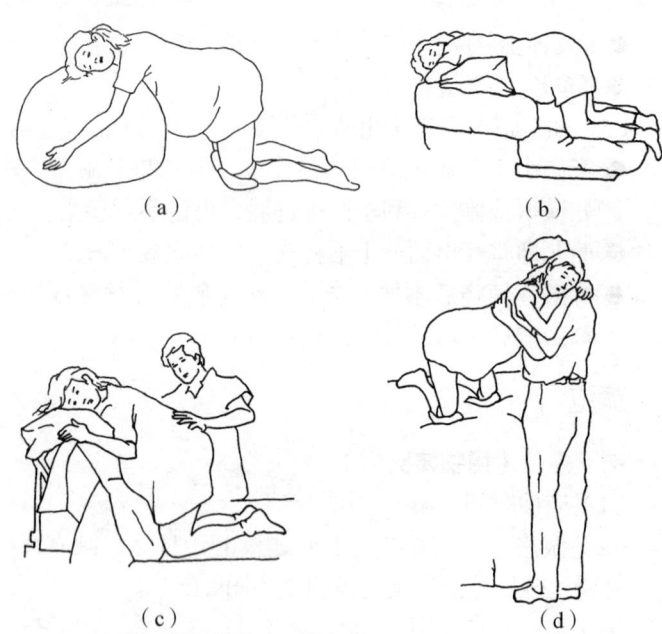

（a）跪着趴在分娩球上；（b）跪在床上；（c）跪着趴在床头上；（d）伴侣支撑跪位，戴上膝垫

图9.15

- 产妇在池浴中洗浴。
- 仰卧或侧卧位时发现胎儿窘迫。
- 胎先露高。
- 产妇觉得舒适。
- 如果产妇腰背痛，可以更换体位。

（5）如下情况不宜采用前倾跪位：

- 产妇感觉膝、腿疼痛。
- 感到很疲劳。
- 采用此体位时第一、第二产程无进展。

● 硬膜外镇痛或镇痛影响运动神经的调控。

手膝卧位（图9.16）

（1）应用时间：第一、第二产程。

（2）做法：产妇跪下，身体向前趴，用双膝及双手掌或拳头支撑身体（戴上护膝或垫上垫子），如果手肿了或有腕管综合征时，最好用拳头支撑。

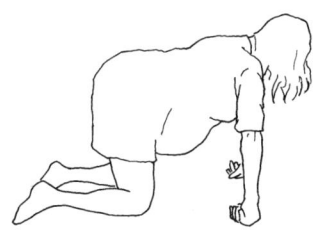

图9.16　手膝卧位

（3）手膝位的作用：

● 有助于胎头旋转（由OP位转至OT位）[7]。

● 第一产程末，有助于宫颈前唇退缩。

● 缓解腰背痛[7]。

● 允许产妇任意活动，如摇摆、晃动、爬行，减少痛苦，促进内旋转。

● 缓解痔疮。

● 解除胎心异常尤其当脐带受压时。

● 容易骶骨按压或双髋挤压。

● 便于阴道检查。

● 如果产妇手劳累，可趴在枕头、分娩球或椅子上。

（4）如下情况采用手膝位：

● 第一、第二产程进展缓慢。

● 产妇腰背疼痛。

● 胎儿可能OP位。

● 产妇自觉舒适。

● 宫颈前唇退缩缓慢。

第九章

（5）如下情况不宜采用手膝位：

● 产妇觉得不舒服，想采用其他体位，但如果经解释，产妇懂得此体位有利于产程进展，也许愿意接受。

● 硬膜镇痛或镇静止痛影响运动神经控制。

分开式膝胸卧位（图9.17）

（1）应用时间：临产前或第一、第二产程。

（2）做法：产妇双肘及双膝弯曲分开，跪在垫子上，胸部向下紧贴垫子，臀部自然抬高，大腿与躯干夹角＞90°（图9.17），称为分开式膝胸卧位。当膝关节位于躯干下方时，此卧位较并拢膝胸卧位（图9.18）双髋关节屈曲度小，伸缩范围也比较大，可以在一定范围内改变骨盆的倾斜度（图9.17、图9.18）。

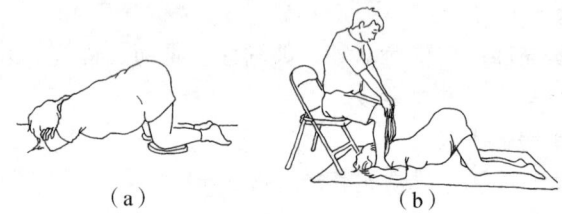

（a）分开式膝胸卧位；（b）分开式膝胸卧位，肩放在配偶戴上垫子的双腿间

图9.17

（3）分开式膝胸卧位的作用：

● 脐带脱垂时可防止脐带受压、缓解胎儿缺氧，同时也可防止脐带脱垂。

● 如果在胎头衔接前或潜伏期应用，可以改变胎头位置，此时需要固定此体位8～10次宫缩或

30~45 min，重力作用使胎头退出骨盆，旋转，俯屈后再入盆。

● 可纠正胎心。

● 可缓解宫颈前唇持续不退缩，或使宫颈前唇完全退缩。

● 缓解腰背痛。

● 消除痔疮，用枕头、垫子或者陪人支撑可以减轻疲劳。

（4）如下情况采用分开式膝胸卧位：

● 脐带脱垂。

● 分娩前或产程早期疑OP位，或出现成对宫缩（即两次间隙很短的宫缩后，宫缩间隙期明显延长），宫缩强、弱、持续和间隙时间不规则，尤其是下腰疼痛厉害而宫口不扩张[8]，这种位置可与侧卧位或跨张式半卧位交替，参阅本章的详细描述。

● 产妇觉得腰背痛。

● 可避免产妇过早向下屏气用力。

● 产妇宫颈水肿或前唇持续不退缩。

● 产程中需徒手纠正OP位（参阅第八章）。

（5）如下情况不宜采用分开式膝胸卧位：

● 第二产程进展顺利（可对抗重力作用）。

● 产妇感到气短、上腹不适及其他不舒服。

● 不利于硬膜外镇痛或镇静止痛剂影响运动神经调控。

并拢式膝胸卧位

（1）应用时间：第一、第二产程。

（2）做法：产妇双膝向前屈曲，双手支撑身体，胸部向下紧贴床，膝、髋屈曲贴住腹部（图9.18）。

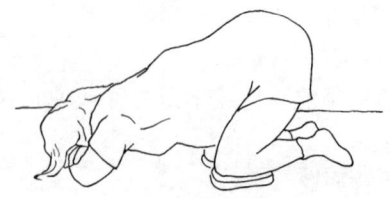

图9.18　并拢式膝胸卧位

（3）并拢式膝胸卧位的作用：

● 缓解背痛。

● 比手膝位及前一种膝胸位放松。

● 使坐骨分开，增大骨盆出口径线（坐骨棘间径及结节间径增宽）。

● 缓解痔疮。

● 纠正胎心。

● 有对抗重力作用，有助于宫颈前唇退缩。

（4）如下情况采用并拢式膝胸卧位：

● 产妇腰背痛。

● 宫颈水肿或宫颈未消失。

（5）如下情况不宜采用并拢式膝胸卧位：

● 临产前或产程早期期望胎头内旋转时（可试用前一种膝胸位，双髋与腹角度＞90°。

● 产妇不愿意，要求采用其他卧位，但如果经解释，产妇懂得此体位有利于产程进展，也许愿意尝试。

● 产妇气短、上腹不适或其他不适。

● 第二产程进展顺利不必采用此体位（因为此体位有对抗重力的作用）。

非对称站、坐、跪位

（1）应用时间：第一、第二产程。

（2）做法：产妇坐、站、跪时一侧膝和髋关节屈曲，腿抬高（高于另一侧）（图9.19），屈曲的这只腿更舒服，两侧都应该试一试，选择更舒适的一侧。

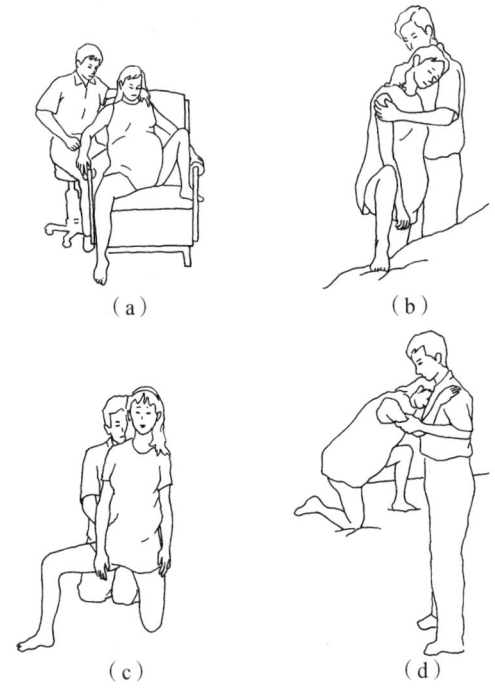

（a）　　　　　　　　　（b）

（c）　　　　　　　　　（d）

（a）非对称坐位；（b）非对称站立；
（c）非对称跪位；（d）伴侣支撑非对称跪位

图9.19

（3）非对称站、坐、跪位的作用：

● 大腿抬高时牵拉内收肌群，使这侧坐骨移动，增加骨盆出口径线。

● 有助于OP位内旋转。

● 缓解腰背痛。

● 重力作用有利于先露下降。

● 产妇呈弓箭步位，使此侧骨盆出口增宽。

（4）如下情况采用非对称站、坐、跪位：

● 产妇腰骶部疼痛。

● 活跃期延缓。

● 希望在第一、第二产程产生内回转。

● 可疑不均倾或其他胎头位置异常。

（5）如下情况不宜采用非对称站、坐、跪位：

● 产妇感觉此体位加剧膝、髋或耻骨联合疼痛。

● 硬膜外镇痛或镇静剂小腿无力影响身体平衡。

蹲位

蹲位

（1）应用时间：第二产程初期，或者任何时候，只要产妇感觉舒服。

（2）做法：产妇双脚着地或在床上，身体下蹲，陪人或扶手架支撑使保持平衡（图9.20）。

（3）蹲位的作用：

● 重力作用促使先露下降。

● 增宽坐骨结节间径从而增宽骨盆出口横径。

● 与水平卧位相比，产妇更省力。

● 屏气效果更好。

● 促进胎头下降。

● 缓解（腰）背痛。

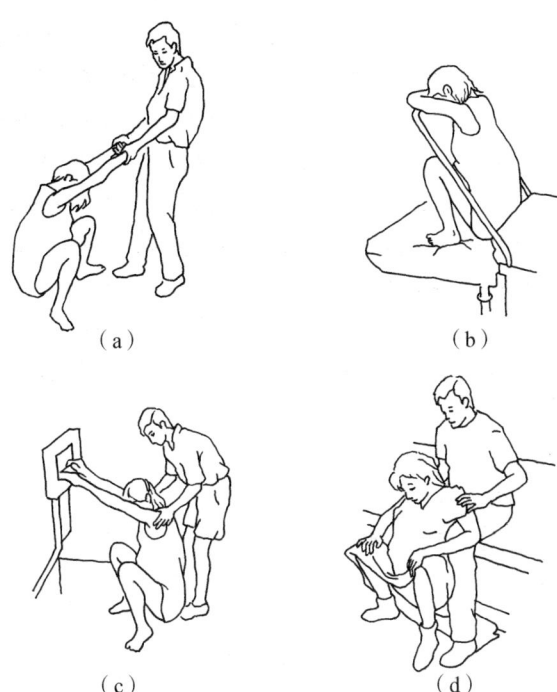

（a）伴侣牵拉蹲位；（b）蹲位扶住支架；
（c）蹲着抓住床栏；（d）下蹲由坐着的伴侣腿支撑

图9.20

● 可以自由改变重心，产妇感到舒适。

● 由于躯干上部压迫子宫底的机械作用，较其他任何位置有利于胎儿下降。

●如果胎头较高和不均倾，胸部对宫底的压力可能减少骨盆入口的空间，可能阻碍胎头角度的自然纠正，不利于胎头转为均倾位（能拉长母体躯干、松弛骨盆关节的体位可能更适合，参阅支撑蹲位和悬吊位），但是如果胎头

第九章

已衔接且为OA位时，蹲位有助于胎儿下降。

● 如果蹲的时间太长，腘窝内神经血管受压迫，影响血液循环，可导致局部压迫性神经病变，但是，只要产妇每1~2次宫缩后能坐或站立片刻，此种情况就可以避免，请注意，如果产妇习惯于这种做法，就不会有这些危险。

（4）如下情况采用蹲位：

● 当第二产程尤其是OA位，希望骨产道有更多空间时（骨盆内腔需要增大时）。

● 胎头下降不充分时。

（5）如下情况不宜采用蹲位：

● 下肢关节受伤、炎症或无力。

● 硬膜外镇痛不便活动或下肢感觉神经被阻滞。

● 屏气用力过大时间过长可能导致产道撕裂。

支撑蹲位

（1）应用时间：第二产程。

（2）做法：

支撑蹲位的做法：宫缩时，产妇背靠着伴侣，伴侣的前臂扶在产妇腋下，同时握住产妇的手，托住整个身体重量（图9.21），宫缩间歇时产妇站立休息。

悬吊位的做法：伴侣坐在高床或高凳上，双腿分开，双脚踏在椅子上，产妇站在伴侣双腿之间背靠着他，两手弯曲放在伴侣大腿上，宫缩时，身体慢慢下蹲用力，伴侣双大腿向内夹住产妇胸部并支撑她的全部体重（图9.21），宫缩间歇时产妇站立休息。

分娩吊带也可用于支撑产妇（图9.21），这些悬吊方法（Dangle法和吊带法）比单纯伴侣支撑蹲位更省力。

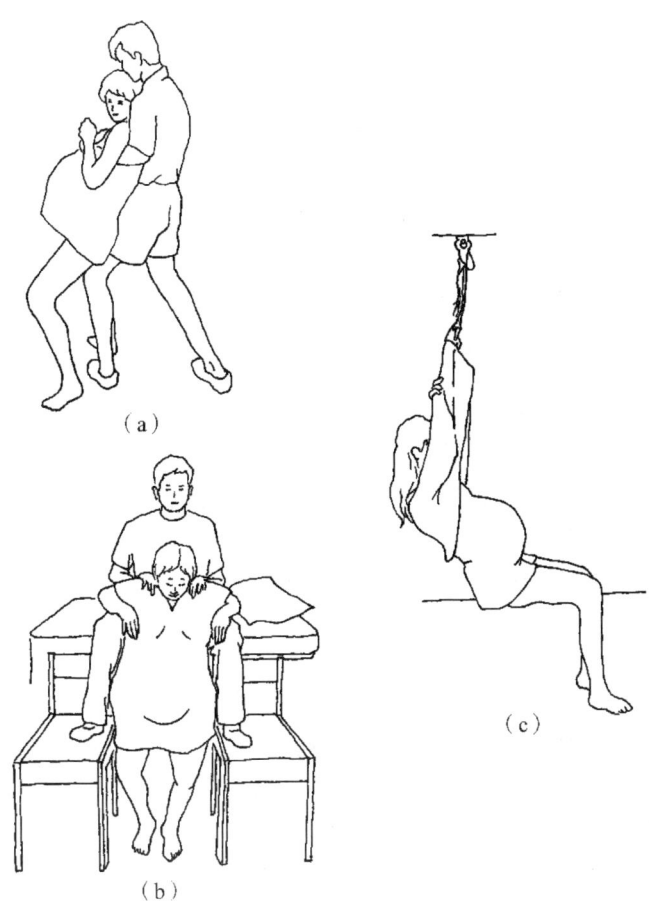

（a）支撑蹲位；（b）悬吊位；（c）用分娩吊带悬吊

图9.21

分娩吊带的做法：用结实的长布料折叠成宽约0.6 m，两端紧系在固定于天花板的有孔眼螺栓上，长度约能使产妇双肩套在布带上，酷似女人用的长围巾，向下蹲及双膝

第九章

关节弯曲时吊带能承受产妇的全部体重。双手抓紧吊带两侧使身体下蹲，这样可以避免直接压迫腋窝（图9.21），用之前认真检查吊带，保证承力（负重）时不会脱落，应用时旁边一定要有陪人保护。

医院或分娩中心如果安装吊带时应特别注意：

近来，某些运动器材应用于医院或接产中心，用来支撑不同体位分娩的产妇，例如他们专门设计的类似吊环的吊带来支撑产妇体重，如果准备安装吊带，我们建议（推荐）大家选择。

（3）作用：

● 有效地利用重力。

● 牵拉产妇躯干使骨盆更宽松，有助于纠正不均倾胎头位置和角度。

● 比较其他位置更可增大骨盆各关节的活动度。

● 使胎头变形以适应骨盆。

● 有吊带或陪人支撑使产妇感到安全，可降低儿茶酚胺的分泌。

支撑蹲位需要较大的力量，常常会导致支撑者疲劳，此时，陪人的背可靠在墙上或支撑架上保持直立（千万不能向前倾斜），必要时也可随时改变或其他体位。

如支撑式体位时间太长，由于陪人的手臂、大腿压迫产妇腋窝，使臂丛神经受压，会引起双手麻痹（麻木、刺痛），为了预防此种现象，建议在宫缩间隙期，产妇站起来或靠着陪人或采用悬吊位，这样可以让陪人的小腿或分娩吊带承受产妇的体重，不至于使陪人劳累，也可使双手有空拍打或抱住产妇。

（4）如下情况采用支撑蹲位：

● 需要让骨盆关节活动度增大时。

● 胎头不均倾，需要拉长产妇躯干。

● 第二产程，胎头较大，不均倾、OP位或OT位。

● 胎头不下降。

（5）如下情况不宜采用用支撑蹲位：

● 产妇不同意，要求采用其他体位，但如果经解释，产妇懂得此体位有利于产程进展，也许愿意尝试。

● 产妇肩关节痛或无力。

● 胎儿即将娩出，接生不方便（除非接生者做好了准备，愿意这种体位接生）。

● 硬膜外镇痛或镇静止痛剂，不易保持平衡。

● 没有如此强壮的人能支撑产妇或者没有吊带。

半蹲位、弓箭步位、摇摆位

（1）应用时间：第一、第二产程。

（2）做法：产妇站稳，两手紧握悬吊在上方的分娩绳装置［图9.22（a）］，身体重心向下并后仰成半蹲位［图9.22（b）］，一侧小腿上抬踏在椅子上，前后腿分开［图9.22（c）］，或者向两侧摇摆，但要注意安全。

（3）注意：

帮助拉直（及拉长）产妇躯干的分娩绳，固定在坚固的门上，一般在门后，使用时关着门，旁边一定要有人保护，以维持产妇身体平衡。

（4）半蹲位、弓箭步位、摇摆位的作用：

● 重力作用，使胎儿下降。

● 当变更上述各种体位时，能改变骨盆的径线。

● 有利胎头下降及内回转。

● 当产妇疲乏无力时这种体位可能会有困难。

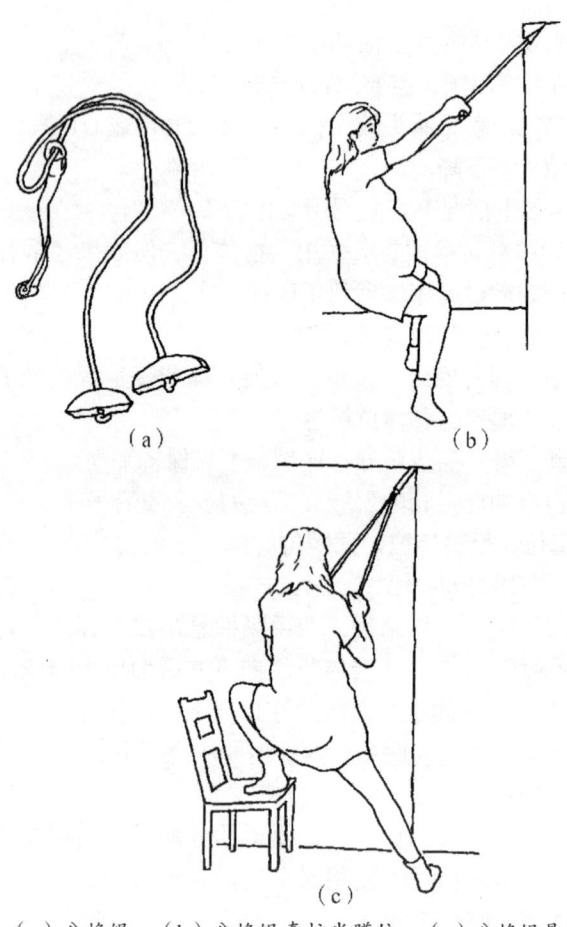

（a）分娩绳；（b）分娩绳牵拉半蹲位；（c）分娩绳悬吊蹲

图9.22

（5）如下情况采用半蹲位、弓箭步位、摇摆位：

● 需要改变骨关节活动度。

● 产妇不能完全下蹲时。

● 可能胎头偏大，不均倾或OP位、OT位。

● 第二产程胎头下降停滞。

（6）如下情况不宜采用半蹲位、弓箭步位、摇摆位：

● 产妇拒绝。

● 分娩在即，不便接生（除非助产士愿意）。

● 硬膜外镇痛或其他镇静药物影响产妇活动和维持身体平衡。

三人低蹲位

（1）应用时间：第二产程，采用其他体位4～6次宫缩后。

（2）做法：陪人①坐在无扶手的直背靠椅上，产妇坐在陪人大腿上，面朝陪人，相互拥抱，宫缩时，陪人①保持坐直，不能向前倾，协助产妇臀部尽量下坐用力（图9.23）；宫缩间隙时，两腿合拢，产妇可以坐在腿上，陪人②站在陪人①后面，双手紧握产妇的手或手腕帮助支撑她，如果陪人①向后仰，陪人②用力支撑可相互保持平衡（图9.23）。

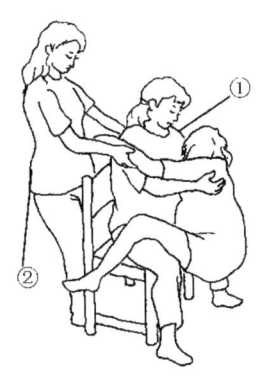

图9.23　三人低蹲位

（3）三人低蹲位的作用：

● 发挥重力作用有利于胎儿下降。

● 宫缩间隙期有利于产妇休息。

● 可能增大骨盆出口径线。

● 与其他体位相比不需要太多的屏气用力，而且能松弛骨盆底。

● 如果胎儿为OA位，可加速胎头下降，也可纠正其他胎位异常。

● 母体躯干上半部压迫宫底的机械作用可加速产程。

● 由于产妇被两个陪人抱着，自觉有安全感。

● 可能给接产者带来不便，他（她）们要趴在地上才能观察先露进展。

● 两个陪人都会很累，因为她（他）们要支撑产妇整个体重及保障产妇的安全。

● 如果胎头不均倾，效果可能不好。

（4）如下情况采用三人低蹲位：

● 第二产程停滞。

● 产妇关节问题，不能采用其他蹲位。

● 当产妇太累不能再蹲或再悬吊牵拉。

● 其他位置都已经尝试过。

● 浅度硬膜外镇痛的产妇如果使用这种体位，其方法是：产妇坐在床边，双腿分开、下垂，陪人①坐在床旁的转椅面朝向产妇，椅面略高于陪人①的膝部（大腿前部），陪人①双手扶住产妇臀部将其慢慢滑到自己的膝上，然后产妇抱着陪人的脖子，陪人①抱着产妇的腰，在陪人②的帮助下，把产妇从床上完全转移到陪人①的大腿上；陪人②站在陪人①后面，抓住产妇双手、紧握腕关节（后面的操作请参阅前述——宫缩及其间隙期如何应用这种体位）。

（5）如下情况不宜采用三人蹲位：

● 产妇觉得不能采用此体位或太痛。

● 缺乏够体力的人帮助或产妇太沉重。

● 缺乏第三者的帮助。

● 硬膜外镇痛较深，双腿无力。

仰卧位

仰卧

（1）应用时间：第一、第二产程。

（2）做法：产妇平卧，上身稍抬起（<45°）或平卧，双腿屈曲脚放在床上，或双手抱住大腿将其向肩的方向牵拉，或双腿挂在挂腿支架上（图9.24）。

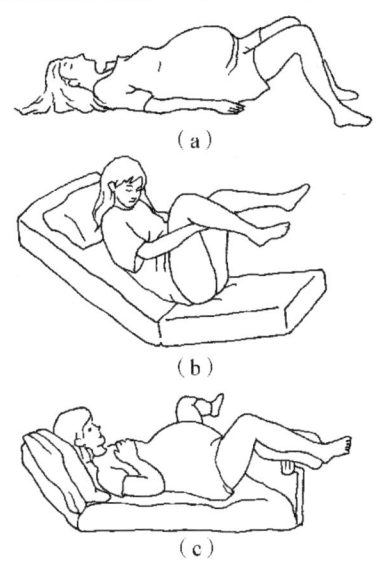

（a）

（b）

（c）

（a）仰卧双腿屈曲；（b）仰卧床头抬高；（c）仰卧双腿放在挂架上

图9.24

（3）仰卧位的作用：

● 加腹压时便于牵拉布带或床单（见后面拉绳作用说明）。

- 便于阴道检查。
- 如果需要时，便于阴道助产。
- 可能导致仰卧低血压，致胎儿缺氧。
- 由于此种体位缩短骨盆的径线可能导致头盆不称的假象，应经常变换其他体位予以纠正。
- 不利于胎头内回转（从OP位、OT位到OA位）。
- 需要产妇屏气对抗重力作用，产妇更辛苦。
- 使胎轴与骨盆轴角度不一致。
- 导致宫缩越频繁，越痛，效果却不如直立位。

（4）如下情况采用仰卧位：

- 需要医学干预而其他体位不方便。
- 准备采用牵引绳式分娩。

（5）如下情况不宜采用仰卧位：

- 不需要医学干预时。

牵引绳：

（1）应用时间：第二产程宫缩时（图9.25）。

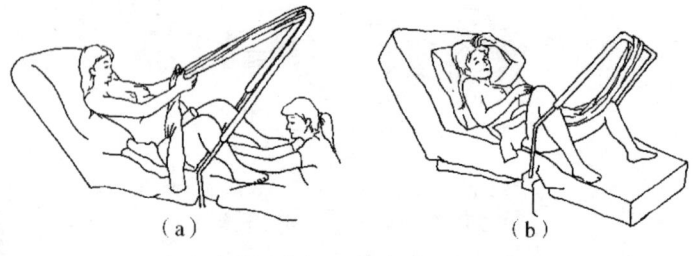

（a）宫缩时牵拉；　（b）宫缩间隙休息

图9.25　布条或床单牵拉

（2）做法：产妇平卧或躯干稍抬高与床成30°，双膝弯曲，脚平放在床上或一只脚踏在踏脚架上，床单或布的一端紧系在固定于产床的架子上，产妇抓住另一端，宫缩时用力牵拉向下屏气用力。值得注意的是此种方法产妇不必牵引自己坐起来，而且必须保持平卧，这样可以最大限度地利用杠杆原理发挥腹直肌的作用，有效地迫使先露下降。如果产妇用力牵引自身坐起，就会明显地影响腹直肌的作用，也就失去了牵引的意义，如果另一端不是固定在架子上，而是由人力牵拉，他（她）一定要抓紧，用力适度，宫缩结束后，产妇放松，躺下休息。

（3）牵引绳的作用：

● 产妇屏气用力更有效（尤其是硬膜外镇痛或其他原因产妇不会用力时）。

● 可能比其他的仰卧位更有利于屏气用力，但是必须警惕仰卧低血压引起胎儿缺氧、缩小骨盆径线妨碍胎头下降、内旋转及对抗重力等副作用。

（4）如下情况使用牵引绳：

● 产妇不能或不会加腹压，尤其硬膜外镇痛时。

● 某些医院的规定或习惯于此种体位，或产妇受限于仰卧位用力。

● 其他位置进展缓慢。

（5）如下情况不能使用牵引绳：

● 可以用其他体位时，尽量不用仰卧位。

● 胎心不稳定。

● 仰卧低血压。

跨张式膀胱截石位

（1）应用时间：第二产程。

（2）做法：产妇平卧，双膝、髋关节尽量屈曲，双腿外展，双手抱住双腿（产妇可自身完成或由每边一个助手协助完成）（图9.26）。

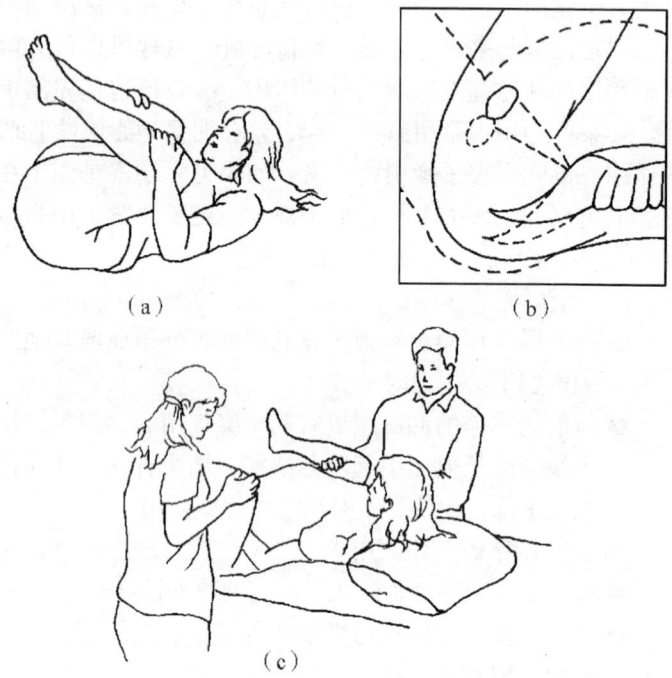

（a）跨张式膀胱截石位；（b）跨张式膀胱截石位（详细分
解）；（c）跨张式膀胱截石位（双人支撑双腿）

图9.26

（3）跨张式膀胱截石位作用：

● 可引起仰卧低血压，造成胎儿缺氧。

● 对抗重力作用。

● 产妇难受又很累。

● 改变胎轴与产道的角度。

● 当产妇在采用其他体位，胎头梗阻不能通过耻骨弓时，将产妇双腿及双膝尽量向上屈曲，使骶尾骨向后移动并拉平[9-10]，耻骨弓更移向产妇头端，增加了骨盆前后径，有利于胎头通过耻骨弓并继续下降（图9.26）。

特别警惕，如果产妇硬膜外镇痛时，双腿过度用力弯曲会损伤耻骨联合或骶髂关节，由于产妇下肢无知觉，不会感到疼痛，故采用此方法时切忌强制产妇双腿过度弯曲，以防严重的远期损伤[11]。

（4）如下情况采用跨张式膀胱截石位：

● 当采用重力作用体位或其他企图增大骨盆径线体位失败或产妇感觉疲劳，而胎头仍梗阻于耻骨弓上方时。

● 钳产或负压吸引产之前。

（5）如下情况不宜采用跨张式膀胱截石位：

● 还没有试用过其他任何体位之前不首先考虑使用此种体位。

第一、第二产程产妇活动

本节所描述产妇活动可能有以下作用：

● 有助于纠正异常胎位如胎头OP位、OT位或不均倾。

● 通过改变骨盆的形态和径线加速胎儿下降。

● 允许产妇自由改变体位以缓解宫缩痛，使产妇较为舒适地度过宫颈扩张期及胎儿顺利通过产道。

● 产妇积极参与体力活动，分散精力，缓解紧张情绪，也有利于胎儿（参阅第二章），产妇活动时如何观察宫缩及监护胎心请参阅第二章。

骨盆摆动（骨盆翘起）和其他骨盆活动

（1）应用时间：第一产程初期，如果需要，任何时间都可以。

（2）做法：产妇双膝及双手着地，类似于手膝卧位，腹肌收缩以及弓起背部，然后放松（图9.27）（类似于瑜伽中的猫-牛运动），在整个宫缩过程中当产妇感到背痛或疑OP位或其他胎位异常时缓慢而有节奏地摆动骨盆（图9.28）。

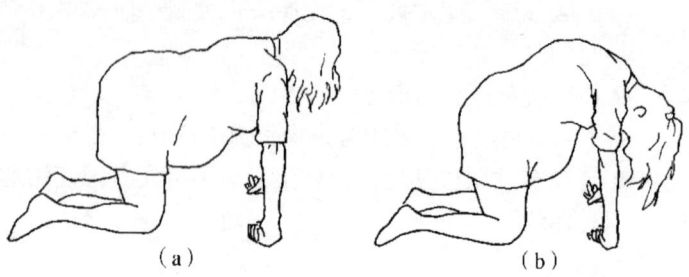

（a）　　　　　　　　　　　（b）

（a）骨盆摆动第一步背部放平；（b）骨盆摆动第二步背部弯曲臀部下沉

图9.27

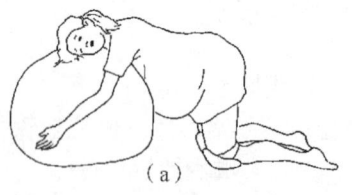
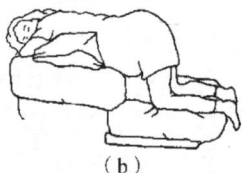

（a）　　　　　　　　　（b）

（a）趴在分娩球上；（b）趴在床上

图9.28　支撑式骨盆摆动

如果产妇手不能承受自身的体重，可以用一些物体支撑，如布袋、椅子、分娩球、产床等。

其他活动骨盆的方法如摆臀对分娩也有帮助，分娩球可协助产妇上身上、下、左、右旋转及自由活动。

（3）为何活动骨盆会有帮助：如果产妇采用手膝位，重力能促使胎头由OP位旋转成OA位，活动骨盆可驱动胎头旋转成OA位[3-4, 7]或纠正不均倾位，这种体位及其活动可以缓解背痛，可能是这种做法能减轻胎头枕骨对产妇骶髂关节的压迫，因此很多产妇在严重背痛时只采用这种体位。

（4）优点：

● 重力加上活动可以改变骨盆腔内胎头的位置，促进内回转。

● 缓解背痛。

● 如果开始误诊为OP位，此种运动也不会使胎头转成正OP位。

（5）缺点：

● 产妇膝关节酸痛（可用垫子或护膝）。

● 固定胎监的腰带会滑落，需要助手或陪人握住探头（图2.6）或采用间隙性胎心监护，有一些胎监，在探头与腰带之间塞进毛巾（图2.7）可以将探头固定在产妇腹壁上不至于滑落。

弓箭步

（1）应用时间：第一产程早期，病人要求时，第二产程或者产程进展缓慢或停滞都可采用。

（2）做法：将椅子固定牢靠，产妇站在椅旁，身体侧向椅子，一只脚踏在椅子上与之成90°，另一只脚承受体重，调整脚、膝及身体呈适当的角度后，每一次宫缩时，节律性将身体向踏在椅子上的腿这一侧摆动→复位→再摆动［图9.29（a）］。重复摆动数阵宫缩后，产妇可能会感觉双大腿内侧紧张、疲劳，但如果还能坚持，可增加摆动的幅度，双腿可交替使用，陪人应该帮助保持平衡。此动作也可在床垫上做［图9.29（b）］。

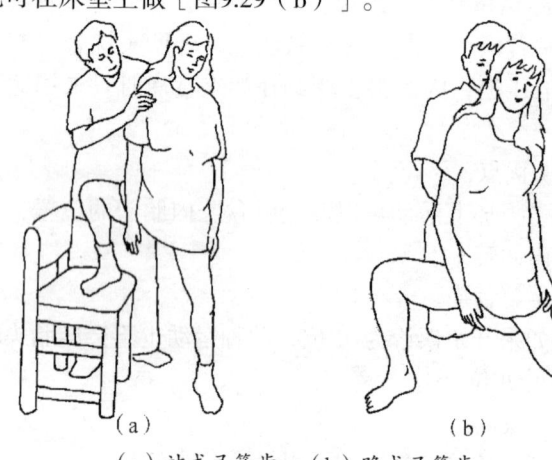

（a）站式弓箭步；（b）跪式弓箭步

图9.29

（3）如何选择方向：如果胎儿呈OP位，产妇应当朝向胎儿枕骨方向采用弓箭步（如胎头是LOP位，产妇朝向左侧弓箭步），此时产妇可能会感觉轻松些。

有时，虽然不能确定胎儿是OP位，产妇也未觉腰背痛，而活跃期进展缓慢时，采用这种体位也是有帮助的，因为它可以改变骨盆形态，纠正轻度胎位异常，此过程中，产妇可以交替试抬两条腿，如果发现抬高一侧比另一侧舒适，舒适的这侧很可能就为胎儿扩大了骨盆的空间，有利于OP位转成OA位的一侧。

（4）为什么这种体位有帮助：抬高的股骨在髋关节上起到一个杠杆作用，使坐骨向外翘起，对OP位枕骨这一侧胎头旋转提供更大空间，因而有利于胎头内回转及不均倾位的矫正，同时也有向下的重力作用。

（5）优点：

● 有利于胎头内回转。

● 缓解腰背痛。

● 允许陪人提供体力及心理支持。

（6）缺点：

● 必须有他人（陪人、导乐或伴侣）帮助以保持身体平衡。

● 如果产妇腿或关节（膝、髋）有问题，不能做此动作。

步行或爬楼梯

（1）应用时间：第一产程早期或如果必要时第二产程也可。

（2）做法：产妇步行或爬楼梯（图9.30），如果可能，宫缩时爬，如果不可能，产妇可以靠着陪人或扶着扶手或栏杆，如果爬每一级时能将腿分得更开，实际上她就同时完成了摆腿和爬梯两个动作；如果面向扶手爬时，一次可以爬1～2级。上述两种方法可以交替进行。

（3）为什么步行或爬梯有帮助呢？每爬一级楼梯可使骨盆关节轻微地、重复地协同活动，能促使胎头内旋转及下降，同时也有重力的作用。

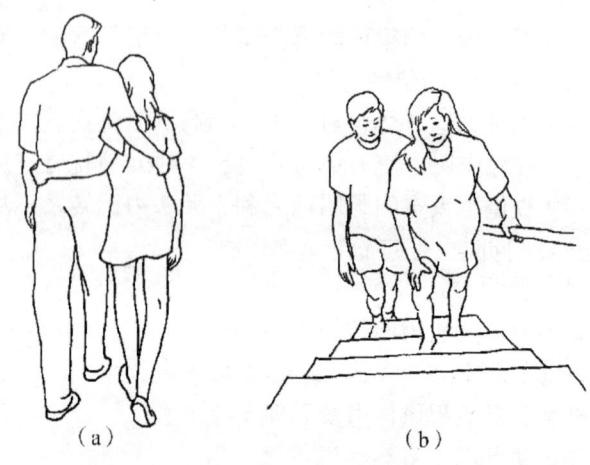

（a）步行；（b）爬楼梯

图9.30

（4）优点：

● 促使胎头内回转。

● 可以提高士气，特别是产妇感觉良好时。

（5）缺点：

● 可能使产妇疲倦。

● 楼梯位置使产妇感觉不方便。

慢步跳舞

（1）应用时间：第一产程初，如果有要求的话第二产程也可行。

（2）做法：产妇站立面向陪人并靠在陪人身上，然后缓慢地摆动身体。具体做法是陪人抱住产妇并且搂住她的下腰，让她的两手放松下垂或者拇指抓（钩）住陪人的衣（裤）口袋或腰带，把头靠在陪人的肩上或胸前，陪人保持直立，因为如果倾斜时间太长可能引起背痛，他们可以随着优美的音乐节奏摆动。产妇随着有节奏的舞蹈动作呼吸，这是一种维持站立位最轻松的动作，因为产妇被人扶持着（图9.31），宫缩间隙时，他们仍然可以一起行走或跳舞，或者坐下休息片刻等到下一次宫缩。

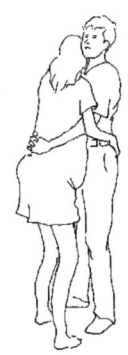

图9.31
慢步跳舞

（3）慢步跳舞的帮助和作用：

随着产妇舞动，骨盆的关节在轻微地重复地移动，这样可促进胎头旋转及下降，直立的体位同时也存在重力作用。

（4）优点：

● 陪人或伴侣拥抱支持可缓解产妇紧张情绪和减少儿茶酚胺的分泌，从而加强子宫收缩力。

● 丈夫比任何人都了解和爱护妻子，他的支持无人可替代，有时丈夫很想助一臂之力又觉得不知所措，此时他会很高兴。

● 有节奏地运动较舒适，可使躯干及骨盆肌肉松弛。

● 便于按摩产妇下腰，可缓解腰背痛。

● 可以在床旁做，因而可同时监护胎心，静脉输液。

● 是替代步行的好方法。

（5）缺点：

● 必须有相互友好的人陪伴才能慢步跳舞。

● 如果两人之间高矮相差太悬殊，会给跳舞带来困难或不便。

● 如果产妇能趴在床上、椅子上、分娩球上或产床上摆动，也同样可以获得慢步跳舞的效果，同时她也

第
九
章

可趴靠在柜台边或墙上摆动。

抚摸腹部

（1）应用时间：第一产程或第二产程。

（2）做法：产妇手膝卧位，陪护或伴侣站在胎头枕骨对侧产妇旁边（如果不知道胎头的位置，这个动作就不要做），一只手放在胎头枕骨侧的腹壁，稳健有力地顺着腹壁由对侧向同侧抚摸使胎儿枕骨向前旋转，例如，胎儿为ROP位，助手站在母体左侧，一只手放在产妇右下腹并向左侧抚摸至腹中线为止（图9.32），宫缩间隙时有节奏地抚摸而且稳定有力地将腹部轻轻托起，此时产妇感觉非常舒适。

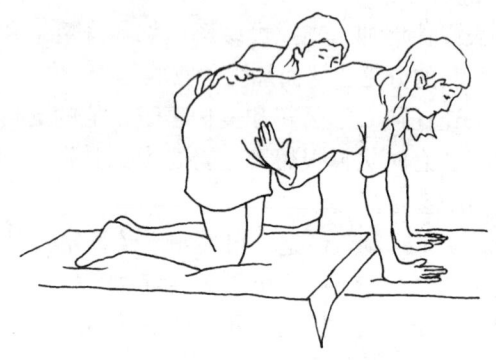

图9.32　ROP位腹部抚摸

（3）为何抚摸腹部有帮助：如果确诊胎头为OP（LOP、ROP）位，抚摸腹部有助于OP位旋转成OA位，需要胎儿旋转时，重力及抚摸可增加旋转的概率[3]。

（4）如下情况采用：

● 胎儿确系OP位，枕骨的朝向清晰。

● 临产前或宫缩间隙时，胎头尚未衔接时效果更好。

（5）如下情况不宜采用：

● 胎方位不明确。

● 产妇不能采用手膝卧位。

托起腹部

（1）应用时间：第一产程早期，如果必要第二产程也可。

（2）做法：产妇直立，宫缩时，双手手指交叉相握放在下腹并将腹部向上向内托起，与此同时，膝关节稍屈曲使骨盆稍倾斜[12]，直至本次宫缩结束［图9.33（a）］。如果陪人在后面将布带或浴巾（1.5～1.8 m长，46 cm宽或更多）兜住产妇下腹部并往上牵拉，托起下腹部则更有效［图9.33（b）］。

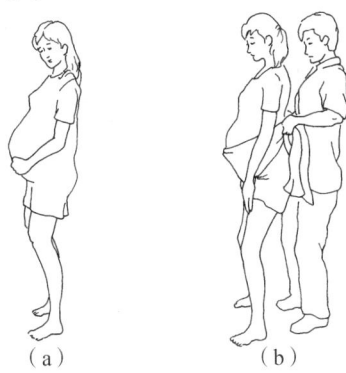

（a）　　　　　　　　（b）

（a）腹部托起；（b）用浴巾提起腹部

图9.33

（3）必须注意：在极少数情况下，当脐带正位于子宫前壁，腹带可能会压迫脐带，此时会觉胎动频繁，腹带应马上取下，同时应告知产妇；在产程早期，如果产妇想做此动作，必须有护士或助产士在场，当感到胎动频繁应该马上停止，与此同时，应该定期监测胎心，发现胎心减速也应该停止。

（4）为什么托起腹部有作用：托起腹部能使胎儿长轴与骨盆入口一致，有利于胎头入盆及发挥宫缩的效果。托起腹部对下列产妇特别有作用：

● OP位产妇腰背痛。

● 脊椎前凸。

● 悬垂腹。

● 腰部较短（髂嵴至肋下缘距离）。

● 腰骶部受伤者。

（5）优点：

● 缓解腰背痛。

● 重力向下作用。

● 产程中各阶段都适用（从产程开始至第二产程）。

● 可加速产程（尤其是悬垂腹的经产妇）

（6）缺点：

● 如果产妇单独做时间太长会很疲劳。

● 有时产程突然加速可能来不及消毒接生，因此，除非已经做好接生的一切准备，否则，在宫缩强的时候不要托起腹部。

用长毛巾或披巾震动腹部

这些方法主要是用一根1.5～1.8 m长的披巾或浴巾震动腹部，拉丁美洲传统的助产士广泛用于孕期或产程早期[13]，或分娩过程中纠正异常胎位。

（1）方法：

●产妇向前趴，双手及膝着地，跪在分娩球上或站立趴伏在升高的床上或柜台上。

● 将布折成30～46 cm宽包绕产妇腹中部，中点位于腹正中，两端在背后。

● 助产士或护理员双腿叉开站在产妇后方（图9.34），双手抓住布的两端使之与产妇躯干垂直。

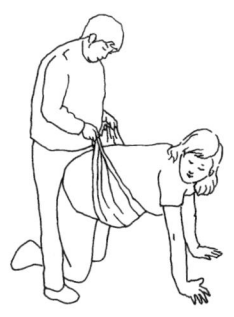

图9.34　用浴巾抖动和急拉腹部

● 同时牵拉两端使腹部稍向背的方向抬起，此时产妇会感到很舒服。

● 宫缩或宫缩间隙（或产妇需要的时候），护理员可以轻轻地有节奏地交替拉动布带的两端使腹部震动。

● 有时（大约每拉动10次后）可以稍用力牵拉一端，然后再拉另一端（但不要引起疼痛）。

● 如果已知胎头为ROP位，应当拉动左侧端，如果为LOP位则相反，如果未知胎方位，则轮流牵拉。

● 30~45 min正好产妇还能耐受的时候，胎头可能已经转成理想的位置。

（2）注意：

不常规推荐导乐或伴侣操作，除非有医生或助产士指导和帮助，并且需定期监测胎心，肯定胎儿能够耐受这种操作。

当产妇和护理员都感到疲倦时，可以由其他人替换或改用其他方法。

尚无这种技巧的研究报道，仅仅是成功的个案，但未发现副作用。

骨盆按压

（1）应用时间：第二产程。

（2）做法：产妇站立，丈夫、导乐、护理员或朋友，其中两人站在产妇后面或两侧，宫缩时两人同时稳定地向对侧按压双侧髂嵴（图9.35），使骨盆上部稍变窄；骶髂关节松动，增宽中骨盆及出口横径，压迫髂嵴的同时，产妇下蹲[4-5]，可以最大限度地增加骨盆腔内径，3~4次宫缩就可发现胎头转正并下降。

（3）作用：压迫骨盆是第二产程中增宽中骨盆及坐骨结节间径的一种技巧，因而有利于胎头内回转和下降，尤其在胎头位置不正或出口稍狭窄时。

（4）什么情况下采用骨盆按压：

● 第二产程胎头下降延缓或产瘤形成（由于头位不正或头盆不称所致）。

● 第二产程中产妇觉严重腰背痛。

● 第二产程产妇不能下蹲。

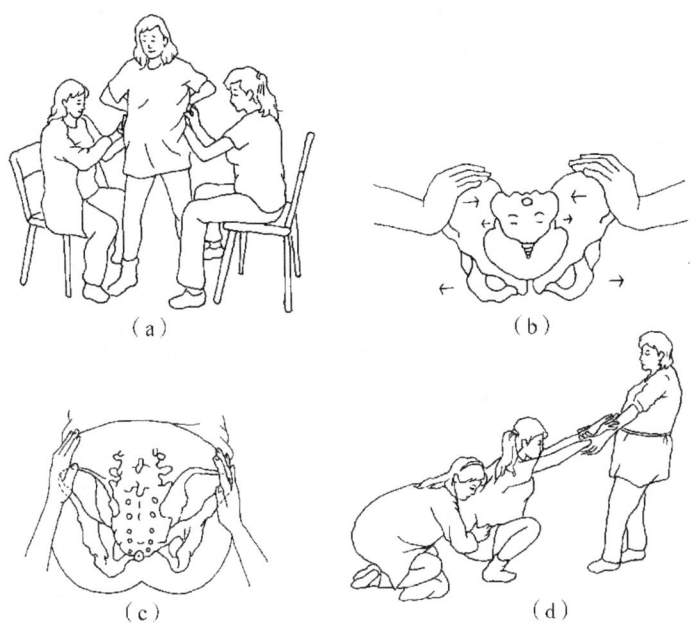

（a）骨盆按压部位；（b）骨盆按压（前面观）；（c）骨盆按压（后面观）；（d）产妇蹲式骨盆按压

图9.35

（5）什么情况下不宜采用骨盆按压：当压迫骨盆引起产妇骨关节严重疼痛时，她很可能有关节炎或外伤史，产妇硬膜外镇痛，对压迫所致骨关节损伤失去知觉，会导致误诊（图9.35）。

其他节律性活动

（1）应用时间：第一、第二产程。

（2）做法：产妇靠在摇椅上或分娩球上，很自然地有节奏地摇晃身体［图9.36（a）、图9.36（b）］或站着扶在分娩球（球放在床上）或柜台上，节律性地摆动身体［图9.36（c）、图9.36（d）］，另外还有一些产妇发现由他人或自己有节奏地敲打小腿或头部，或敲打丈夫的手臂，或者敲打一件物体均可减轻疼痛，呻吟或自言自语也有一定

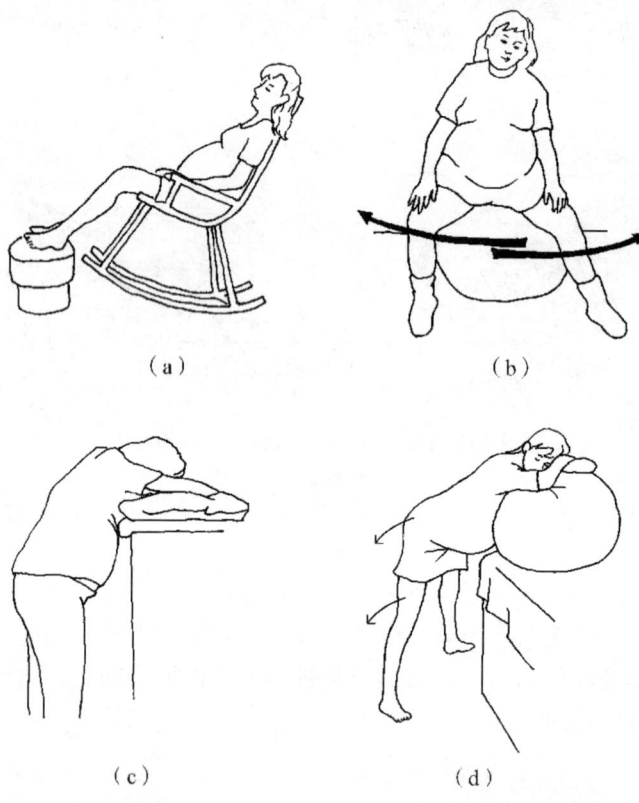

（a）

（b）

（c）

（d）

（a）坐在摇椅上摇动；（b）坐在分娩球上左右舞动；（c）趴在台面上摇动；（d）站立趴在分娩球上摆动

图9.36

帮助，这些方法都是产妇的一些本能。如果产程进展缓慢产妇又不愿自主活动时，护理员可建议和指导她们。

（3）节律性活动的作用：

● 使产妇镇定。

● 可能改变头盆关系促进产程进展。

● 能够自主活动的产妇，说明对分娩的耐受性较好。

参 考 文 献

[1] Simkin P, O'Hara M.（2002）. Nonpharmacologic relief of pain during labor: Systematic reviews of five methods. Am J Obstet Gynecol 186: S131–S159.

[2] Lawrence A, Lewis L, Hofmeyr G, Dowswell T, Styles C.（2009）. Maternal positions and mobility during first stage labour. Cochrane Database Syst Rev（2）: CD003934.

[3] Andrews C, Andrews E.（1983）. Nursing, maternal postures, and fetal position. Nurs Res 32（6）: 336–341.

[4] Hunter S, Hofmeyr G, Kulier R.（2007）. Hands and knees posture in late pregnancy or labour for fetal malposition（lateral or posterior）. Cochrane Database Syst Rev（4）: CD001063.

[5] Sutton J.（2001）. Let Birth Be Born Again: Rediscovering and Reclaiming Our Midwifery Heritage. Bedfont, Middlesex, UK, Birth Concepts.

[6] Fenwick L, Simkin P.（1987）. Maternal positioning to prevent or alleviate dystocia in labor. Clin Obstet Gynecol 30（1）: 83–89.

[7] Stremler R, Hodnett E, Petryshen P, Stevens B, Weston J, Willan A.（2005）. Randomized controlled trial of hands and knees

positioning for occipitoposterior position in labor. Birth 32: 243–251.

[8] El Halta V. (1995). Posterior labor: A pain m the back. Midwif Today 36: 19–21.

[9] Gherman R, Tramont J, Muffley P, Goodwin T. (2000). Analysis of McRoberts' maneuver by xray pelvimetry. Obstet Gynecol 95: 43–47.

[10] Henderson C, MacDonald S. (2004). Mayes' Midwifery, 13th edition. Oxford, Balliere Tindall.

[11] Health T, Gherman R. (1999). Symphyseal separation, sacroiliac joint dislocation transient lateral femoral cutaneous neuropathy associated with McRoberts' maneuver. A case report. J Reprod Med 44 (10): 902–903.

[12] King JM. (1993). Back Labor No More!!! Dallas, Plenary System.

[13] Trueba G. (2001). Comfort Measures for Childbirth: The Rebozo Way (DVD). Guadelupe Trueba (gtrueba@prodigy.net.mx).

[14] Davis E. (2004). Heart and Hands: A Caregiver's Guide to Pregnancy and Birth, 4th edition. Berkeley, Celestial Arts.

[15] Gaskin I. (2003). Ina May's Guide to Childbirth. New York, Bantam Books.

第
九
章

第十章 产程处理技术汇总二：舒适措施

产程进展缓慢的一般舒适原则

非药物性身体舒适措施

热敷

冷敷

水疗

抚触及按摩

指压

针灸

导乐、护士及助产士的持续分娩支持

心理舒缓措施

评估产妇的心理状态

减轻骶骨疼痛的方法和技巧

骶骨按压

双髋挤压

膝部按压

Cook's按压方法一：坐骨结节（IT）按压

Cook's按压方法二：阴唇周围按摩

冷敷和热敷

水疗

运动

分娩球

经皮电神经刺激（TENS）

无菌水注射缓解腰背痛

呼吸和呻吟放松及掌控

产程中简单的节奏呼吸指导

第二产程屏气用力的方法

自发屏气用力

自我诱导用力

指导下用力

结论

参考文献

缓解产痛的非药物性方法（参照第二章和第八章促进产程进展的一般方法）。

难产时，除了促进产程进展外还有另外的重要目标，即协助产妇将疼痛控制在可忍受范围内，如果可能，尽量不干扰其自由活动。可通过本章描述的非药物缓解疼痛的方法可获得满意的效果。

我们认为，对难产病例适时采用硬膜外镇痛的优势是：缓解疼痛，协助筋疲力尽的（衰竭的）产妇睡眠，以及缓解由于难产所致的极端恐惧、焦虑的产妇可能产生一种"心-身分裂"状态。我们期望本书能有助于预防产程停滞及难产。而良好的母婴结局则需要掌握渊博的缓解疼痛和产科干预知识。

产程进展缓慢的一般舒适原则

以下是产程进展缓慢时使产妇舒适的基本原则：

● 频繁改变体位（产程进展缓慢时20～30 min 1次）可以缩短产程并显著减轻产妇疼痛。具体体位参阅第九章的介绍。而当产程进展良好，胎儿能耐受宫缩时，无须改变体位。

● 节律性运动能减轻疼痛和缓解焦虑。更多关于运动有利于分娩的原理以及特殊运动方式的内容参阅第九章。运动过程中胎心监测方法则参阅第二章。

● 本章所介绍的按压技术能减轻背部疼痛。

● 本章所介绍的冷、热敷疗法能减轻各种疼痛。

● 本章所介绍的水疗可显著减轻大部分产妇的肌肉紧张、疼痛，以及焦虑。身体浸入温水中的浮力（降低重力对产妇的作用而不影响胎儿），分布于身体浸入水中部分的静水压，加上水的温暖效果常能缓解疼痛，并且加快活跃期进展。

● 放松、自然节律呼吸、呻吟以及屏气用力使很多产妇感觉已经掌握了控制疼痛方法，这样有助于她们度过漫长而令人不安的分娩期。

● 经验丰富的导乐或者分娩支持人员为产妇或产妇夫妇提供持续的情感支持、身体舒适措施、非临床建议，以及协助他们获取信息。导乐使用日益增多，特别在北美地区和其他很多国家，已经有了导乐带来益处的科学依据[1]。与采用常规处理包括频繁干预和剖宫产的机构相比[1-2]，那些以维持正常产程和尽少干预为原则的分娩场所中，导乐和护理人员有着更积极的影响。参阅持续分娩支持和导乐护理。

第十章

非药物性身体舒适措施

热敷

如何实施

● 用湿热毛巾、加热垫、加热硅胶袋或者热米袋等（图10.1）热敷下腹部、腹股沟、大腿、腰骶部、肩部或者会阴部。

● 直接温水淋浴产妇肩部、腹部、腰骶部，或建议其身体浸入温水中（参阅本章水疗）。

● 热毯包裹整个身体。

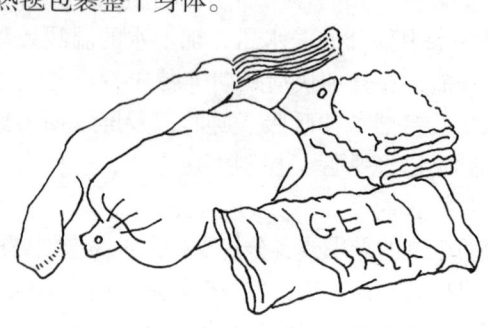

图10.1 热敷用具

热敷的作用

热敷能提高局部皮肤的温度，以及促进血液循环和组织代谢。并能缓解肌肉痉挛和提高痛阈[3-4]。热敷也能降低"战斗–逃跑"应激反应（以颤抖和鸡皮疙瘩为表现）[4-5]。局部热敷或者热毯包裹能使产妇平静。对于"战斗–逃跑"反应引起的皮肤敏感和疼痛的产妇，热敷可提高她们接受按摩的耐受程度。

注意：用微波炉加热的大米填充袋在各百货商店有售。产妇也可自行制作：于长筒袜内填充0.68 kg干燥生米，袜子顶端开口处缝合或者打结封闭。置微波炉设置高温3～5 min或者置68 ℃烤箱的陶瓷盘内加热10 min均可提供长达30 min的温热效果。米中添加薰衣草的种子或者花能产生怡人芳香。米袋可以重复加热后用于同一产妇，但不宜用于他人。

警示：如果在加热食物的微波炉内重复加热米袋，应注意避免产妇体液污染微波炉。可将米袋置入玻璃或者塑料容器内加热，如有问题咨询感染控制部门。米袋也可冰冻后作为冰袋使用。

进一步警示：热敷温度不宜过高。产妇对温度的感觉可能发生变化，甚至对于导致烫伤的过热表现无反应。必要时在热敷物外包裹一到两层毛巾或者一次性床垫以确保不至于太热。护理人员应先在自己肢体内侧测试温度以保证在耐受范围内。

特别提醒硬膜外分娩镇痛产妇提供热敷时应注意：

● 硬膜外分娩镇痛有改变体温调节的副作用（宫缩产热和散热的不平衡），导致产妇体温升高，并影响胎儿[6]。如果产妇体温升高，覆盖热毯可能会进一步升高体温。

● 对于硬膜外分娩镇痛缺乏感觉的产妇，请勿在麻醉阻滞区域热敷（即使自诉该区域疼痛），以免引起烫伤。

何时使用热敷

● 产妇自诉或示意某处疼痛时。

- 产妇自诉或者有焦虑、肌肉紧张的征象时。
- 产妇自觉寒冷时。
- 第二产程，会阴周围热敷促进盆底肌肉放松并减轻疼痛。

何时不应使用热敷

- 当产妇自觉过热不适或有发热。
- 工作人员担心热敷的潜在损伤。

冷敷

如何实施

- 使用冰袋、冷冻胶袋、米袋、填充冰块的乳胶手套、冷冻湿毛巾、软饮料罐、装冷水的塑料瓶或者其他冷的物体冷敷腰骶部或会阴（图10.2）。
- 腰骶部采用腰带式的冷冻胶袋（运动医学商店有售），方便产妇活动或行走［图10.2（c）］。
- 使用湿冷毛巾擦拭产妇出汗的部位如脸、手掌或手臂。
- 第二产程于肛门处放置冷冻胶袋或冷水塑料瓶缓解痔疮疼痛。

警示：通常应在冷敷物和产妇皮肤之间放置一到两层布或一次性床垫，以避免直接冷敷所致的突然不适，使产妇有一个从凉爽到冰冷的逐渐适应过程。

冷敷的作用

冷敷对于肌肉骨骼和关节疼痛尤其有用。寒冷可减轻肌肉痉挛（较热的作用更持久），能通过降低组织温度来降低局部感觉，减慢疼痛以及其他感觉神经元信号传导（常见为寒冷造成的麻木感）。寒冷也可减轻肿胀和冷却

第十章

皮肤[4-5, 7]。

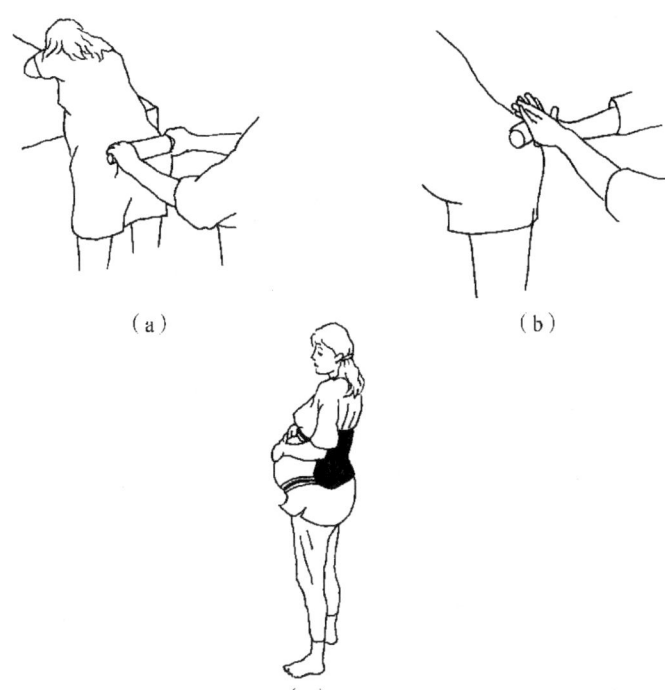

　　（a）滚动式冷敷；　（b）用结冰的汽水罐滚动冷敷；
（c）腰带式冷敷

图10.2

何时使用冷敷

● 产程中产妇诉腰骶部疼痛时。

● 产程中，产妇感觉过热、出汗或者有发热时。

● 痔疮导致明显疼痛时。

● 产后冷敷会阴部减轻肿胀和缓解缝合后疼痛。

第十章

何时不应使用冷敷

● 产妇已经感觉寒冷，此时应先热敷。
● 传统文化认为冷敷对产时或产后身体健康有害时，应询问产妇是否选择冷敷、热敷或都不选用。
● 产妇诉冷敷无效或令人反感时。
● 硬膜外分娩镇痛的产妇，不要在麻醉阻滞范围内的区域放置冰袋，否则可能损伤皮肤。

水疗

如何进行水疗

淋浴：淋浴时，产妇站立或坐着（图10.3），调至适宜水温，水直接喷淋在产妇想喷淋的部位（腹部或背部）。手持式淋浴头比固定式更灵活。

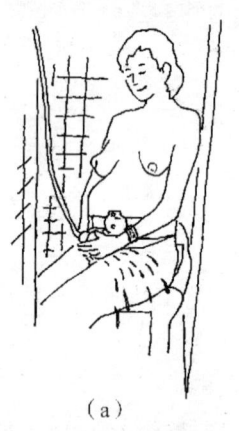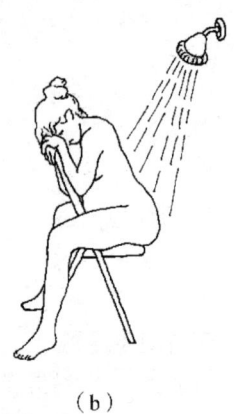

（a） （b）

（a）腹部淋浴（遥控胎监）； （b）背部淋浴

图10.3 水疗

第十章

池浴：浴池装入高位温热水，孕妇坐、跪或斜靠其中，浴池应当有足够空间使产妇能变换不同体位，甚至可以容纳伴侣（图10.4）。

注意事项：沐浴水温不应超过37.5℃，因为高温将有可能使产妇体温升高并引起胎儿心动过速[8]。

为确保达到沐浴的最佳效果，产妇在沐浴1.5 h左右后应停止，并在30 min左右再继续[2, 8-9]。

水疗的作用

水疗（淋浴或盆浴）可以显著缓解产妇的肌肉紧张、疼痛和焦虑。

水疗的效果可以概括如下：盆浴的浮力和温暖感可立刻减轻疼痛，使产妇放松，减少儿茶酚胺的释放，增加催产素的分泌，并加快活跃期进展。而这些作用的效果取决于多种可变因素，如水的深度和温度，盆浴持续的时间，入浴池时宫颈扩张程度，产妇的文化认知及心理因素。为达到最佳效果，水位应与肩同高并且水温与体温一致，产妇应等待至活跃期再盆浴，并在水中浸泡1 ~ 1.5 h。

产妇为何需要定时停止水浴

产妇身体进入深水时，其体液平衡状态会改变。身体浸入水中部分的静水压力随水的深度而增加，使组织液渗入血管内[8]，从而增加产妇血容量，尤其是回心血量，这将引发体液调节激素ANF（心房利钠激素）的逐步释放。ANF抑制垂体后叶的功能，包括抗利尿激素（另一种体液调节激素）和催产素的分泌[8]。而催产素的减少将导致产程进展缓慢。因此，为逆转这一效应，沐浴1 ~ 1.5 h后应停止30 min。

第十章

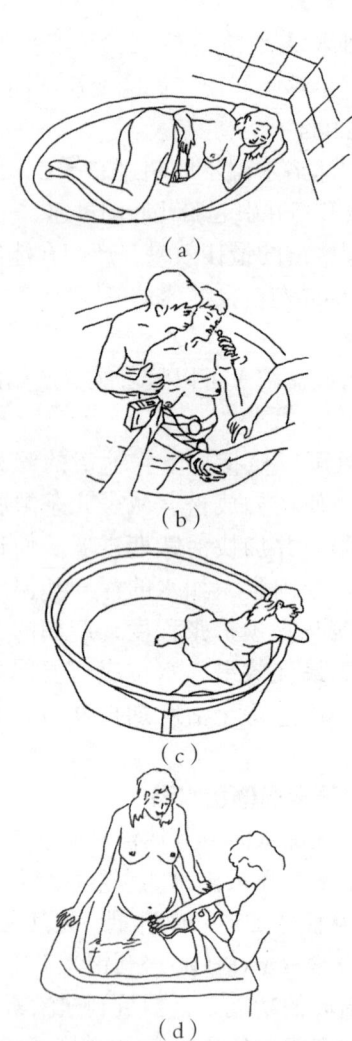

（a）

（b）

（c）

（d）

（a）侧卧无线胎监；（b）坐位手持遥测装
置；（c）跪在浴池内；（d）出水后胎监

图10.4

水疗时如何监测胎儿情况

水疗时可以借助手提式多普勒专用水下的型号。如无条件，必要时可以让产妇把腹部抬起高出水面或者暂时离开水浴，进行间断性监测［图10.4（d）］。在一些医院，将遥测装置置于水浴外，仍可使用旧式有线电子胎心监护仪和超声传感器（腰带监测仪）进行水下持续监测［如图10.4（b）］。这些仪器有高防水性，并且由电池供电的遥感装置在低电压下即可运行，许多医院认为这一监测装置对于产妇和胎儿是安全的。传感器也可用防水手套或长塑料袋包裹（这些包裹物主要用于保护仪器而非产妇）。

注意事项：在进行监测前，请联系医院生物医学工程部门，确保使用的水下特定设备安全且无潜在损坏。

最新的无线遥控防水胎心监护仪和超声探头可以在淋浴或盆浴中进行持续监测。这些独立、无线的设备，可通过束带系于母体腹部，如图10.3（a）和图10.4（a）所示。其对产妇休息、沐浴或活动仅产生较小的干扰。

何时用水疗

● 可用于妊娠期高血压疾病的卧床孕产妇[11]。

淋浴：用于第一产程的任何时期或者第二产程早期。

盆浴：用于活跃期（一种情况例外，详见后述）。因为在活跃期以前盆浴常会减慢宫缩[8]，有人建议盆浴用于抑制早产宫缩或消耗产妇体力的假宫缩，从而使产妇得到暂时休息。宫口开5 cm之前入水会延长产程而需应用大剂量的缩宫素[12]。美国水中分娩专家Barbara Harper建议不需严格限制入水时间为宫口开5 cm，而应把决定权交给产妇。当产妇在水中产程进展缓慢时，可以先离水，直至产程恢复正常。这种情况可能发生在宫口开5 cm以前，也可发生在之后[13]。

● 早产、先兆临产或潜伏期浸入深水中可因前述的机制而致宫缩暂停。早产或消耗长时间的假临产采用盆浴是可行的；其他情况盆浴则不可取，因为会抑制早期产程进展。等待至活跃期再入水则可加速宫口扩张和减轻疼痛。

何时不使用水疗

（1）淋浴：

● 由于药物或其他原因所致的产妇平衡能力差或站立不稳。

● 由于医学禁忌证需要卧床时。

（2）盆浴或池浴：

● 活跃期以前（除非需要减慢产程或暂停宫缩）。

● 有禁忌证如出血或者胎儿窘迫。

● 胎儿即将娩出（除非产妇或工作人员计划行水中分娩）。

● 产妇已接受药物或者硬膜外镇痛。

活跃期水疗的作用

最近的一项随机对照试验的荟萃分析比较了第一产程盆浴与非盆浴的结果显示：产程中盆浴者硬膜外镇痛使用率及主诉疼痛情况均减少。而助产率、5 min Apgar评分低于7分、新生儿重症监护室入住率及新生儿感染率均无差异[9]。另一项在难产病例中随机对照试验显示，盆浴能减少人工破膜和缩宫素使用率[14]。水中分娩比产时水浴争议更多，都有着强烈的支持者和反对者。水中分娩的随机对照试验较少[9]，需要更多的科学评估来解决这些争议。

淋浴尚无系统研究，但是临床经验表明能使产妇放松及明显减轻疼痛。

抚触及按摩

如何实施

各种形式的抚触，包括轻拍或按摩产妇的肩部或手掌，轻抚其脸颊或头皮，即使很简单的动作，都能够传递给产妇一种关怀、安慰、理解或非言语支持。抚触要根据产妇自身的文化背景进行操作，特别是由非家庭成员如亲密朋友或其他人进行操作时。产妇的舒适程度亦有个体差异。所以护理者需要灵活进行，征得同意，观察产妇需要舒适抚触的征象（如向护理者伸手，临床操作后对轻拍的积极反应）。护理者也并非总是感觉给予产妇抚触时是舒适的，如果感觉不舒服，应该停止抚触。

产程中按摩是一种旨在促进产妇放松及减轻疼痛的真正的抚触[3]。它可针对身体某一特定部位，如手、足、头皮、肩或背，可以斟酌采用轻或重的抚摸、揉捏或持续按压，包括用手或者各种按摩设备，用或者不用按摩油、乳液或者爽身粉。

简单的肩、背、手和脚的按摩方法参阅第九章。

何时进行抚触或按摩

● 产妇看起来紧张、害怕或焦虑。
● 产妇描述某个部位疼痛（如背部、大腿、腹部）。
● 产妇手臂、小腿、脚疼痛或过度用力后劳累时。
● 护理者想表达同情或者安慰时。

何时不应进行抚触及按摩

● 护理者感觉不舒服或不擅长。

● 产妇不想接受或无效果。

● 与产妇文化背景冲突时。

抚触及按摩效果

一项 "安慰性抚触"与"常规护理"对照试验发现接受安慰性抚触产妇较少表现出焦虑，并且血压也得到改善[15]。两项陪伴者按摩试验表明，产程中陪伴者按摩产妇数次，每次20~30 min，结果发现按摩组比对照组表现的疼痛、焦虑更少，而分娩满意度更高[16-17]。第四项试验采用疼痛量表评估产痛，一组产妇采用常规护理加第一产程三次按摩，另一类似组仅予以常规护理，结果发现按摩组在宫口开至7 cm以前疼痛更轻，而7 cm时两者疼痛程度相当[18]。

肩背部及手脚简单按摩

产程中产妇喜欢肩背部或手脚进行一次或多次简单按摩（1~3 min），这样能使其感觉平静，从而得到短暂的舒适和休息。

（1）遵循以下的基本原则：

● 征询产妇许可，并向其描述即将进行的按摩。

● 确保双手干净、温暖，从而使产妇感觉舒适。

● 使用无气味按摩油。喷少许油在手心，然后快速摩擦使双手变暖。

● 一旦开始按摩，切勿随便拿开双手。因为按摩者拿开手时，产妇会觉得按摩的放松感不稳定。

（2）肩部轻微按摩的三部分：

何时进行：

● 产程中任何时间，只要产妇紧张即可使用——宫缩期或宫缩间隙期均可使用。

何时不进行：

● 产妇不想被抚触或不喜欢按摩。

如何进行：产妇采取坐位，或向前斜靠，头部枕在手臂或枕头上休息。操作者站立在产妇后方进行。

第一部分：将双手放置在近颈部的双肩位置。从颈部向肩部抚摸，再从肩部到上臂。揉捏几次上臂（让产妇告知抚摸和揉捏的力度），然后再按回到颈部。重复以上动作3～4次。

第二部分：双手握持双肩上部，按照产妇喜欢的力度（询问产妇以获得反馈信息），揉捏或挤压然后松开，持续1～2 min。

第三部分：使用一只手中间的三个手指，在肩部上方或者脊柱小范围内做简单的深度环形按摩。每个部位按摩15～30 s，然后转移到下一个部位。产妇将告知其最需要按摩的部位。

腰骶部"交叉"按摩（图10.5）

（1）宫缩期或者宫缩间隙期的任何时候都可以进行按摩。

（2）做法：产妇趴在床上、地上或趴在分娩球或其他物体上（如果趴在床上，需调整床的高度便于操作者接触到产妇背部）。因双膝会很快疼痛，所以最好戴上护膝或跪在软垫上（使用泡沫垫效果也很好）。按摩者站在产妇一侧，双手置于肋缘下腰背最细的部位，左手放在对侧，手指朝下，右手放在同侧，手指朝上，双手指腹交叉由腹部向背部按摩腰背部，用力均衡适度。多次重复直至产妇满意。

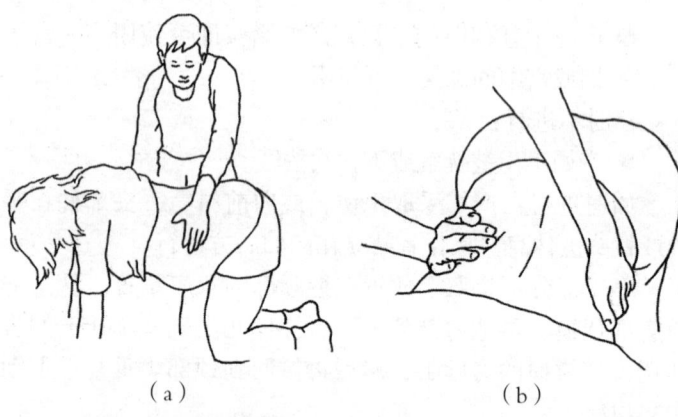

（a）交叉背部按摩；（b）交叉背部按摩近观图

图10.5

手部按摩（图10.6）

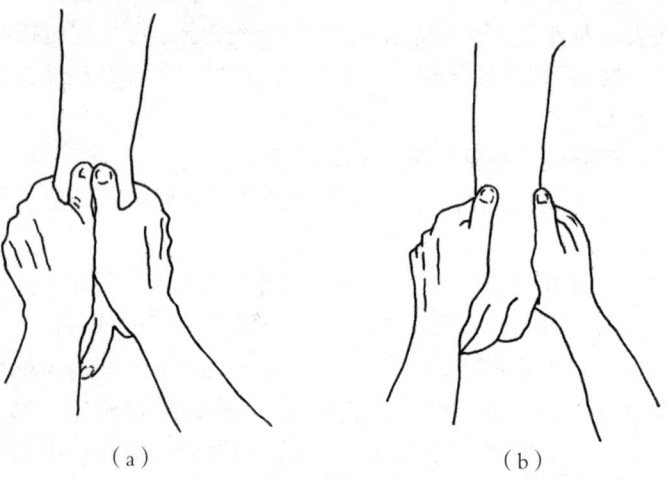

（a）手部按摩，双拇指合并；（b）拇指分开

图10.6

第十章

可使产妇从手掌至手臂均放松，并缓解手掌胀痛。

（1）如下情况进行：

● 宫缩及宫缩间隙期。

● 当产妇在宫缩时握紧拳头，或紧握床单或栏杆时。

（2）做法：操作者面朝产妇坐下或站立（位置略高于产妇），要求她放松手臂，双手握住她的手，整个手掌紧贴手腕，大拇指并排靠拢放在手背上，用指腹（不是指尖）按压她的手掌。然后逐渐加大按压的力度（操作者双手不要在产妇的皮肤上移动），并同时询问她什么力度最合适，你将会为她所能承受的力度感到惊讶。维持这种力度从中间向两侧缓慢按压手掌的同时按摩手背，重复操作10次左右。

注意：如果产妇手掌明显肿胀或有腕管综合征（按压会增加她的刺痛或麻木感），她将要求用最小的力量或者停止按压。

足部三个部位按摩

（1）目的：改善血液循环，缓解长时间站立和行走引起的足部疼痛和疲劳。

（2）宫缩或宫缩间隙期，或产妇感觉脚痛或疲劳时进行。

（3）做法：

第一部分："折断冰棒法"（图10.7）。

产妇坐在床上，双腿伸直，操作者双手大拇指及鱼际肌并排靠拢，放在足背，其余四指放在足底握住该足，用持续稳健的压力将拇指由内向外按压，产妇觉得舒适为度。重复这种操作10次。

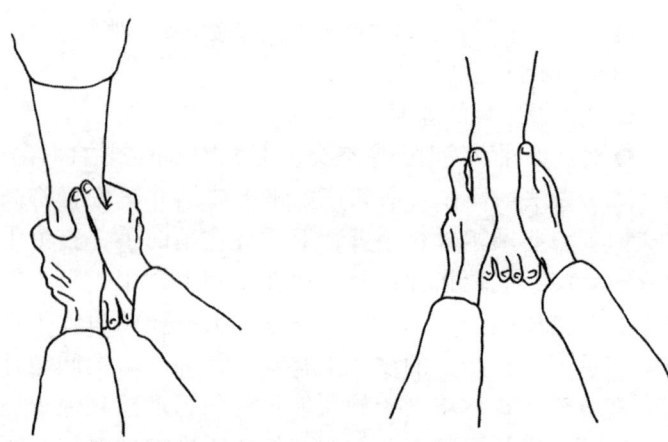

图10.7 "折断冰棒法"足部按摩

第二部分："按捏苹果法"（图10.8）。

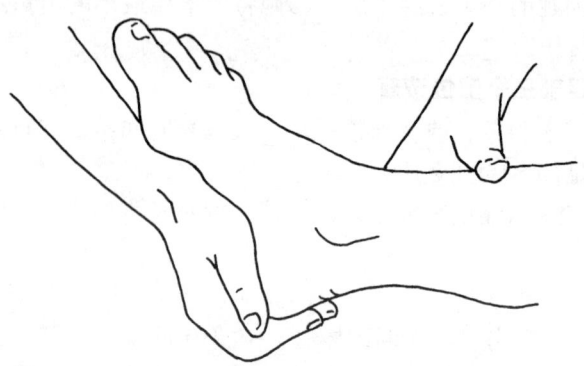

图10.8 "按捏苹果法"足部按摩

如果按摩患者的左脚时，操作者用右手掌根紧贴患者足弓，手指握住足跟（不要把手指尖放在足板上），来回挤压、放松数次（像捏苹果或网球样）。

第十章

第三部分：指尖深部环形按摩（图10.9）。

操作者左手握着产妇左脚底，用右手中间三指指腹在踝关节外下方"神奇点"进行深度环形按摩，同时询问产妇按摩的部位是否舒适，并根据需要调节部位。手指不要在皮肤上摩擦，而是通过按摩使深部的肌肉、骨骼感到舒适。持续时间30～60 s。（在此举例描述左脚的按摩，操作者可按此方法进行右脚按摩。）

完成一侧后再按这三部曲按摩另一侧。

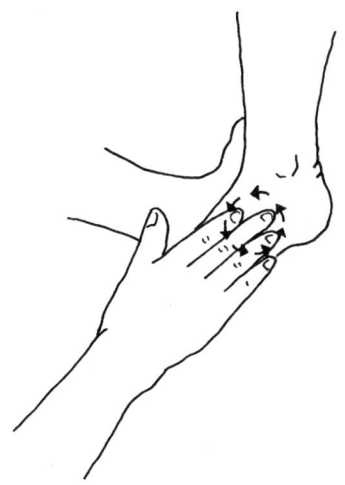

图10.9　指尖深部环形按摩

稍加练习，就可以掌握这些手法，并能在短时间内为产妇提供服务。

指压

做法

产程中，按压如图10.10所示的穴位，可以增强宫缩，缓解疼痛并且可能减轻分娩所带来的痛苦。

● 用一个手指用力按压如图所示的穴位10 ~ 60 s，然后放松10 ~ 60 s。

● 重复这种动作6次，此期间宫缩会加强。

另一种方法是放一只装满冰块的布袋在产妇手的虎口穴上（图10.10），每次20 min再换另一只手[19]。

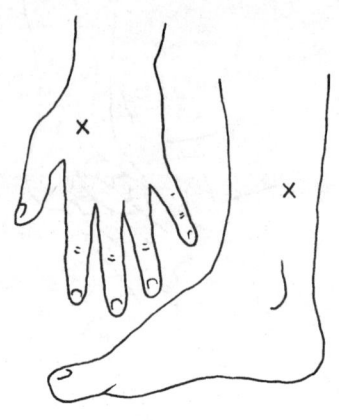

图10.10 针灸穴位

指压作用机理

指压法加速产程进展及缓解疼痛是基于针灸理论。针灸理论认为一些特定的健康问题，如产程进展缓慢或产程中过度疼痛是由于身体内特定的经络能量流通受阻引起的。指压法可疏通经络，从而使机体功能协调和顺利运行。

何时采用指压

- 计划数日内诱发分娩时。孕妇有可能试图通过自身努力发动分娩以避免引产，但必须经过与医生或助产士商讨后方能进行。
- 产程中需要加强宫缩，或增加宫缩频率。
- 宫缩时产妇自觉异常疼痛，但产程无进展时。

何时不宜采用指压

- 妊娠未足月（除非已经决定引产）不可采用指压，因为这样可能诱发宫缩引起早产。建议孕妇不要在临产前擅自采用指压。
- 孕妇在咨询医生或助产士前不可擅自接受指压。

指压的效果

一项对合谷穴位进行冷刺激前后疼痛率对照试验发现，产妇在接受冷刺激后产痛率降低[19]。

指压法与轻柔的皮肤抚触或空白对照[20-21]/聊天两项随机对照试验显示，指压法可缓解产痛（通过测量视觉模拟量表评分）。其中一项试验中，指压法组36人中5名使用镇痛药，而对照组39人中有10人使用。可能由于该实验样本量太小，两组间比较无显著差异。

这些小样本试验提示指压法可以使用且无危害，但疗效尚未肯定。然而，这项技术简单，且如果能按以上描述方法进行，应该没有什么危害。因此，当宫缩异常疼痛，产程进展欠佳时，值得尝试。

针灸

针灸是一项古老的东方治疗方法，在西方母婴保健

第十章

中的应用有限，尤其是应用于纠正臀位、缓解产痛和引产等方面缺乏理论基础。针灸在上述治疗中的作用已经有一些评价，还被应用于其他方面，如增强产力、控制血压等，但是这些应用未能得到科学的评估。参阅第八章针灸在缓解产痛及引产中的应用、针灸应用于产程中的科学发现。

导乐、护士及助产士的持续分娩支持

直到最近，护士、助产士以及产妇的伴侣、亲友都被指定为分娩支持的主要成员。专业人员应该将分娩支持作为自己的任务，而且他们不需辅导就能轻松完成。产妇的伴侣、亲友可以帮助产妇保持镇静，应尽可能在整个产程中陪伴产妇。最近，对导乐的研究已经发现，有效的非医学分娩支持不应被视为附加的任务，且分娩支持者也不一定是热爱对方的人[22-23]。导乐（通常指女性）应该是受过培训及有经验的人员，她陪同产妇及其伴侣度过整个分娩过程和迎接新生儿的诞生（图10.11）。她持续为产妇提供心理支持、身体舒适支持、为其提供非临床建议，并且帮助产妇获取需要做出知情选择的信息。尽管护士和分娩培训师也加入导乐的行列，但导乐通常是非专业人士为主。

导乐如何提供分娩支持

导乐致力于帮助产妇度过每一次宫缩，提供安慰、赞扬、鼓励和身体舒适支持。同时也指导、帮助及安慰产妇的亲友。她极少休息并且陪伴在产妇身边直到分娩结束。导乐通常不会轮班工作，也不承担临床任务，唯一的职责就是确保产妇及其亲友拥有良好的情绪以及身体舒适。一

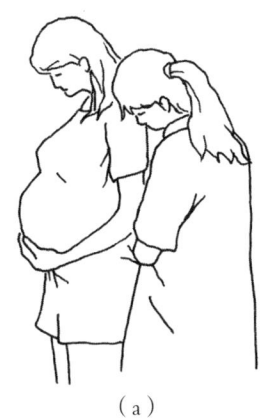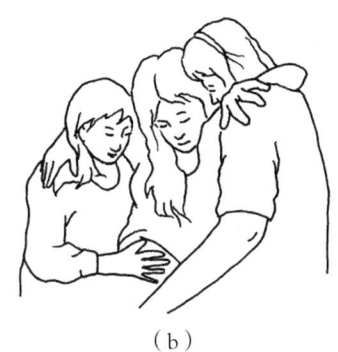

（a）　　　　　　　　　　　（b）

（a）导乐支持产妇；（b）导乐支持一对夫妇

图10.11

些医院和医疗机构拥有自己的导乐。一旦产妇入院，导乐将会开始为产妇提供帮助。然而，大多数的导乐会与产妇签订合同。她们提供的服务有一部分是免费的，而大多数服务是需要产妇支付费用的。

在北美，导乐是由DONA 国际组织（前身是北美导乐组织）、国际生育教育协会（ICEA，前身是助产及分娩教育组织）、分娩及产后专家组织（CAPPA）授予执业证开展工作。导乐的概念在欧洲、澳大利亚和新西兰迅速传播。Doulas UK代表并支持英国的导乐。

何时需要导乐

无论何时产妇需要导乐，且有导乐提供服务时，都应该给产妇提供导乐服务。如前所说，未发现导乐服务对产妇存在危害。

什么情况下不提供导乐服务

如果产妇不愿意接受导乐服务时，不应该为其提供该项服务。

提供导乐服务的效果

一项系统回顾，分析了15个持续分娩支持的随机对照研究，样本量为12 791个产妇[1]。研究者发现，接受连续分娩支持的产妇均从中获益，但接受非专业人员提供服务者获益最大。接受导乐和非临床专业人士的护理，可使剖宫产率降低26%，器械助产率降低41%，药物镇痛率降低28%，产妇对分娩的不满率降低33%。另一项对北美导乐和护士持续分娩支持的随机对照研究进行系统回顾分析得出了相似的结果[2]。产程早期开始分娩支持比活跃期开始效果更好。分娩支持效果最好的是导乐而非护士，是开始于分娩早期而不是活跃期，是无伴侣陪同的产妇而不是有伴侣陪同的产妇。

关于医院护士和助产士提供分娩支持

"医院护士想要提供熟练的分娩支持需要克服两个常见的困难：缺乏足够的时间和相关知识。"[24]

尽管许多妇产科护士和助产士喜欢提供分娩支持并非常熟练，而其他的人对提供分娩支持的技巧知之甚少，因为许多培训课程并不优先进行分娩支持的培训。即使是最有学识和有经验的护士都不能提供持续的可改善产科结局的护理，尤其是当她们同时负责照顾多名产妇或还同时兼顾其他的临床护理工作时，使得她们不能一直守护在产妇身边。最大的一项RCT试验对护士提供分娩支持的效果进行了评估，该试验在美国和加拿大13所医院分娩的6 915例产妇中进行，这13所医院药物干预率较高。实验组接受经过培训的护士自愿提供的额外的分娩支持。对照组接受"日常护理"。实验组胎监使用稍少于对照组，产后7周分娩满意度的指标稍高。除此之外，两组间无明显区别。作者认为两组间无明显差别的原因可能是试验存在较多干预因素，如严重依赖连续胎心电子监测、硬膜外镇痛、引产和加强宫缩[25]。护士都是医院的员工，习惯于医学干扰等因素影响了该项研究的结果[1]。

护士及助产士提供分娩支持效果如何

与产科医生提供的日常护理相比，助产士提供一对一分娩支持，专注于分娩社会心理护理获得更好的临床结局[26]。在北美，虽然助产士和导乐数量不断增加，但人数仍相对较少。大约8%的分娩是由助产士接生的[27]（8%由家庭医生接生、79%由产科医生接生[28]）。在美国，大约3%的分娩获得导乐的分娩支持[28]。近期，一项研究对加拿大妇女的产科经历进行调查显示，少于4%的产妇由助产士处理，而67%的产妇由产科医生处理，17%的产妇由家庭医生处理（12%的产妇资料不详或接受了其他人员的处理）。这项调查没有收集关于导乐提供分娩支持的信息[29]。这些数据提示，在北美，由助产士处理的产妇中，只有少部分获得理想的产科结局；而在其他国家，大多数产妇均由助产士处理。

许多护士都自愿为产妇提供分娩支持，她们常常因为某些任务而不能不离开产妇。她们通常非常繁忙、需要兼顾多项工作任务并且需要同时为多位产妇提供服务。同时，她们必须以她们的临床工作为首要任务。这些因素综合起来，使得产妇不能获得熟练、热情的护理和指导以减

第十章

少分娩过程中的干预。

人们不得不推测由于缺乏这些分娩支持可能会引起难产。

心理舒缓措施

在第二章，我们讨论了安静的环境对分娩的重要性以及外界干扰如何影响产程。

我们同样也阐述了干扰、恐惧、焦虑对分娩的抑制以及应激激素过多，儿茶酚胺如何影响子宫和胎盘功能。第二章也列出一些基本的同样的指南以帮助产妇适应分娩环境，以及使分娩环境更人性化。

在第九章和本章的前面部分，我们列出了许多安慰产妇和加速产程的物理措施。

本章将阐述特殊社会心理安慰措施，以解除产妇紧张情绪和提高产妇的心理安全感。

评估产妇的心理状态[30]

我们不可能完全通过观察产妇的表情正确评估产妇的情绪。例如，在宫缩时表现得异常平静的产妇，她真实的情绪有可能不是像她所表现出来的平静和充满信心，但也有可能非常想尖叫或勉强控制自己的情绪——仿佛动一下或发出声音就会使她情绪崩溃，失去控制。另一种产妇，宫缩时会发出声音并表现得很积极主动。这种产妇只要能释放自己的情感，她可能会感觉很镇定、很有安全感，就像一个产妇讲述，"大声表达自己的疼痛"。某些时候，了解一个产妇的真实情绪最好的方法就是向她提问。

宫缩间隙，你偶尔可以询问"宫缩时你感觉如何？"

她可能会告诉你此时她需要什么，以及她是否能很好地应对或她觉得很焦虑。这些信息将会帮助她身边的人给她提供适当的分娩支持。一项很独特的、很重要的研究发现，当潜伏期回答问题表露出焦虑的产妇（而不是表露出可以很好应对的产妇，也是儿茶酚胺分泌过多的表现），出现产程延长、胎心异常、无法耐受分娩的风险增加且常需要干预。当产妇活跃期表现出焦虑的迹象时，上述结果不出现。"我们认为，从分娩心理生物学角度看，潜伏期是非常关键的时期。这个时期，疼痛和消极的心理对产程进展和产科结局有着重要的影响。"[31]明确产妇的想法和降低、消除产妇此阶段的压力是非常有意义的，尤其是在产程早期产妇不需要临床干预时。

下面将介绍降低产妇压力、唤起产妇情绪的特殊方法。

提供令人安心或舒适的感官刺激

- 播放产妇喜欢的音乐。
- 按摩，揉捏，触摸。
- 令人舒适的光线。
- 产妇喜欢的果汁或冰冻果汁棒、冷饮。
- 香味宜人的手霜或按摩油。
- 如果产妇喜欢电子胎心监护的声音，可将胎监的声音打开，否则，将它关掉。

安慰和赞扬

- 询问产妇的感觉。向产妇解释这种感觉产生的原因，并告诉她这是正常的感觉使她安心。"这是机体的正常反应。""我知道这种感觉很难受，因为产程进展很顺利。宝宝很快就会出生了。"

第十章

- 向她和她的亲友、伴侣推荐和提供舒适的设施。
- 称赞她："你表现得非常好！""坚持住！""你很棒！"
- 如果她很感兴趣，向她解释监视器的曲线。尊重她的意愿。
- 告诉产妇，隔壁大叫的产妇觉得叫出来会帮助她很好地应对及用力。并且，如果产妇有适当的文化素养，还可以说她"有时候发出声音对你也是很有帮助的"。
- 帮她转变消极的想法，尤其是在产程早期；"你能感觉你强烈的宫缩，促使你的宫颈扩张，将孩子带到你的面前吗？"

减少令人恐惧的刺激和行为

- 关闭产妇的房门，以隔绝嘈杂的噪声。
- 如果产妇没有需求，尽可能减少干预措施，尤其是令人痛苦或是侵入性的操作。
- 要求工作人员在讨论病人的情况时绝对不被产妇听到。即使工作人员认为情绪上很中立的信息或词语也可能会使产妇感到恐惧。
- 如果陪伴产妇的亲友使她感到焦虑时，应私下询问产妇是否希望亲友离开。无论如何都要想办法将亲友支开，或建议他们去吃点东西。如果有必要，要求他们到其他地方等候。
- 如果产妇身边出现年龄稍大的孩子，该孩子应该由她自己亲人照顾，只有这样，产妇和照顾她的亲友、伴侣才能集中精力应对分娩。
- 避免无关人员进入产妇的房间。

第十章

● 为产妇提供更加私密的、不压抑的环境。
  ○ 记住，赤裸或衣着暴露会令某些产妇觉得害怕或尴尬，此时常常用一件长袍披盖住产妇。一些产妇会觉得分娩时穿自己的衣服会感觉更自在，而一些产妇在分娩时喜欢脱掉所有的衣服。
  ○ 保持窗帘及门关闭。
  ○ 工作人员及其他人进入产妇房间时要敲门。
  ○ 有时候，产妇需要一个私人小空间，避免外界的干扰；让产妇关上洗手间的门在里面多待点时间，产程会得到进展。很多第二产程"会阴退缩"的产妇坐在坐厕上盆底会放松。
● 如果担心宝宝很快就会出生，告知产妇肛门坠胀强烈时按下洗手间的呼叫灯。
● 鼓励和支持产妇自发屏气用力，如节律性运动、喊叫、改变体位，"你会发现不同的体位和大声呼叫将会对你很有帮助。"
● 如果你不确定某个特定的动作是否对产妇有帮助或这个动作只是痛苦的一种表现，请客观地询问她。"宫缩时摆动你的手，是否让你好受些？"
● 鼓励使用水疗法。许多产妇淋浴或盆浴时很放松。
● 如果产妇非常安静，好像沉浸在自己的世界里，不要提问或进行操作去打扰她。
● 如果产妇的活动、呼吸、发音失去节律性，可用眼神和她交流、用流畅有节奏的语调和她说话、有节律地点头或挥手，使她随着你的节奏（你给的节律应该是模拟她先前的节律）恢复她的活动、呼吸及发音的节律性。

● 第一产程先兆临产和潜伏期的分娩支持方法参阅第四章，活跃期心理性因素所致难产参阅第五章，第二产程心理性难产及会阴退缩的处理方法参阅第六章。

减轻骶骨疼痛的方法和技巧

骶骨按压

如何实施

宫缩时，陪伴者用双手掌根部或拳头放在产妇骶骨上按压（图10.12）。

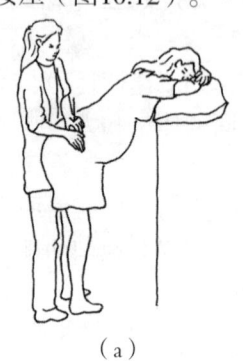 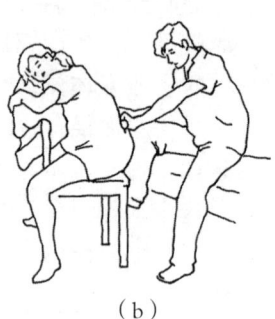

（a） （b）

（a）按压腰骶部； （b）网球按压腰骶部

图10.12

产妇会告知须要按压的部位肌肉最紧张部位和用力的大小。

如果必要，操作者可将另一只手放在产妇的臀部前面（髂前上棘上方），以帮助她保持平衡。

第十章

按压骶骨的作用

●对抗压力

按压骶骨为何及怎样缓解分娩过程中背痛目前尚不清楚。可能是通过改变骨盆的形态，缓解由于枕后位或不均倾位胎头枕骨对骶髂关节的压迫引起的疼痛，根据产妇的满意度调查反应，医护人员应该掌握并教会陪人怎么做骶骨按压。

何时使用

● 产妇诉背痛时。

何时不使用

●产妇诉骶骨按压没有帮助或使她分散注意力。

双髋挤压

做法

单人或双人都可以，如果只有一个陪人，他（她）把手放在产妇双髋外侧，臀肌的上方（正好在髂骨翼的下方，臀部"赘肉"的位置），宫缩过程中用手掌同时持续稳定地向中间挤压（不可用手掌根部）（图10.13）。由于用的是相反压力（单人操作时，产妇能决定手放的部位及压力的大小，但是操作者很难做），很难维持长时间，此时可以改成双人挤压（见后面）。如果没有其他人，只能由单人操作时，可以挤压几阵宫缩后休息一会，再重复或者改成双人挤压。

双人挤压髋部：产妇趴在分娩球上、坐在椅子上，或者跪在摇低的产床降板上（床中间垫只枕头），宫缩开始时操作者分别站在产妇两侧，每人将一只张开的手掌放在髋关节的正中上方，另一只手叠在前一只手上面，两人身体同时稍向内倾斜并同时压迫髋部，始终保持稳定的压力持续至宫缩结束。宫缩间隙期放开手休息，双人挤压比单人容易操作。

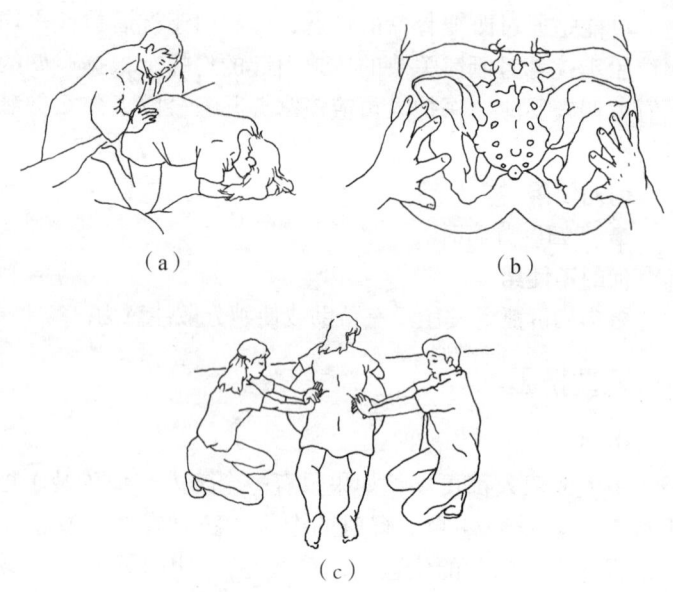

（a）

（b）

（c）

（a）双髋关节挤压；（b）双髋关节挤压（背面观）；（c）两人支撑双髋关节挤压

图10.13

注意：双髋挤压不同于"骨盆按压"，骨盆按压是用于深度阻滞性枕横位，持续性枕后位或临界性头盆不称。请参阅第九章。

双髋挤压如何奏效

目前仍未明确双髋挤压为何能缓解分娩时腰痛。可能由于反压力的作用，改变了骨盆的形状（见前述）。这可能是由于减轻了骶髂关节的牵拉，松弛了来自胎头位置异常的压迫所造成的韧带紧张。

注意：作者认为如果产妇需要最大的压力进行髋部挤压（即需要陪伴尽全力）才能缓解疼痛，可能提示预后不良。我们认为，如此极端的压力才能缓解疼痛，表明胎头已经以异常位置深入盆或合并其他问题（如胎手位于颈部）。实际上，有人质疑这种极端的髋部挤压可能会缩小骨盆腔的容积并妨碍异常胎位的自我纠正。这些可能性需要进一步研究，因为双髋挤压可能是缓解背痛的有效措施，但不能以阻碍胎头内旋转为代价而强行挤压！

其他措施如分开式膝胸卧位，腹部托起，膝部按压，使用冷敷或热敷，第二产程骨盆按压或硬膜外镇痛，都可能比强力挤压髋部更可取。

何时使用双髋挤压

● 当产妇诉腰背疼痛。

何时不使用双髋挤压

● 当产妇表示不起作用时。

膝部按压

做法

产妇坐位按压：产妇坐在直背靠椅上，腰部靠着椅背。将双脚平放在地面，双膝自然分开。如果双脚不能触及地面，可以将书本或其他支撑物垫在脚下支撑（图10.14）。

伴侣或助产士面向产妇跪在地板上，将双手握住产妇膝关节。双肘弯曲紧贴躯干并抬高臀部，宫缩时将身体倾向产妇，使其上身的重量作用于产妇的膝盖，压力直接从双手传导至产妇的髋关节。此时，产妇能感到腰部略微轻松并且疼痛得到缓解。

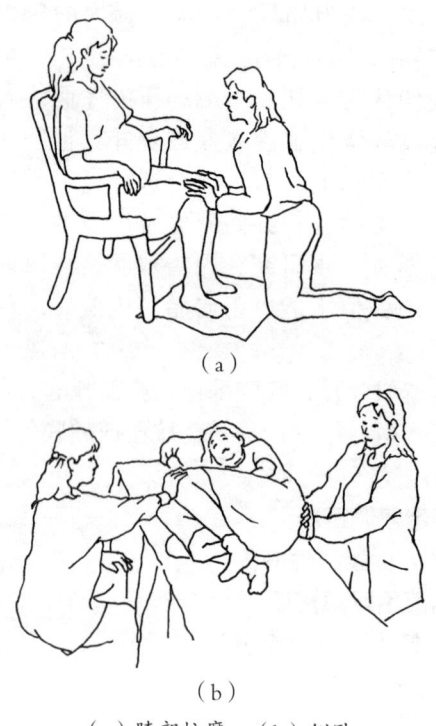

（a）

（b）

（a）膝部按摩；（b）侧卧

图10.14

产妇侧卧位按压，用1～2个枕头支撑产妇上方的膝关节，这种体位需要两个人且只能按压上方的膝部。产妇将上方这只腿的膝关节和髋关节弯曲至90°。宫缩时一位操作者压住产妇的骶骨以保持固定。另一位操作者用手握住产妇的膝关节并直接施压使之作用至髋关节。

膝部按压如何起作用

压力直接通过股骨传导至屈曲的髋关节或关节群改变骨盆底的形态，放松骶髂关节和缓解腰痛。

何时使用

● 产妇出现腰痛时。

何时不使用

● 当产妇表示膝关节按压不能减轻她的疼痛时。

● 产妇患有关节痛、炎症或膝关节损伤时。

Cook's按压方法一：坐骨结节（IT）按压

作者注：我们对Lisa-Marie Sasaki Cook充满感激之情，因为教给了我们以下两项压髋技术。以下是摘自她未出版专著的手稿[32]。

做法

● 产妇取侧卧位或手膝位，膝关节屈曲成90°，伴侣或护理员触及她的IT并以拇指、掌跟、拳头或网球在宫缩或宫缩间隙期向该点施加压力。产妇会反馈按压的部位及力度，以选择什么时候采用手膝位。她还能在感觉舒服的时候向压力的来源倾斜（图10.15）。

Cook's按压方法一的作用

IT是许多肌肉的连接处，包括腘绳肌、旋髋肌和内收肌。还有3条主要的骨盆韧带与IT相连。当胎头下降通过骨盆时，这些肌肉和韧带承受很大的压力，导致骨盆疼痛，特别是在宫缩时。对IT直接的手法按压产生的反作用力，可减轻骨盆的疼痛。

当在宫缩间隙期进行时，可使骨盆更放松。

第十章

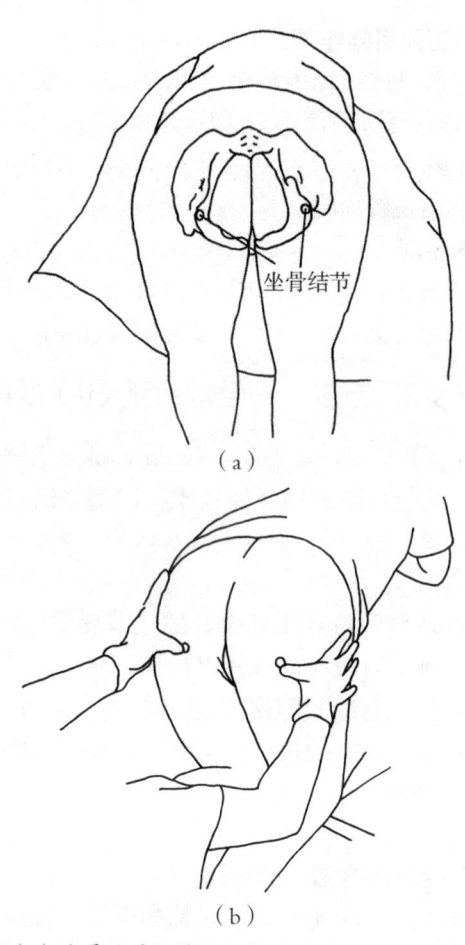

（a）

（b）

（a）坐骨结节的骨性标志；（b）IT按压手法

图10.15

　　在中医中，坐骨结节点称之为UB36（膀胱经36号）穴位，或者叫承扶穴，英文意思为"获得支持"。UB36位于下臀肌皱褶的中点。据说刺激该穴位时能缓解下腰部疼痛、臀部疼痛、坐骨神经痛和其他疼痛。

何时使用Cook's按压方法一

● 分娩的任何时期——早期、活跃期、过渡期和第二产程胎头着冠前，特别是产妇诉腰痛和骨盆受压时，无论有或无硬膜外镇痛都适用。

● 当产妇宫颈口未开全或伴水肿或宫颈前唇未完全退缩，过早用力时。

何时不使用Cook's按压方法一

● 当产妇表明按压不起作用或分散注意力时。

● 当产妇诉引起不舒服感觉时。

● 有以下禁忌证时：

　　○ 原来存在耻骨联合病变。

　　○ 既往骨盆创伤（意外、暴力、产伤等）。

Cook's按压方法二：阴唇周围按摩

第二产程晚期，医护人员以拇指或其他手指从产妇阴唇外向耻骨降支内阴唇周围按摩，以抵消胎头对耻骨弓和骨盆肌群的作用力。

注意：除非医护人员要求，导乐不适合施行此项技术。

做法

产妇取半卧位，双膝屈曲并分开，或侧卧，或蹲下，操作者（双手法）用双手拇指或食指，或（单手法）操作者用单手拇指和食指或中指从大阴唇外侧向耻骨降支按压（图10.16），该点可通过触摸长收肌腱的隆突和从后方按压耻骨降支附着处定位。

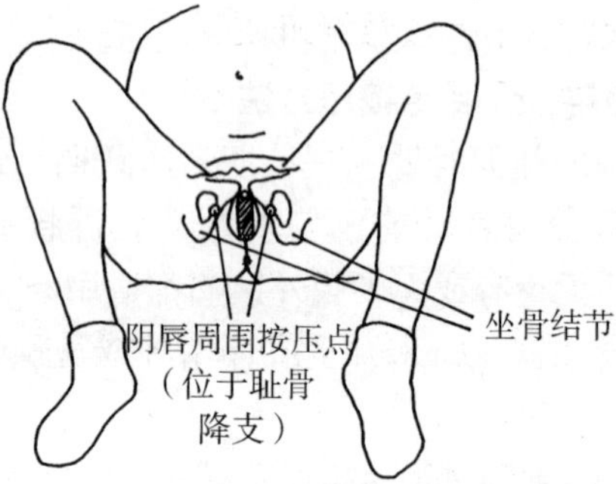

阴唇周围按压点
（位于耻骨
降支）

坐骨结节

（a）

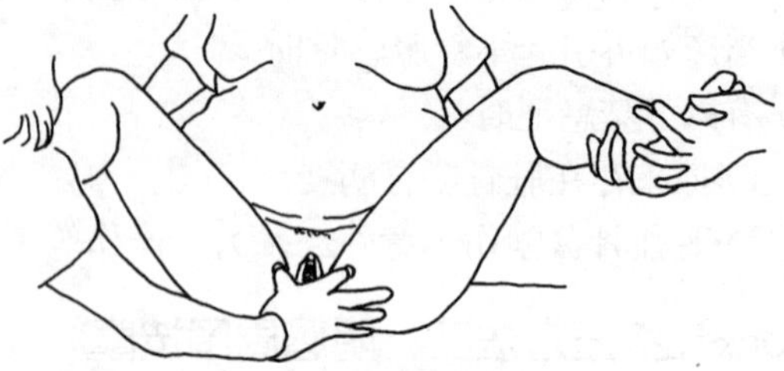

（b）

（a）以耻骨降支作为参考点的Cook's阴唇周围按压点
的定位；（b）施行单手Cook's阴唇周围按压技术的位置

图10.16

产妇会提示操作者按压的力度以及在宫缩时或宫缩间
隙时按压，用双手按压时，操作者可以在保护会阴的同
时，另一只手从上面按压耻骨降支以缓解疼痛。

Cook's按压方法二的作用

当胎头下降至骨盆出口并将要着冠时，会阴部的肌肉
和盆底的韧带和会阴皮肤及阴道黏膜皆伸展，引起产妇阴
道烧灼和刺痛感（"火山带"）。按压耻骨降支可以抵消
胎头对耻骨弓和软组织的压力，从而减轻疼痛。

何时使用Cook's按压方法二

● 宫缩期或宫缩间隙期持续按压。

● 当产妇在宫口未开全或宫颈前唇未消退及宫颈水肿不可自控地过早用力时。

● 第二产程晚期，产妇用力并且胎头即将着冠时。

● 胎头着冠时产妇试图不用力以避免会阴撕裂。

何时不使用Cook's按压方法二

● 当产妇表示这种方法不起作用或分散注意力时。

● 当产妇诉引起不舒适时。

● 当产妇有以下禁忌证时：

　　○ 原来存在耻骨联合病变。

　　○ 既往骨盆创伤（意外、暴力、产伤等）。

冷敷和热敷

冷敷和滚动冷敷：原理和完整说明参阅本章前面所述，同时见图10.17。

注意：一定要放置一至二层布类将产妇的皮肤和冷敷物隔开，以保护皮肤免受损伤，或避免因冰冻物直接接触皮肤造成瞬间的震惊感。

在产妇腰部滚动冷敷的物品可以是冷冻果汁或软饮料，有时这种滚动式的冷敷比在某一部位固定的冷敷更受产妇的欢迎。

何时采用冷敷缓解腰痛

● 当产妇有骨骼肌肉系统的疼痛（特别是下腰痛）。

何时不宜采用冷敷法缓解腰痛

● 产妇已经感到寒冷。

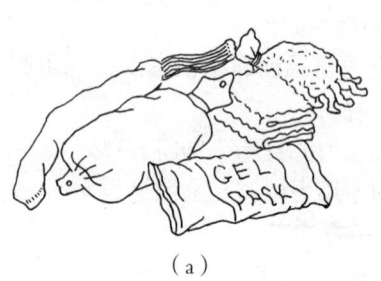

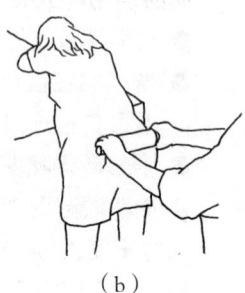

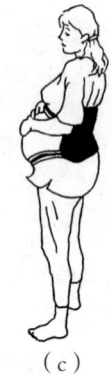

（a）冷敷用具； （b）滚动式冷敷； （c）腰包式冷敷

图10.17

- 产妇不想采用冷敷（由于个人或文化原因）。
- 产妇更希望采用热敷。
- 产妇接受硬膜外镇痛时，不要放置任何制冷物品在任何感觉已发生变化的区域（清凉的衣物可能安全）。

热敷

参阅本章前面所述更多资料。

第十章

何时采用热敷

● 如果产妇有腰骶部痛，更愿意热敷而不是冷敷。

何时不宜用热敷

● 产妇发热。

警示：产妇分娩时对温度的感觉可能不敏感。进行冷敷或热敷时必须用毛巾包裹敷料或者用布垫将皮肤隔开，在接触产妇皮肤之前，医护人员应该在自己的前臂内侧测试敷料的温度，以确定冷或热的程度可以被人体耐受。

● 如果产妇采用硬膜外镇痛时，不要将冷或热的敷料置于人体任何感觉已发生改变的部位。

水疗

注意：水疗（图10.18）能显著地缓解疼痛并能加速产程进展。水疗法的详细说明参阅本章前面所述。

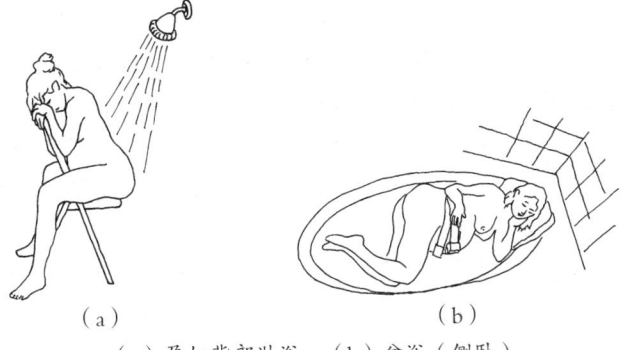

（a）　　　　　　　　　　　　（b）

（a）孕妇背部淋浴；（b）盆浴（侧卧）

图10.18

运动

体位与运动在分娩中的用处已在第九章中阐述。弓

第十章

箭步，慢舞，步行，骨盆摆动，骨盆倾斜运动，摇摆，晃动，分开式膝胸位，腹部托起，以及腹部按摩都可促使胎位旋转，且有时还可缓解背部酸痛（图10.19）。

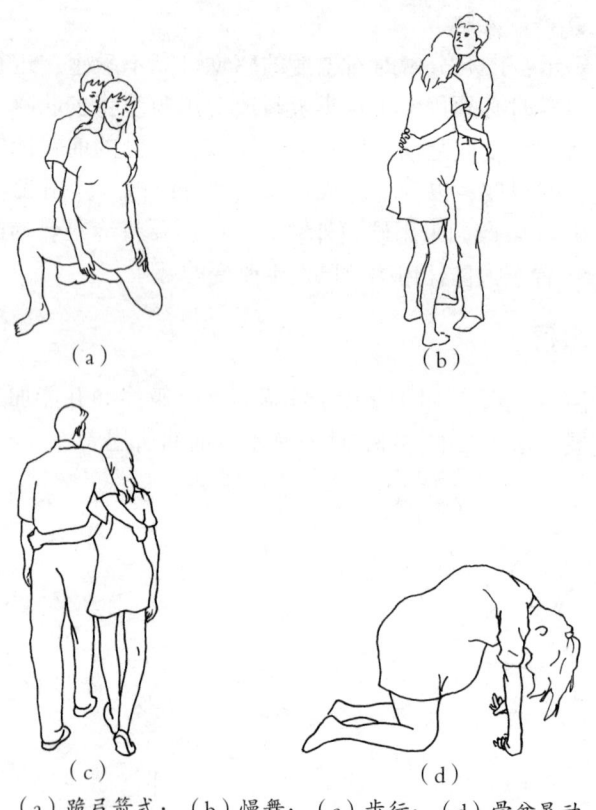

（a）跪弓箭式；（b）慢舞；（c）步行；（d）骨盆晃动

图10.19

分娩球

分娩球（图10.20）是在分娩过程中能帮助产妇运动及

放松的一种物理治疗球。与儿童用球不同，物理治疗球可支撑成人体重（最多可承受136 kg）。如果购买的分娩球没有说明书，必须在使用前咨询销售商或制造商。分娩球直径有55 cm、65 cm和75 cm，直径55 cm的分娩球适用于身高158 cm以下的产妇，直径65 cm的分娩球适用于身高158～178 cm的产妇，对身高超过178 cm的产妇，应选择直径75 cm分娩球。根据产妇舒适度，可使分娩球膨胀以达到不同的柔韧度与直径。（不同制造商分娩球膨胀后实际直径不同，但可通过充气量校正，且分娩球经过多次使用后会伸缩。）

产妇坐或趴在圆形的分娩球上很容易摆动，分娩球也是一个保持手膝卧位的良好工具。使用时在分娩球上覆盖防水床垫、毛巾或毛毯，分娩球可使用消毒产床的消毒剂进行消毒。

其他充气装置，如花生形或蛋形分娩球，在功能上较圆形分娩球局限。

注意：初次使用分娩球的产妇可能不稳定，应扶着床或伴侣以保证安全，产妇坐在球上时应控制好球，不能让球滚开。坐上分娩球后，产妇双腿应放在前面，分开0.61～0.76 m。若产妇无法坐稳，可采取跪姿或站姿［图10.20（b）、（c）］。一些孕期教育课程会在分娩前进行培训，分娩时可在医院使用。

一些父母自行购买分娩球以便于分娩及日后的使用。分娩球用途广泛，可用于安抚哭闹的婴儿，父母可抱着婴儿坐上分娩球轻微摆动，较背着婴儿来回走动更轻松。分娩球在产后康复中同样有用。

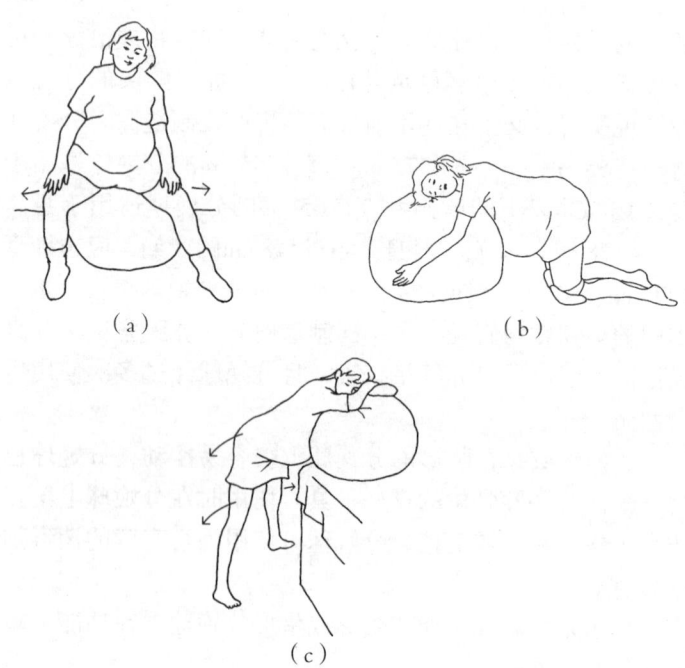

（a）坐在分娩球上摆动；（b）跪着趴在球上；
（c）站着趴在球上

图10.20

经皮电神经刺激（TENS）

　　TENS装置是一种便携式供电装置，可发出微弱电流通过皮肤以刺激神经纤维。装置（如图10.21）可购买或从物理治疗门诊和医疗设备租借公司租借，或者有些国家可从药店购买。

使用方法

将四片可重复利用的刺激垫或电极片通过电极片黏合

剂黏合后分别放置于脊柱两侧，上面两片置于肋缘下，下面两片略高于臀裂［如图10.21（a）］。TENS可根据使用模式调节参数，最常用的是专门为分娩设计的英国产品，装置简单易操作，可调节电流强度和模式（持续电流或脉冲式电流，开关设计）。持续不变的刺激强度会削弱TENS的效果，在宫缩后调节不同的刺激强度可以增强TENS的作用。装置中均配有说明书，也有其他可调节更多参数的多功能和复杂的装置。产妇及其家属可在宫缩时加强对神经刺激的强度，在宫缩间隙期可降低刺激强度。英国的产品中，以上这些功能都可以只通过一个简单的按钮即可实现。（美国的装置设计较复杂，需要其家属协助在宫缩及其宫缩间隙期通过两个旋钮调节。）使用过程中产妇会听到"嗡嗡"声，出现麻木及轻微针刺感，这些都不会超过人体疼痛阈。

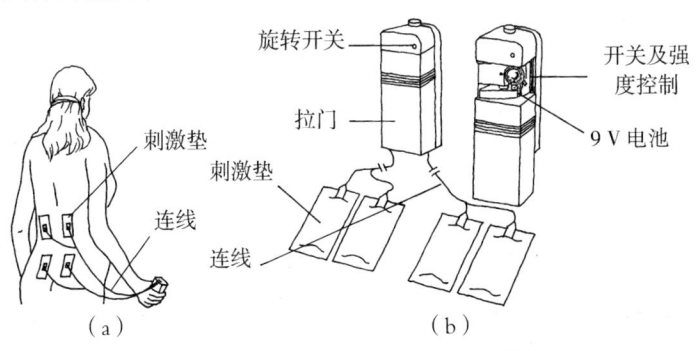

（a）使用TENS；（b）英国TENS装置

图10.21

对胎监影响：TENS装置基本不会干扰胎监探头的传导。若有影响，可暂停电刺激模式即可获得清晰的胎监信号，或者如无医学指征可停止胎监。

TENS装置工作原理

经皮电神经刺激是根据痛觉控制学说（可终止或抑制疼痛知觉）设计的[33]；TENS也增加局部内啡肽的释放。分娩早期就开始使用，效果更好，尤其是对腰骶部酸痛的产妇疗效更显著。

该装置方便产妇自由活动，同时便于控制，产妇及家人均可调节。

TENS装置应用时机

● 临产早期应用更加有效。因此产妇可在分娩前即购置并学会使用，这样在临产时即使未到达医院时期即可开始使用。

● 若产妇觉效果良好，可应用于整个分娩过程中。

● TENS装置对伴有腰骶部酸痛的产妇效果最好。

何时不采用

● 水疗时禁用（即使在水疗时取出电极片也不可使用）。

● 产妇觉刺激无作用（产妇可能想关掉但不拿开装置，不过拿走后产妇可能又觉得宫缩痛会加重）。

● 产妇皮肤局部贴电极片处过敏或刺激时禁用。

TENS装置效果

一项关于TENS对分娩疼痛影响的系统回顾试验（19个随机试验组，1 671位产妇，包括15个应用在背部，2个分别应用在穴位及头颅[34]），结果发现，虽然两个穴位组对缓解剧痛有效，但试验组和对照组在疼痛评级上无显著差异。还有一些研究表明，应用TENS组比对照组更少使用止痛药。没有相关副作用的报道。虽然缺少该装置对疼痛缓解的客观证据，但大多数产妇表示对其治疗效果满意并且下次分娩仍会使用。

总之，TENS对减轻一般腰背部疼痛比对缓解产痛效果更佳，但关于这方面的研究的报道仍较少[3]。

使用TENS的产妇认为，对TENS除了缓解产痛外还有一些其他好处，装置可以让产妇自行调节，可以行动自如，对精神状态没有影响，并且对不想使用药物的产妇可以提供一个费用并不昂贵的选择。健康人使用该装置并未发现副作用[3]。

TENS在减少止痛药用量上具有一定作用，对许多产妇来说都是一个满意的选择。它在分娩早期应用的功效以及在减轻腰背部疼痛方面仍需要做进一步研究，产妇使用后的意见也值得参考。

无菌水注射缓解腰背痛

在产妇背部皮下或皮内注射无菌用水（或称灭菌水止痛法）对减轻分娩时腰背疼痛有较好疗效[35-36]，且在临床操作中简单易行。而用生理盐水注射并无此效果。

关于灭菌水注射治疗腰背疼痛的讨论在第八章有详细的介绍及讨论。

呼吸和呻吟放松及掌控

宫缩时节律性呼吸有时结合呻吟是一种广泛应用的缓解疼痛的方法[30]，许多产妇已经从相关书籍或孕期教育课程上对相关技巧有所了解[37]。医护人员应该了解产妇所掌握的内容并鼓励产妇应用。许多产妇已掌握适合自己

第十章

的独特呼吸节律及许多其他应对方式，尤其是在分娩活跃期（参阅第五章）。这些产妇不需要纠正及指导，她们都有自己的习惯，她们所需要的是鼓励、支持且不过多打扰（但医疗监护是必需的）。但是未掌握的产妇可能会不知所措，并且感到焦虑、紧张，此时需要教给她们简单有效的节奏呼吸法并应用于宫缩及宫缩间隙期中。

产程中简单的节奏呼吸指导

方法

医务人员应当掌握并教会产妇缓慢轻微的节律性呼吸。

慢呼吸：当产妇觉宫缩强而频繁以至于难以行走或者说话时，应采用缓慢呼吸，教会产妇宫缩时慢慢呼气，并发出微弱的声音或轻轻呻吟，配合呼吸进行遐想。以下是一些例子：

"每次呼吸都能让你感觉放松一次。"

"把每次的吸气都送到感觉紧张的部位，并将紧张的感觉都呼出去。"

"想象每次的呼吸都是在爬山，而这座山就是你的宫缩，当你到达顶峰时就可以放松呼气。"

"宫缩时，我们一起数一下你的呼吸（假设宫缩规律），当宫缩进行到一半时我们就会告诉你，这样你会觉得宫缩时间短一些。"

轻呼吸：分娩活跃期，当产妇在医务人员的鼓励和帮助下仍觉得泄气或觉得慢呼吸不管用时，可以尝试轻呼吸法。教会产妇在宫缩时以她舒服的方式浅快地呼吸（例如1~3 s可快速轻吸气然后大声呼出气，每次呼气之后短暂停顿防止呼吸过快）。如果医务人员随着产妇的呼吸频率，配合有节奏的手和头的动作，跟她讲："好的，就这样，没错，继续。"这样产妇会更轻松些。你可以通过听产妇的呼吸和呻吟声音来判断其呼吸节律，鼓励她保持吸气无声比呼气更轻、时间更短，呼气时发出声音或呻吟，这样就可以避免过度换气。如果产妇出现过度换气，则在产妇呼吸时用一个纸袋或者外科手术口罩盖住她的口鼻，直到头晕气闷的症状消失，以帮助她建立稳定的呼吸节奏。如果她反应较好，你可以继续用这种形象的指导方式。大多数产妇，在帮助她规律呼吸几阵宫缩之后，不需要指导也能继续维持。

当然，你肯定希望她能够适应一种最适合她的节奏模式。

注意：如果产妇在来之前已经临产，要很好地指导她掌握呼吸节奏是很困难的。此时，要帮助她建立这种节奏：让她看着你的手，手臂有节奏地上下挥动，并告诉她："随着我手的动作同步呼吸，对的，继续，很好。"

呼吸技巧是怎样起作用的

持续稳定的、有节奏的呼吸，能够使产妇让自己镇定下来，会让她放松，感觉良好。这种有节奏的动作能降低大脑皮质的兴奋度，使产妇维持一种本能稳定的思想状态。

何时采用呼吸技巧

● 当产妇因为宫缩而痛苦时。
● 当产妇未掌握其他应对宫缩痛的技巧时。

何时不采用呼吸的方法

● 当产妇已经成功运用其他技巧或者呼吸技巧时。

● 当她不愿意尝试，或者无法跟随你的指导时。

第二产程屏气用力的方法

关于第二产程什么时候开始叫产妇用力，自发性用力的科学根据（不是指Valsalva方式），默认模式，母体体位促使胎头内回转及下降，以及当产妇接受了硬膜外镇痛时，帮助产妇提供屏气的效果等请参阅第六章。

关于第二产程延缓时的初级临床干预措施促进产程进展的作用参阅第八章。

自发屏气用力

自发屏气用力是指临产前无计划的，未经训练的，产程中无指导的产妇自发用力，产妇的这种强烈的非自主的用力感迫使她随着强烈的宫缩向下有效地用力。

怎么做

宫缩一开始，产妇以任何一种自我满意的方式呼吸，当反射性屏气感强烈时尽力向下屏气，每次持续5~7 s[38-40]，用力的同时屏住呼吸，呻吟、呼气或大叫，用力间隙时快速呼吸数秒，这种浅而快的呼吸可以确保胎儿足够的氧气供应。

注意：虽然有些专家建议产妇用力时喊出声（屏气用力时呼出空气），但我们不推荐宫缩时采用任何特殊技巧，我们支持产妇自由发挥，只有在她自己做得不满意时，我们才会给予纠正，具体描述如下。

第十章

自我诱导用力

有时候，由于疼痛、恐惧或会阴退缩，产妇自发用力效果不大，此时，自我诱导用力更有效。

怎么做

自我诱导用力用于产妇有屏气感但用力不集中，效果差，分散或产程持续30 min无进展时；此时产妇常紧闭双眼，似乎害怕或不愿向下用力。

首先，医护人员应鼓励产妇试着采用有助于集中注意力的重力优势体位。如果没有帮助，应该要产妇睁开双眼，注视阴道口并向此方向用力。此时，无须更多的指导，用力会非常有效。

最后，医护人员应该告诉产妇"疼痛时用力可减轻痛苦"。

指导下用力

怎么做

指导下用力是指产妇在严格的指导下何时、怎样用力，用多长时间，这种方法常常要求产妇每次用力要屏住呼吸不少于10 s，而用力的间隙期间只能做一次短暂的呼吸，这种技巧有时被称之为"紫色用力"，这得名于使用这种方式分娩的产妇的脸色。

这种用力的方法存在潜在的危险。参阅第六章和第八章有关这些危险的讨论。为了减少这些风险，产妇每次屏住呼吸的时间不应超过5～7 s，间隙时应该呼吸几次，而且不要采取仰卧位。

何时使用指导下用力

指导用力适用于产妇很焦虑，并且请求帮助的时候，如说"我做不到！我应该怎么做？"。或者用于硬膜外镇痛阴道口见到胎头或产妇有向下屏气用力的欲望胎头拨露时（参阅第六章）。指导用力同样也适用于因为某些医学指征需要尽快娩出胎儿，或者阴道助产时。

结论

本章介绍的这些技巧是典型的非药物减轻产痛的方法。这些方法是通过让产妇自己掌控和参与来减轻疼痛。使产妇利用体位和运动来维持产程的进展，主要的目的是为了减少难产所导致的剖宫产。

参 考 文 献

［1］Hodnett ED，Gates S，Hofmeyr GJ，Sakala C.（2007）. Continuous support for women during childbirth. Cochrane Database Syst Rev（3）：CD003766. doi：10. 1002/14651858. CD003766.

［2］Simkin P，O'Hara M.（2002）. Nonpharmacologic relief of pain during labor：Systematic reviews of five methods. Am J Obstet Gynecol 186：S131–S159.

［3］Simkin P，Klein M.（2009）. Nonpharmacological approaches to management of labor pain，parts 1 and 2. UpToDate 17（3）：1–11.

［4］Lehmann JF.（1990）. Therapeutic Heat and Cold，4th edition. Baltimore，Williams and Wilkins.

[5] Nanneman D. （1991）. Thermal modalities: heat and cold. A review of physiologic effects with clinical applications. Am Assoc Occup Health Nurses J 39: 70–75.

[6] Lieberman E, O'Donoghue C. （2002）. Unintended effects ofepidural analgesia during labor: A systematic renew. Am J Obstet Gynecol 186: S31–S68.

[7] Enwemeka C, Allen C, Avila P, Bina J, Munns S. （2002）. Soft tissue thermodynamics before, during, and after cold therapy. Med Sci Sports Exerc 34: 45–50.

[8] Odent M. （1997）. Can water immersion stop labor? J Nurse Midwif 42: 414–416.

[9] Cluett E, Burns E. （2009）. Immersion in water in labour and birth. Cochrane Database Syst Rev（2）, CD000111. doi: 000110. 001002/14651858. CDl4000111. publ4651853.

[10] The Royal Australian and New Zealand College of Obstetricians and Gynaecologists. （2008）. College Statement 24: Warm Water Immersion during Labour and Birth. East Melbourne, Australia.

[11] KatzVL, Ryder RM, Cefalo RC, Carmichael SC, Goolsby R. （1990）. A comparison of bed rest and immersion for treating the edema of preg–nancy. Obstet Gynecol 75（2）: 147–151.

[12] Eriksson M, Mattsson LA. Ladfors L. （1997）. Early or late bath during the first stage of labour: A randomised study of 200 women. Midwifery 13: 146–148.

[13] Harper B. （2005）. Gentle Birth Choices. Rochester, VT, Healing Arts Press.

[14] Cluett E, Pickering R, Getliffe K, Saunders N. （2004）. Randomized controlled trial of labouring in water compared with

standard of ugmen–tation of dystocia in first stage of labour. BMJ 328: 314–320.

[15] Sommer P. (1979). Obstetrical patients' anxiety during transition of labor and the nursing intervention of touch. (Doctoral dissertation.) Dallas, Texas Women's University.

[16] FieldL Hernandez–ReifM, Taylor S, et a1. (1997). Labor pain is reduced by massage therapy. J Psychosom Obstet Gynaecol 18: 286.

[17] Chang MY, Wang SY, Chen CH. (2002). Effects of massage on pain and anxiety during labour: A randomized controlled trial in Taiwan. J Adv Nurs 38: 68.

[18] Chang MY, Chen CH, Huang KE. (2006). A comparison of massage effects on labor pain using the McGill Pain Questionnaire. J Nurs Res 14: 190.

[19] Waters B, Raisler J. (2003). Ice massage for the reduction of labor pain. J Midwif Womens Health 48: 317–321.

[20] Chung UL, Hung LC, Kuo SC, Huang CL. (2003). Effects of L14 and BL 67 acupressure on labor pain and uterine contractions in the first stage of labor. J Nurs Res 11: 251.

[21] Lee MK, Chang SB, Kang DH. (2004). Effects of SP6 acupressure on labor pain and length of delivery time in women during labor. J Altern Complement Med 10: 959.

[22] Klaus MH, Kennell JH. (1997). The doula: An essential ingredient of childbirth rediscovered. Acta Paediatr 86: 1034–1036.

[23] Bertsch TD, Nagashima–Whalen L, Dykeman S, Kennell JH, McGrath S. (1990). Labor supported by first–time fathers: Direct observation with a comparison to experienced doulas. J

Psychosom Obstet Gynecol 11：251-260.

[24] Hodnett E. （1996）. Nursing support of the laboring woman. JOGNN 25（3）：257 264.

[25] Hodnett E, Lowe N, Hannah M, et al. （2002）. Effctiveness of nurses as providers of birth support in North American hospitals：A randomized controlled trial. JAMA 288：1373-1381.

[26] Butler J, Abrams B, Parker J, Roberts JM, Laros RK. （1993）. Supportive nurse-midwife care is associated with a reduced incidence of cesarean section. Am J Obstet Gynecol 168：1407-1413.

[27] Martin, JA, Hamilton, BE, Sutton, PD, Ventura, M, Mathews, T & Osterman, MJK. （2010）. Births：Final Data for 2008. National vital statistics reports；vol 59 no 1. Hyattsville, MD. Retrieved from http：//www. cdc. gov/nchs/VitalStats. htm.

[28] Declercq E, Sakala C, Corry MP, Applebaum S. （2006）. Listening to Mothers, II：Report of the Second National U.S. Survey of, Women's Childbearing Experiences. New York, Childbirth Connection.

[29] Chalmers B, Dzakpasu S, Heaman M, Kaczorowski J. （2008）. The Canadian Maternity Experiences Survey：An overview of findings. J Obstet Gynaecol Can 30（3）：217-228.

[30] Simkin P. （2002）. Supportive care during labor：A guide for busy nurses. JOGNN 31：721-732.

[31] Wuitchik M, Bakal D, Lipshitz J. （1989）. The clinical significance ofpain and cognitive activity in latent labor. Obstet Gynecol 73（1）：35-42.

[32] Cook L. （2010）. Cook's counterpressure as a comfort method

in labor. Unpublished manuscript and personal communication. Birthing Basics, www. birthingbasics. net.

[33] Melzack RD. （1973）. The Puzzle of Pain. New York, Basic Books.

[34] Dowswell T, Bedwell C, Lavender T, Neilson JP. （2009）. Transcutaneous electrical nerve stimulation（TENS）for pain relief in labour. Cochrane Database Syst Rev（2）: CD007214. doi: 10. 1002/14651858. CD007214.

[35] Hutton EK, Kasperink M, Rutten M. （2009）. Sterile water injection for labour pain: A systematic review and meta-analysis of randomised con-trolled trials. BJOG 116: 1158.

[36] Mfirtensson L, Wallin G. （2008）. Sterile water injections as treatment for low-back pain during labour: A review. Austral N Z T Obstet Gynaecol 48: 369-374.

[37] Simkin P, Whalley J, Keppler A, Durham J, Bolding A. （2010）. Pregnancy, Childbirth, and the Newborn: The Complete Guide, 5th edition. Deephaven, MN, Meadowbrook.

[38] Beynon C. （1957）. The normal second stage of labour: A plea for reform in its conduct. J Obstet Gynaecol Br Commonw 64（6）: 815-820.

[39] Roberts J, Hanson L. （2007）. Best practices in second stage labor care: Maternal bearing down and positioning. J Midwif Womens Health 52: 238-245. doi: 101016/j. jmwh. 2006. 12. 011.

[40] Hanson L. （2009）. Challenges in spontaneous bearing down. J Perinat Neonat Nursing 23: 31-39.